Manual de Puericultura

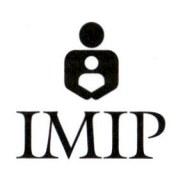

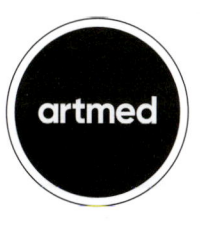

IMIP

artmed

NOTA

A medicina é uma ciência em constante evolução. À medida que novas pesquisas e a experiência clínica ampliam o nosso conhecimento, são necessárias modificações no tratamento e na farmacoterapia. Os autores desta obra consultaram as fontes consideradas confiáveis, em um esforço para oferecer informações completas e, geralmente, de acordo com os padrões aceitos à época da publicação. Entretanto, tendo em vista a possibilidade de falha humana ou de alterações nas ciências médicas, os leitores devem confirmar estas informações com outras fontes. Por exemplo, e em particular, os leitores são aconselhados a conferir a bula de todo medicamento que pretendam administrar, para se certificar de que a informação contida neste livro está correta e de que não houve alteração na dose recomendada nem nas contraindicações para o seu uso. Essa recomendação é particularmente importante em relação a medicamentos novos ou raramente usados.

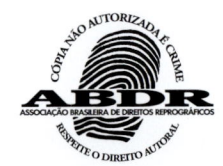

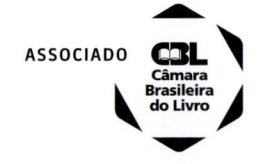

F727m   Forne, Amanda Crespo.
          Manual de puericultura : os 1100 dias de ouro do bebê / Organizadoras, Amanda Crespo Forne, Juliana de Albuquerque Leão, Lucia Helena Guimarães Rodrigues. – Porto Alegre : Artmed, 2025.
          x, 264 p. : il. color. ; 25 cm.

          ISBN 978-65-5882-243-1

          1. Medicina. 2. Neonatologia. I. Leão, Juliana de Albuquerque. II. Rodrigues, Lucia Helena Guimarães. III. Título.

CDU 618.92

Catalogação na publicação: Karin Lorien Menoncin – CRB 10/2147

Manual de Puericultura

OS 1.100 DIAS DE OURO DO BEBÊ

ORGANIZADORAS

AMANDA CRESPO FORNE
JULIANA DE ALBUQUERQUE LEÃO
LUCIA HELENA GUIMARÃES RODRIGUES

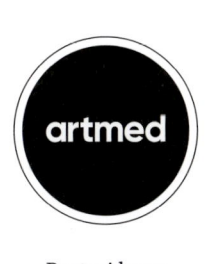

artmed

Porto Alegre
2025

© GA Educação Ltda., 2025.

Coordenador editorial: *Alberto Schwanke*
Editora: *Mirian Raquel Fachinetto*
Preparação de originais: *Carine Garcia Marques*
Leitura final: *Mirela Favaretto*
Capa: *Tatiana Sperhacke / Tat Studio*
Projeto original: *Mirai Design e Comunicação*
Adaptação de projeto gráfico e editoração: *Tipos – Design editorial e fotografia*

Reservados todos os direitos de publicação ao
GA EDUCAÇÃO LTDA.
(Artmed é um selo editorial do GA EDUCAÇÃO LTDA.)

Rua Ernesto Alves, 150 – Bairro Floresta
90220-190 – Porto Alegre – RS
Fone: (51) 3027-7000

SAC 0800 703 3444 – www.grupoa.com.br

É proibida a duplicação ou reprodução deste volume, no todo ou em parte, sob quaisquer formas ou por quaisquer meios (eletrônico, mecânico, gravação, fotocópia, distribuição na Web e outros), sem permissão expressa da Editora.

IMPRESSO NO BRASIL
PRINTED IN BRAZIL

AUTORES

Amanda Crespo Forne
Pediatra. Preceptora do Ambulatório de Puericultura do Instituto de Medicina Integral Professor Fernando Figueira (IMIP).

Juliana de Albuquerque Leão
Pediatra do Ambulatório de Puericultura do IMIP. Preceptora da Residência Médica de Pediatria do IMIP. Tutora de Medicina da Faculdade Pernambucana de Saúde (FPS)/IMIP.

Lucia Helena Guimarães Rodrigues
Pediatra. Mestra em Educação em Ciências da Saúde pela FPS.

Ananda Paiva Santos Carneiro
Médica. Residente de Pediatria no IMIP.

Ariadne Souto Maior Pereira
Pediatra.

Carolina Borba
Pediatra. Professora de Neonatologia da Uninassau. Pós-graduanda em Educação Positiva pela Escola da Educação Positiva.

Cecília Coelho Moraes de Brito
Pediatra.

Gabriela Fonseca Pezzini
Pediatra.

Marcela Bezerra Marques
Pediatra.

Autores

Maria Luiza Fernandes do Rego Maciel
Residente de Pediatria no IMIP.

Mariana Ramos Andion
Pediatra.

Marina Tenório Maciel da Cunha Pedrosa
Pediatra.

Paula Ferdinanda C. de Mascena Diniz Maia
Pediatra. Mestra em Biologia Aplicada à Saúde pelo Laboratório de Imunopatologia Keizo Asami – Universidade Federal de Pernambuco (UFPE). Doutora em Saúde Materno-Infantil pelo IMIP.

Safira Zaicaner
Médica de família e comunidade da Atenção Primária à Saúde no Sistema Único de Saúde (SUS).

Thatyana de Oliveira Maranhão Cavalcanti
Médica de família e comunidade. Tutora do curso de Medicina da FPS.

APRESENTAÇÃO

Que enorme desafio escrever um *Manual de puericultura* neste início de século XXI. As mudanças nos cuidados integrais de crianças tem acontecido de maneira rápida, e as necessárias adaptações para atingir os objetivos da moderna puericultura determinam uma revisão constante das experiências e conhecimentos acumulados.

Se considerarmos que os cuidados com a saúde infantil se iniciaram com alguma base científica apenas no século XIX, estamos falando de algo muito novo na evolução da nossa espécie e da nossa sociedade. De fato, ao longo da história ocidental existe pouca coisa relacionada aos cuidados e à importância das crianças nas sociedades gregas ou romanas. Passamos pela Idade Média e chegamos aos tempos denominados modernos com apenas algumas referências literárias sobre a importância das crianças na sociedade, embora que em sua maioria, como força de trabalho. É apenas na segunda metade do século XIX que médicos franceses introduzem o termo puericultura como: *La puériculture ou la science d´elever hygieniquement et phisiologiquement les enfants*, definindo as duas primeiras atividades: o incentivo ao aleitamento materno – destinado a crianças da alta sociedade – e a esterilização do leite de vaca – focando esta última para filhos de mães operárias. Considerando que a diarreia era uma das principais causas da elevada mortalidade infantil na época – em torno de 200/1000 – essas duas ações apresentaram impacto significativo na saúde infantil, facilitando a incorporação de outras intervenções ao longo do século XX, notadamente as vacinas, o acompanhamento do crescimento, a orientação de alimentação complementar e medidas de higiene individual e coletiva, entre outras.

O acompanhamento e avaliação do desenvolvimento infantil adquire destaque no final do século XX, sendo hoje um componente essencial dos primeiros 1.000 dias de vida da criança, tempo definido pela Organização Mundial da Saúde como prioritário nas políticas públicas de saúde, pelo qual a puericultura agora se estende aos primeiros 270 dias de gestação, incorporando con-

Apresentação

sultas específicas neste período. Os demais 730 dias correspondem aos dois primeiros anos de vida, período no qual o desenvolvimento do bebê acontece com tanta ou mais velocidade do que no próprio desenvolvimento do cérebro. Nunca é demais destacar a elevada quantidade de riscos aos quais um bebê está exposto ao longo de toda essa fase de vida. Assim, a participação do profissional de saúde é fundamental para cuidar e fortalecer a criança e sua família.

Não podemos deixar de destacar a ambição, ousadia e criatividade das organizadoras e coautoras ao incorporar novos conceitos, fazer releituras ou desenvolver instrumentos facilitadores da consulta: um exemplo é o conceito dos "1.100 dias de ouro", relacionado aos já comentados 1.000 dias, em que se salienta a importância de acrescentar um período antes da gestação, no qual não apenas deve existir um aconselhamento quanto a desejar e planejar ter um filho, mas também verificar a existência e qualidade das redes de apoio, estrutura familiar, situação nutricional da mulher que se tornará gestante, intervenções alimentares pertinentes a este momento, além de outras atividades que seguramente serão incorporadas na medida em que esta proposta seja efetivada. Outro destaque deve ser dado à Mandala dos Cuidados, instrumento que sistematiza de forma gráfica e lúdica o atendimento a ser realizado. São exemplos, entre vários outros, de que este *Manual* não apenas nos ajudará a "puericultivar"* melhor as nossas crianças, mas também incentivará o cultivo de valores e virtudes que devem sempre orientar a humanidade do nosso trabalho e guiar as nossas vidas. Afinal, é sobre a vida que este texto fala.

Ruben Rolando Schindler Maggi
Supervisor sênior de Pediatria do IMIP.
Consultor técnico para Saúde Indígena.
Mestre em Saúde Materno Infantil pelo IMIP.

---

* Puericultivar é um neologismo criado pelas organizadoras da obra para defender a importância de se cultivar uma infância saudável.

SUMÁRIO

1   **OS 1.100 DIAS DE OURO**   1
Lucia Helena Guimarães Rodrigues

2   **CONSULTA DE PUERICULTURA PRÉ-NATAL**   5
Ariadne Souto Maior Pereira
Lucia Helena Guimarães Rodrigues

3   **CONSULTA DE PUERICULTURA DO LACTENTE: A MANDALA DOS CUIDADOS**   15
Amanda Crespo Forne

4   **CRESCIMENTO**   19
Lucia Helena Guimarães Rodrigues

5   **USO DE BICOS**   35
Amanda Crespo Forne

6   **USO DE SUPLEMENTOS, MEDICAMENTOS E OUTRAS SUBSTÂNCIAS**   47
Amanda Crespo Forne
Juliana de Albuquerque Leão
Marcela Bezerra Marques

7   **IMUNIZAÇÃO**   67
Amanda Crespo Forne
Ananda Paiva Santos Carneiro
Maria Luiza Fernandes do Rego Maciel

8   **TRIAGEM NEONATAL**   83
Amanda Crespo Forne
Mariana Ramos Andion

Sumário

9   **DESENVOLVIMENTO**   109
Juliana de Albuquerque Leão

10   **DINÂMICA FAMILIAR**   141
Lucia Helena Guimarães Rodrigues
Safira Zaicaner
Thatyana de Oliveira Maranhão Cavalcanti

11   **AMAMENTAÇÃO**   151
Juliana de Albuquerque Leão
Lucia Helena Guimarães Rodrigues
Marina Tenório Maciel da Cunha Pedrosa

12   **ALIMENTAÇÃO COMPLEMENTAR**   179
Cecília Coelho Moraes de Brito
Juliana de Albuquerque Leão

13   **ACIDENTES NA INFÂNCIA**   201
Gabriela Fonseca Pezzini
Lucia Helena Guimarães Rodrigues

14   **DISTRAÇÕES: BRINCADEIRAS, LEITURA E TELAS**   213
Amanda Crespo Forne
Carolina Borba

15   **ODONTOPREVENÇÃO**   229
Gabriela Fonseca Pezzini
Lucia Helena Guimarães Rodrigues

16   **SONO**   233
Amanda Crespo Forne

17   **PUERICULTURA DO PREMATURO**   247
Paula Ferdinanda C. de Mascena Diniz Maia

ÍNDICE   259

1
OS 1.100 DIAS DE OURO

LUCIA HELENA GUIMARÃES RODRIGUES

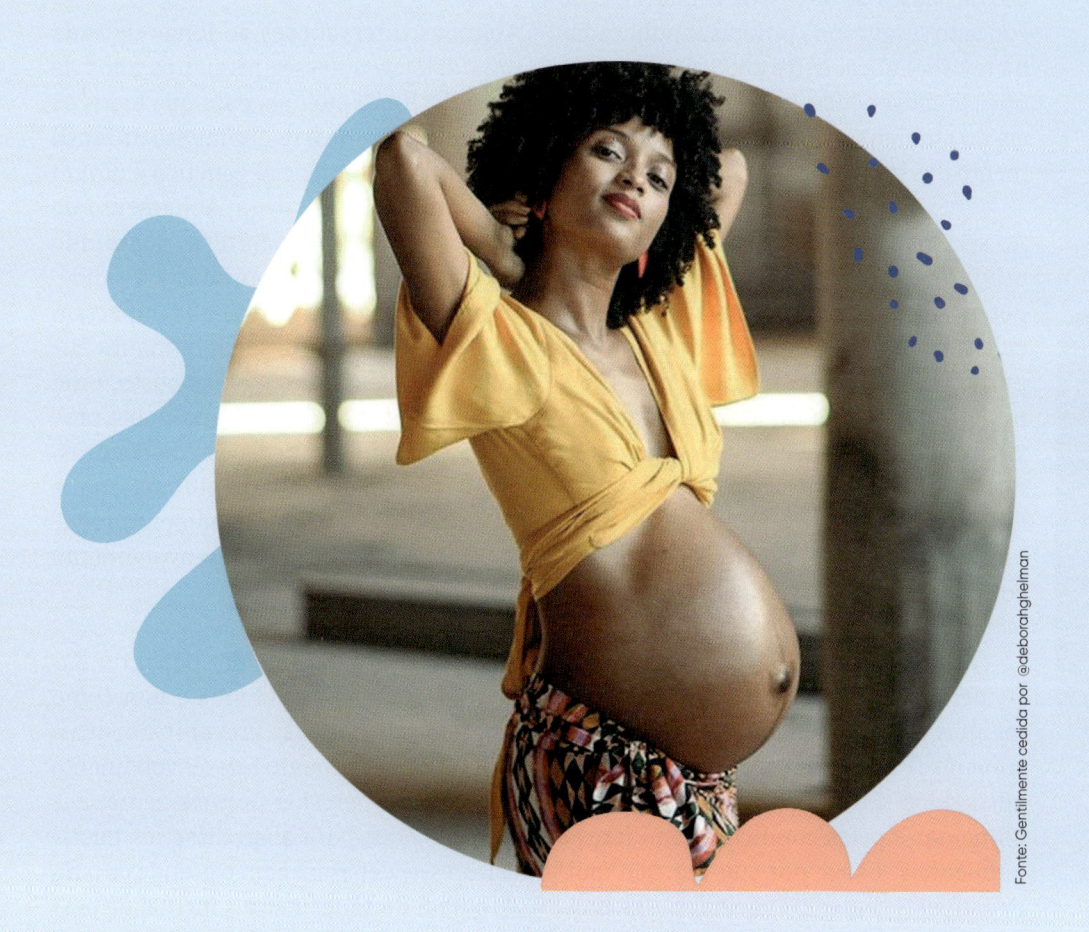

Fonte: Gentilmente cedida por @deborahghelman

"Em cada bebê existe um mundo. Cuidar do bebê é cuidar deste mundo... É por meio das relações humanas, principalmente com um ser em formação, que o mundo terá a capacidade de vir a ser a potência que ele tem para ser."

Estela Renner, cineasta e roteirista do filme "O Começo da Vida".

Os primeiros 1.100 dias de vida correspondem aos 90 dias que antecedem a concepção, somados aos 270 dias de gestação e aos 730 dias dos primeiros 2 anos da criança. São vistos como uma grande janela de oportunidade para a construção das bases de uma vida saudável. Esse conceito surgiu após pesquisas publicadas na revista Lancet entre 2008 e 2013, sob a ótica da epigenética, que explica a influência do ambiente na saúde e no comportamento dos indivíduos.[1]

Ao se considerar a intensa multiplicação celular nesse período inicial da vida e a potencial programação metabólica exercida sobre o feto, há que se dar muita importância a uma boa nutrição materna e infantil. Para além disso, as milhares de sinapses que se desenvolvem diariamente e que formam a base do funcionamento cognitivo e emocional para o resto da vida estão intrinsecamente relacionadas com os estímulos e afetos recebidos pelo lactente.

Os determinantes dietéticos, comportamentais e de saúde que levam a um crescimento e desenvolvimento fetal e infantil adequados são afetados pela segurança alimentar e pelas condições familiares e ambientais. Estas, por sua vez, são moldadas pelos contextos nacionais e globais. Um adequado investimento em desenvolvimento e nutrição, a nível individual e coletivo, nesses primeiros 1.100 dias de vida, tem um potencial de impactar em vários aspectos nas condições de saúde de uma sociedade: diminuição da mortalidade e morbidade na infância; melhoria no desenvolvimento cognitivo, motor e socioafetivo; aumento no desempenho social e na capacidade de aprendizado; aumento na estatura final do adulto; aumento na capacidade de trabalho e produtividade e diminuição na obesidade e nas doenças crônicas não transmissíveis (p. ex., hipertensão, diabetes, neoplasias) (**Figura 1.1**).

Algumas intervenções ao longo de cada uma das fases desses primeiros anos de vida são fundamentais para que todos os domínios do desenvolvimento infantil atinjam o seu potencial genético e devem ser priorizadas no acompanhamento de pré-natal e de puericultura, sobretudo no âmbito da atenção primária à saúde. Grande parte das medidas que impactam positivamente no desenvolvimento infantil são de simples e baixo custo, uma vez que envolvem majoritariamente promoção de saúde e prevenção de doenças, como o apoio ao aleitamento materno, a imunização e o acompanhamento regular do crescimento e do desenvolvimento infantis (**Quadro 1.1**).

A puericultura assume um papel fundamental nesse início da vida e tem como objetivos principais: prevenir doenças, promover crescimento e desenvolvimento adequados e perceber precocemente seus desvios. Mas, para além disso, os puericultores se deparam com o grande desafio de cuidar da saúde física e mental de pessoas que poderão viver 100 anos e precisam viver com qualidade. Portanto, a puericultura precisa cada vez mais dirigir-se para o bem-estar de todo o ciclo de vida e não apenas para a prevenção dos agravos agudos da infância. É fundamental voltar o olhar para a prevenção das doenças do adulto e do idoso, que têm suas raízes plantadas na infância, ou até mesmo na vida intrauterina.

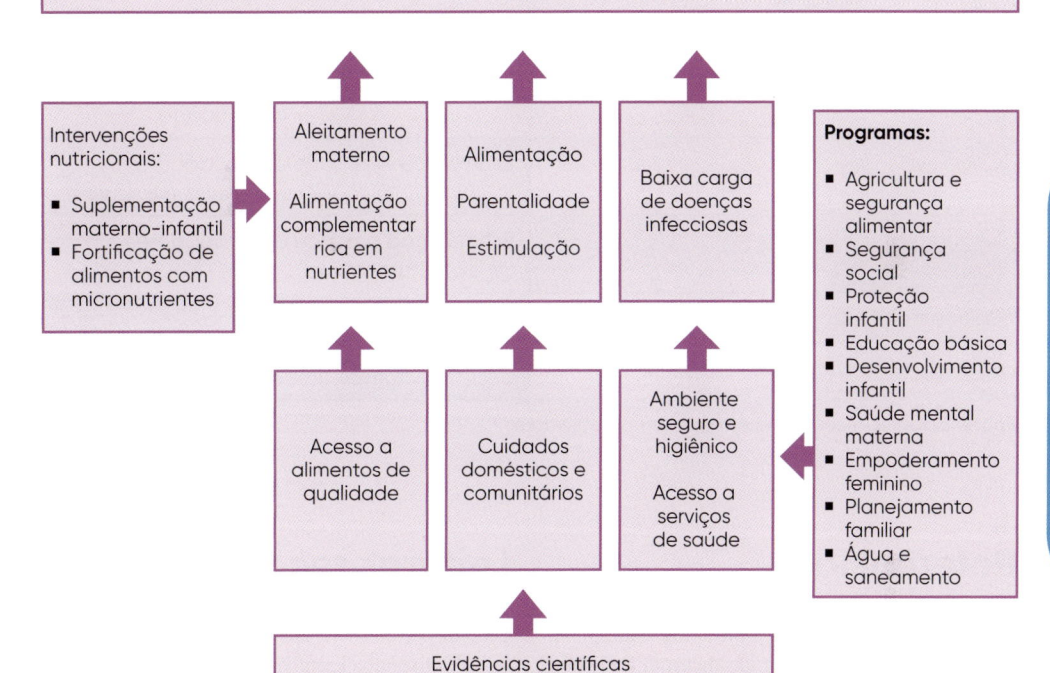

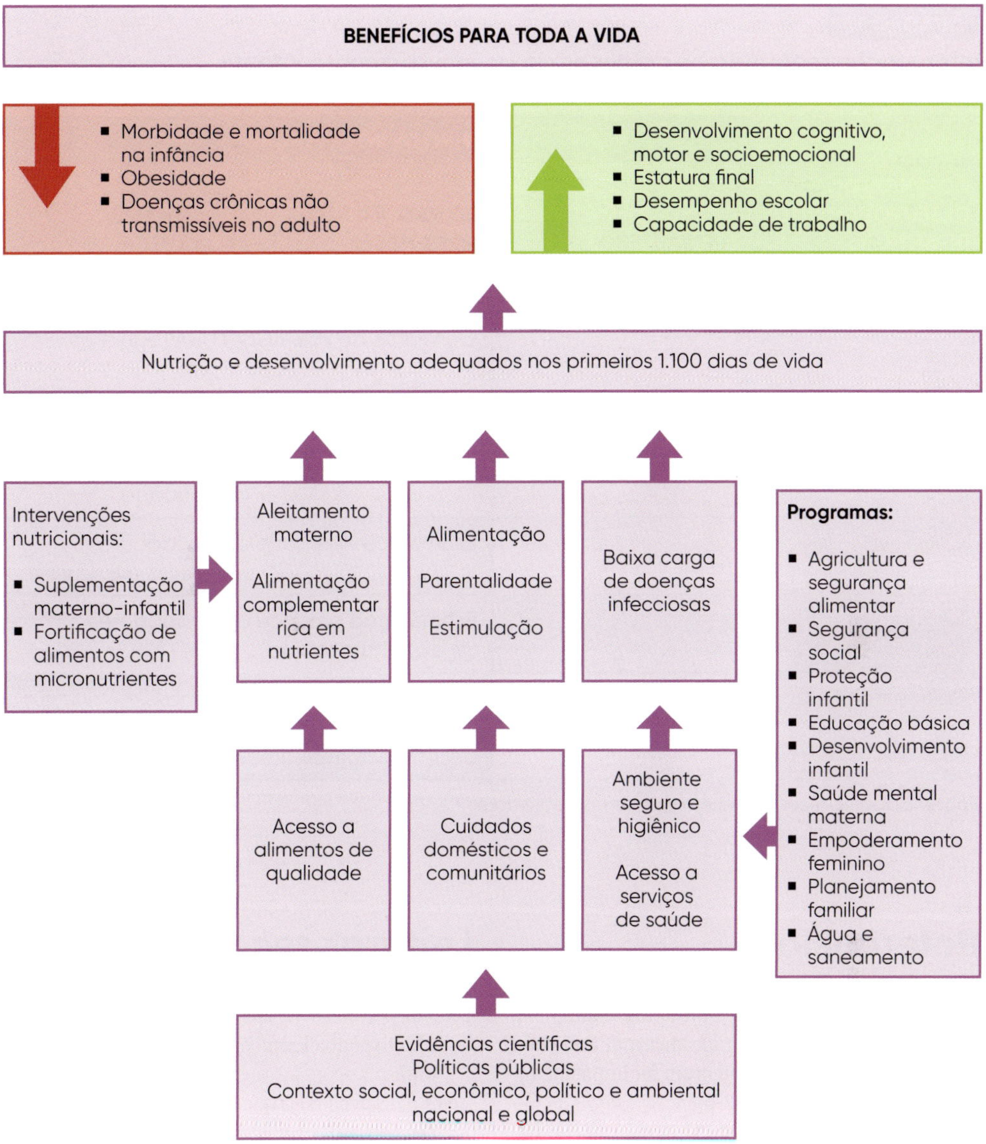

Os 1.100 dias de ouro

BENEFÍCIOS PARA TODA A VIDA

↓
- Morbidade e mortalidade na infância
- Obesidade
- Doenças crônicas não transmissíveis no adulto

↑
- Desenvolvimento cognitivo, motor e socioemocional
- Estatura final
- Desempenho escolar
- Capacidade de trabalho

Nutrição e desenvolvimento adequados nos primeiros 1.100 dias de vida

Intervenções nutricionais:
- Suplementação materno-infantil
- Fortificação de alimentos com micronutrientes

Aleitamento materno

Alimentação complementar rica em nutrientes

Alimentação

Parentalidade

Estimulação

Baixa carga de doenças infecciosas

Programas:
- Agricultura e segurança alimentar
- Segurança social
- Proteção infantil
- Educação básica
- Desenvolvimento infantil
- Saúde mental materna
- Empoderamento feminino
- Planejamento familiar
- Água e saneamento

Acesso a alimentos de qualidade

Cuidados domésticos e comunitários

Ambiente seguro e higiênico

Acesso a serviços de saúde

Evidências científicas
Políticas públicas
Contexto social, econômico, político e ambiental nacional e global

FIGURA 1.1

Benefícios obtidos a partir de nutrição e desenvolvimento adequados nos primeiros 1.100 dias de vida.
Fonte: Elaborada com base em Cunha e colaboradores.[2]

QUADRO 1.1
Intervenções segundo os domínios do desenvolvimento infantil, com ênfase nos 1.100 dias

DOMÍNIOS DO DESENVOLVIMENTO INFANTIL	TEMPO DE INTERVENÇÃO		
	INTRAÚTERO	DO NASCIMENTO AOS 6 MESES	DOS 7 MESES AOS 2 ANOS
Físico	Saúde e nutrição maternas		
		Consultas de PUERICULTURA regulares	
		Imunização	
		Aleitamento exclusivo	Alimentação complementar adequada
Cognitivo		Estimulação precoce dos cuidadores (p. ex., manipulação de objetos e texturas)	
Linguagem		Estimulação precoce dos cuidadores (p. ex., leitura, canto)	
Socioemocional		Práticas positivas de cuidados pelos cuidadores para promover o desenvolvimento emocional saudável	

Fonte: Elaborado com base em Elder e colaboradores.[3]

Referências

1. Black RE, Alderman H, Bhutta ZA, Gillespie S, Haddad L, Horton S, et al. Maternal and child nutrition: building momentum for impact. Lancet. 2013;382(9890):372-5.
2. Cunha AJLA, Leite AJM, Almeida IS. The pediatrician's role in the first thousand days of the child: the pursuit of healthy nutrition and development. J Pediatr. 2015;91(6 suppl):S44-51.
3. Elder LK, Kataoka N, Naudeau S, Neuman MJ, Valerio A. Investing in young children: an early childhood development guide for policy dialogue and project preparation. Washington: World Bank Group; 2011.

Leituras recomendadas

1000 days [Internet]. 2024 [capturado em 2024 jun 2]. Disponível em: http://www.thousanddays.org/.

Alves JG, Salvo MP. O que aprendemos antes de nascer. São Paulo: Chiado, 2018.

Alves JGB, Figueira F. Doenças do adulto com raízes na infância. Belo Horizonte: Medbook, 2010.

Carneiro-Sampaio MMS. Uma nova puericultura para crianças que vão viver 100 anos ou mais. Pediatria. 2005;27(4):219-220.

2

CONSULTA DE PUERICULTURA PRÉ-NATAL

ARIADNE SOUTO MAIOR PEREIRA
LUCIA HELENA GUIMARÃES RODRIGUES

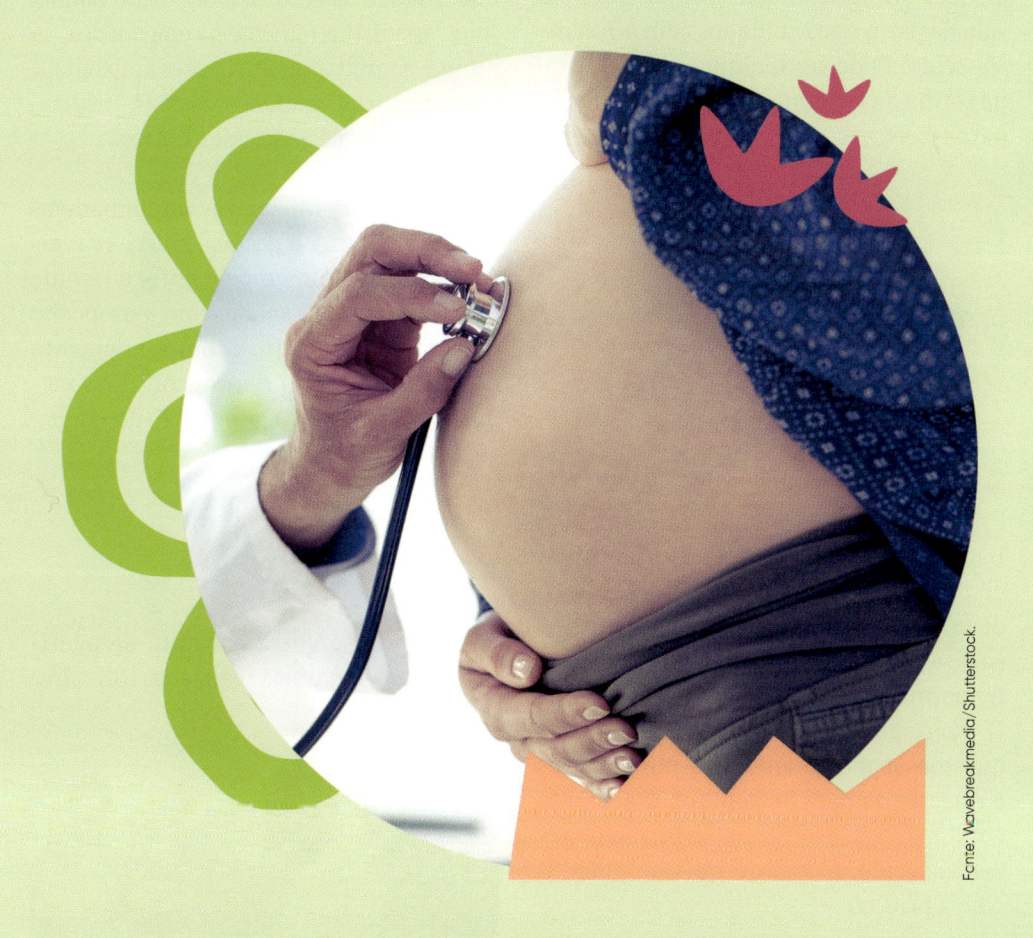

Fonte: Wavebreakmedia/Shutterstock.

"De umbigo a umbiguinho, um elo sem fim/
Num cordãozinho da mamãe pra mim"

De umbigo a umbiguinho – Toquinho

Atualmente, recomenda-se que o acompanhamento de puericultura se inicie ainda durante a gestação, para garantir apoio à família que se prepara para o nascimento do bebê. A importância desse momento está na antecipação de riscos, para contribuir na redução da morbimortalidade neonatal, bem como no esclarecimento de questões relacionadas à assistência em sala de parto e aos cuidados com o recém-nascido. Pode ser incluída no pré-natal de rotina da gestante, trazendo o enfoque para o bebê.

Por que realizar uma consulta de puericultura pré-natal?

▮ Para a família

É interessante participar de uma consulta de puericultura pré-natal pela oportunidade de conversar sobre medos, apreensões e ansiedades que a família possa ter sobre a criança que está para chegar. O puericultor vai esclarecer as diversas questões e poderá antecipar informações e estratégias para enfrentar situações do cotidiano dos bebês, como o banho do recém-nascido, trocas de fralda, cuidados com a pele, etc.

Além disso, a consulta também abordará aspectos dos cuidados em sala de parto para com o bebê e iniciará a puericultura da criança antes mesmo do seu nascimento.

▮ Para o puericultor

A importância reside na abordagem precoce, ainda na vida intrauterina, visando à prevenção em saúde. O puericultor pode interferir diretamente na programação metabólica dessa criança, ao intervir para evitar possíveis intercorrências capazes de atrapalhar a saúde da criança e do futuro adulto. Atua, assim, diretamente na epigenética, ao promover mudanças em fatores ambientais, como nutrição, exercícios físicos, medicamentos, infecções, estresse e outros.

Além disso, por iniciar o acompanhamento ainda durante a gestação, cria-se mais precocemente um vínculo entre a família e o profissional de saúde, com o propósito de favorecer o futuro acompanhamento de puericultura da criança, com suas medidas de prevenção e promoção de saúde.

Quando deve ser realizada?

Recomenda-se que a consulta de puericultura pré-natal seja realizada, rotineira-

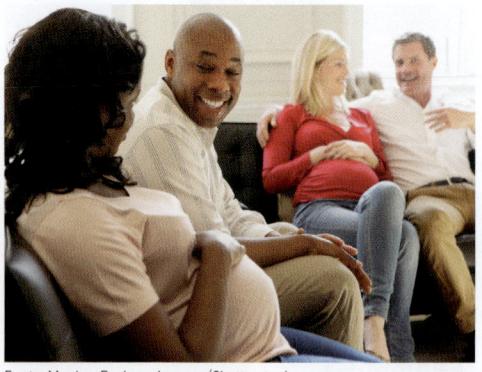

Fonte: Monkey Business Images/Shutterstock.

Consulta de puericultura pré-natal

mente, para todas as gestantes no terceiro trimestre.

Como fazer?

É importante ter em mente que este é o momento no qual a gestante trará à tona seus anseios e dúvidas. Serão abordadas questões de saúde de rotina do pré-natal, mas não com o mesmo enfoque da consulta obstétrica, pois, antes de tudo, esta é uma consulta para falar do bebê.

A gestante pode ser informada sobre a consulta pediátrica pré-natal durante o seu encontro pré-natal de rotina. Nesse momento, deve-se explicar à gestante o objetivo desse encontro, para que ela entenda a importância. Deve-se incentivar a participação dela e de sua rede de apoio, pois serão eles os primeiros cuidadores da criança. Além disso, é importante orientar que ela leve o Cartão da Gestante, para que informações da saúde obstétrica possam ser identificadas.

A consulta deve ser registrada em nome da gestante, e pode ser feita uma cópia desse registro para anexar ao prontuário do bebê após o nascimento. Assim, este se tornará o registro de antecedentes gestacionais e familiares da criança durante as consultas de puericultura.

Ao realizar a consulta, o puericultor deve utilizar linguagem acessível para oferecer um espaço aberto para comunicação e acolher ansiedades, expectativas e medos dos pais. Também aproveitaremos esse momento para desconstruir "mitos" e corrigir conceitos errôneos.

Passo a passo da consulta de puericultura pré-natal

Sugere-se que a consulta siga uma ordem lógica e parta da avaliação dos antecedentes familiares e da rede de apoio, passando pela história gestacional da mãe até chegar ao nascimento da criança e aos cuidados após o parto (Figura 2.1).

1 Família

Registrar informações sobre a família (pais, irmãos e avós) com foco na rede de apoio da gestante. Questionar antecedentes patológicos familiares relevantes e expectativas da família para a chegada do bebê. Nesse momento, também é interessante fazer uso de instrumentos facilitadores para visualização da rede de apoio, como um *genograma* (consulte o Capítulo 10, Dinâmica familiar). Desse modo, con-

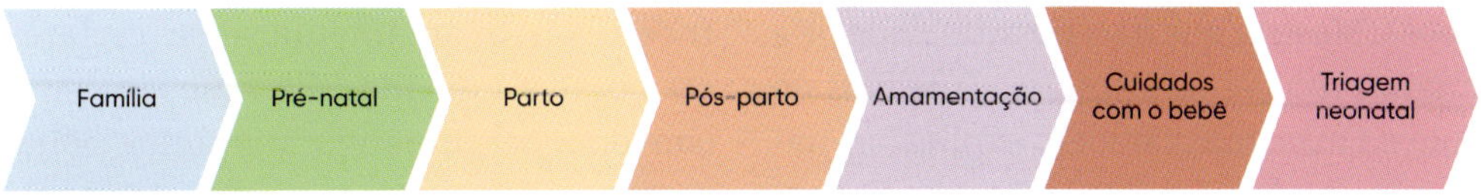

FIGURA 2.1
A consulta de puericultura pré-natal.

segue-se identificar se a dinâmica familiar está fragilizada, de forma a tentar intervir o mais precocemente possível, pois sabe-se que contextos familiares conturbados são promotores de estresse tóxico, que interfere diretamente no desenvolvimento da criança.

2 Pré-natal

Registrar doenças maternas, síndromes genéticas e malformações e fornecer os esclarecimentos sobre os cuidados necessários. Deve-se orientar e apoiar a família em cada contexto.

3 Parto

Conversar sobre as vias de parto para esclarecer os benefícios do parto vaginal e as indicações de cesárea. Esta é uma oportunidade para utilizar os conhecimentos prévios da família e validar seus desejos, pois são fornecidas informações sobre as vantagens do parto normal. Elucida-se, no entanto, que o parto cesariano também pode ser indicado em determinadas situações.

Questionar a família sobre o que esperam do momento do nascimento do bebê para desmistificá-lo e explicar os cuidados que devem ser tomados com o recém-nascido ainda em sala de parto, no *minuto de ouro* (os primeiros 60 segundos de vida do bebê). Mostrar que há a possibilidade de a criança receber os primeiros cuidados no colo da mãe, mas também explicar as necessidades de reanimação, de maneira sucinta para não causar medo. Além disso, é importante citar os primeiros cuidados de rotina, como o clampeamento do cordão, a utilização de vitamina K, o credê e as medidas antropométricas. Por fim, esse momento é crucial para empoderar a família sobre seus direitos, pois podemos explicar sobre a *Lei do Acompanhante*.

> Segundo a Lei Federal nº 11.108/2005, em seu artigo 19: "Os serviços de saúde do Sistema Único de Saúde – SUS, da rede própria ou conveniada, ficam obrigados a permitir a presença, junto à parturiente, de 1 (um) acompanhante durante todo o período de trabalho de parto, parto e pós-parto imediato".[1]

4 Pós-parto

Esclarecer sobre o período esperado para a alta do recém-nascido (48 horas de vida) e conversar sobre as expectativas da gestante para a chegada da criança e as possíveis mudanças que ela implicará, como a mudança de atenção (que tenderá a recair sobre o bebê). Se tiver irmãos, conversar sobre a possível alteração de comportamento dos filhos mais velhos, que deverá ser acolhida.

5 Amamentação

Incentivar a amamentação e esclarecer possíveis dúvidas. Podemos iniciar a conversa perguntando à gestante como ela pretende alimentar o bebê quando ele nascer e aproveitar o momento para explicar sobre a importância e os benefícios da amamentação. Entretanto, é fundamental respeitar os desejos da mulher e evitar julgamentos. No caso das gestantes que expressem o desejo de amamentar, devemos oferecer informações sobre cuidado e preparo das mamas, amamentação exclusiva até os 6 meses e complementada até os 2 anos ou mais. Podemos mostrar à gestante a técnica da posição para facilitar o entendimento após o nascimento do bebê. O exame das mamas faz parte desse momento e objetiva identificar algum dificultador, como mamilos planos ou invertidos.

6 Cuidados com o recém-nascido

Conversar sobre os principais temas que envolvem os cuidados com a criança:

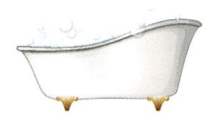

Banho

O primeiro banho deve ser realizado após 24 horas do nascimento ou, quando isso não for possível, após pelo menos 6 horas! Isso reduz o risco de hipotermia!

Ao nascimento, a pele do bebê é recoberta por uma "pomada natural", o vérnix caseoso, que protege contra microrganismos que podem causar doenças e garante maior hidratação da pele delicada da criança. Após o nascimento, recomenda-se não remover o vérnix nas primeiras horas.

O banho de banheira traz mais conforto ao bebê e menos perda de calor. A temperatura da água deve ser entre 37°C e 37,5°C. É necessário apenas um banho com sabonete por dia e, em dias mais quentes, podem ser dados mais alguns só com água para refrescar.

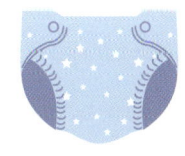

Troca de fraldas

Realizar a limpeza da área de fraldas com algodão e água, adicionando sabonete infantil quando houver fezes.

O segredo para o controle das assaduras está na sua prevenção. A troca frequente das fraldas, a limpeza suave (com água e algodão) e a exposição da pele ao ar devem ser adotadas, além do uso de pomadas à base de óxido de zinco ou lanolina.

Recomenda-se a aplicação após cada troca de fralda, com uma camada que cubra as áreas em contato com a urina e as fezes do bebê. Não é necessária a retirada completa da pomada nas trocas de fraldas, se não houver resíduos de fezes.

Deve-se evitar o uso de lenços umedecidos de rotina, pois eles podem irritar a pele do bebê, sobretudo quando contêm substâncias como álcool, fragrâncias e óleos essenciais.

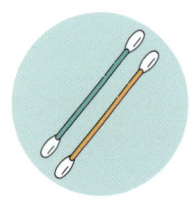

Coto umbilical

Limpar o coto umbilical com álcool a 70%, 4 vezes por dia, até a queda entre o 7º e 15º dia de vida.

Higienizar as mãos antes de manipular o recém-nascido e nas trocas de fraldas, mantendo-a dobrada abaixo do coto para expô-lo ao ar, reduzindo assim o risco de infecção umbilical.

Para bebês nascidos em ambiente hospitalar e em locais de baixa mortalidade neonatal, a recomendação é que o coto umbilical seja mantido apenas limpo e seco, dispensando o uso tópico de antissépticos, que, em casos raros, pode atrasar a queda do coto e agredir a pele ao redor.

Lavagem nasal

Aplicar 2 a 5 mL de soro fisiológico com seringa para limpar o nariz.

É muito comum os bebês apresentarem obstrução nasal nas primeiras semanas de vida, que pode ser percebida pelos pais como um "roncado". Recomenda-se realizar lavagem nasal com soro fisiológico, sempre que necessário.

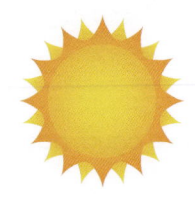

Banho de sol

Não se recomenda o banho de sol intencional em recém-nascidos.

A exposição direta ao sol deve ser evitada, pois os recém-nascidos possuem uma pele mais fina e produzem menos melanina, e isso aumenta o risco de câncer de pele no futuro. Uma pequena exposição solar, sem necessariamente o banho de sol, já é capaz de estimular a produção de vitamina D.

Esclarecer que a luz solar não previne ou trata icterícia. Portanto, se o recém-nascido estiver com a pele mais amarelada, recomenda-se procurar atendimento de saúde.

Consulta de puericultura pré-natal

Quando a exposição não puder ser evitada, orientar a proteção mecânica, com o uso de sombrinhas, bonés e roupas de proteção.

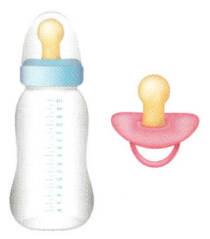

Uso de bicos

Não se recomenda o uso de chupetas, mamadeiras ou bicos artificiais.

O uso de chupetas e mamadeiras pode causar uma confusão de bicos, isto é, a dificuldade de o bebê conseguir sugar corretamente a mama da mãe, depois de chupar a mamadeira ou a chupeta, atrapalhando a amamentação.

Além disso, o seu uso pode prejudicar, no futuro, a mastigação, a deglutição, a fala e a dentição da criança. Os bicos também são potenciais causas de infecção, como "sapinho", e aumentam o risco de asma, dor de ouvido, vômitos, diarreia e aftas.

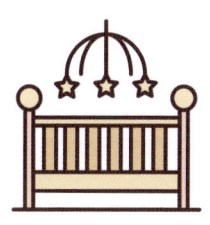

Sono do bebê

Para garantir um sono seguro, recomenda-se que o bebê durma de barriga para cima, em um berço sem acessórios soltos.

Os bebês, quando nascem, têm um sono irregular. Isso porque eles estão acostumados com o ambiente do útero, onde não há dia e noite. Eles aprendem por volta do 2° ao 3° mês essa diferença, quando passam a dormir um pouco mais à noite e ficam mais acordados durante o dia. Para ajudar o bebê nessa adaptação, é importante manter o ritual da noite, no mesmo horário, com rotinas relaxantes.

Quando o bebê adormecer, colocá-lo no berço, de barriga para cima. O berço deve estar com um lençol forrado e ajustado, sem travesseiros, lençóis soltos, pelúcias ou "kit-berço".

7 Triagem neonatal e vacinas

Orientar que as primeiras vacinas, BCG e hepatite B, devem ser administradas preferencialmente antes da alta da maternidade.

Conscientizar sobre o objetivo e a importância dos testes de **triagem neonatal** e explicar o tempo ideal para a sua realização. Deve-se, também, ressaltar a importância de mostrar posteriormente os resultados ao pediatra.

Triagem neonatal biológica ("teste do pezinho")

Tem o objetivo de rastrear precocemente algumas doenças, visando à confirmação diagnóstica e a tratamentos em tempo oportuno. São elas: fenilcetonúria, hipotireoidismo congênito, doença falciforme e outras hemoglobinopatias, fibrose cística, hiperplasia adrenal congênita e deficiência de biotinidase. Idealmente, deve ser coletado entre o 3º e o 5º dia de vida da criança. Se por algum motivo não for possível a sua realização nesse período, deve ser feito em até 30 dias após o nascimento.

Teste do reflexo vermelho ("teste do olhinho")

Busca a detecção precoce de problemas oculares congênitos, que podem levar à deficiência visual. Deve ser realizado na maternidade, antes da alta do recém-nascido. Se isso não ocorrer, deve ser realizado o quanto antes, ainda no 1º mês de vida.

Triagem neonatal auditiva ("teste da orelhinha")

Procura reconhecer graus de perdas auditivas. Deve ser realizada, preferencialmente, nos primeiros dias de vidas (24-48 horas) na maternidade e, no máximo, durante o 1º mês de vida. Se não for possível a realização nesse período, deve ser feito até o 4º mês de vida dos lactentes.

Triagem da cardiopatia congênita ("teste do coraçãozinho")

O objetivo é rastrear cardiopatias congênitas críticas, isto é, aquelas que representam risco de vida se não diagnosticadas precocemente. Deve ser realizada em todos os recém-nascidos com mais de 34 semanas entre 24-48 horas de vida, antes da alta hospitalar.

No Apêndice deste capítulo você encontra uma sugestão de Roteiro para consulta pediátrica pré-natal. Este Roteiro está também disponível para *download* entre os materiais complementares na página do livro em loja.grupoa.com.br (busque pelo título do livro).

Referência

1. Brasil. Lei nº 11.108, de 7 de abril de 2005. Brasília: Presidência da República; 2005.

Leituras recomendadas

Brasil. Ministério da Saúde. Diretrizes de atenção da triagem auditiva neonatal. Brasília: MS; 2012.

Brasil. Ministério da Saúde. Triagem neonatal biológica: manual técnico. Brasília: MS; 2016.

Penholati RRM, Boroni JD, Carvalho EAA. Consulta pediátrica pré-natal. Rev Méd. Minas Gerais. 2014;24(2):254-61.

Sociedade Brasileira de Pediatria. A consulta pediátrica pré-natal. Rio de Janeiro: SBP; 2020.

Sociedade Brasileira de Pediatria. Atualização sobre os cuidados com a pele do recém-nascido. Rio de Janeiro: SBP; 2021.

Sociedade Brasileira de Pediatria. Diagnóstico precoce de cardiopatia congênita crítica: oximetria de pulso como ferramenta de triagemneonatal. Rio de Janeiro: SBP; 2011.

Sociedade Brasileira de Pediatria. Teste do reflexo vermelho. Rio de Janeiro: SBP; 2018.

Yogman M, Lavin A, Cohen G. The prenatal visit. Pediatrics. 2018;142(1):e20181218.

Consulta de puericultura pré-natal

ROTEIRO PARA CONSULTA PEDIÁTRICA PRÉ-NATAL

ESTABELECENDO VÍNCULO E CONHECENDO A FAMÍLIA

Nome da gestante: _____ / IG: _____ / DPP: _____ Nome do bebê: _____

Como você está (vocês estão) se sentindo em relação à gravidez? _____

A gravidez foi planejada? ☐ Sim ☐ Não

Configuração familiar (ver "*Padronização para construção do genograma*")*

* Durante o diálogo, observar se há conflitos na dinâmica familiar e assinalar.

Você tem rede de apoio? Como ela é?

Idade, profissão e escolaridade dos pais:

Mãe: _____ Idade (anos): _____ Profissão: _____

Pai: _____ Idade (anos): _____ Profissão: _____

CONHECENDO A GESTAÇÃO (*consultar o cartão da gestante*)

Intercorrências na gestação atual:

☐ DM ☐ HS gestacional ☐ PE ☐ ITU: controle de cura ☐ Sim ☐ Não   Outras: _____

Alterações ultrassonográficas: ☐ Sim ☐ Não. Quais? _____

Alterações sorológicas: ☐ Sim ☐ Não. Quais? _____

Uso de medicações e suplementos: ☐ Sim ☐ Não. Quais? _____

Passados gestacionais e puerperais (intercorrências/comorbidades/traumas): Primeira gestação

Manual de puericultura

CONVERSANDO SOBRE O PARTO E O PÓS-PARTO

Como você imagina seu parto? (acompanhante/via de parto/preocupações/desejos) _____
_____

Tem conhecimento dos cuidados realizados com o recém-nascido na sala de parto?
- Minuto de ouro/necessidade de reanimação
- Primeiros cuidados (contato pele-a-pele, clampeamento do cordão, coleta de sangue, vitamina K, Credé,* medidas antropométricas)
- Hora de ouro/amamentação em sala de parto
- Banho após 24 horas
- Período habitual de internação de 48h

Quais as suas expectativas em relação ao pós-parto? _____

Entende a mudança de atenção para o RN? ☐ Sim ☐ Não

▶ Conversar sobre as mudanças hormonais e desafios frequentes do puerpério.

INCENTIVANDO A AMAMENTAÇÃO

Como você deseja alimentar seu filho quando nascer? _____

Teve experiências prévias com a amamentação? _____

Tem conhecimento sobre os benefícios e a duração do aleitamento materno? _____

▶ Fornecer orientações sobre aleitamento materno em forma de encorajamento, reforçando a importância do aleitamento exclusivo durante 6 meses, sem água, chás, sucos.

EXAME DAS MAMAS

Algum possível dificultador da amamentação? _____

▶ Conversar sobre uso de bicos, importância do colostro, apoio do banco de leite humano. Demonstrar a pega e posição.

CUIDANDO DO BEBÊ

Tem dúvidas em relação aos cuidados com o bebê? _____

▶ Conversar sobre:
- Banho (após 24 horas de vida, imersão em banheira com água em temperatura de 37-37,5 ºC)
- Cuidados com o coto umbilical (higiene com álcool a 70% até que ocorra a queda do coto)
- Troca de fraldas (higienizar com água e algodão)
- Pomadas de barreira (óxido de zinco ou lanolina)
- Rotina de sono (irregularidade dos primeiros 3 meses, berço seguro, decúbito dorsal)

▶ Explicar sobre a importância e o prazo dos testes de rastreamento:
- Teste do pezinho: 3º-5º dia de vida até 30 dias
- Teste do olhinho: preferencialmente na maternidade
- Teste do coraçãozinho: na maternidade, após 24 horas
- Teste da orelhinha: após alta até 4 meses

Sabe o que é puericultura e sua importância? Teve experiências de puericultura com filhos anteriores? _____
_____

VAMOS MARCAR A PRIMEIRA CONSULTA DO SEU BEBÊ? Data: ___/___/___

PADRONIZAÇÃO PARA CONSTRUÇÃO DO GENOGRAMA

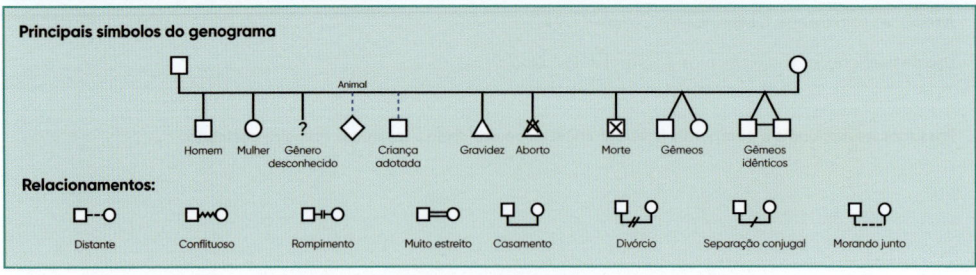

Principais símbolos do genograma

- ☐ Homem
- ○ Mulher
- ? Gênero desconhecido
- ◇ Criança adotada (Animal)
- △ Gravidez
- ⧄ Aborto
- ⊠ Morte
- Gêmeos
- Gêmeos idênticos

Relacionamentos:
- ☐──○ Distante
- ☐∿∿○ Conflituoso
- ☐─||─○ Rompimento
- ☐══○ Muito estreito
- Casamento
- Divórcio
- Separação conjugal
- Morando junto

* O método de Credé ou credeização consiste na instilação ocular - na primeira hora de vida - de uma gota de nitrato de prata a 1% para prevenção da oftalmia gonocócica.

DM, diabetes melito; DPP, data provável do parto; HAS, hipertensão arterial sistêmica; IG, idade gestacional; ITU, infecção do trato urinário; PE, pré-eclâmpsia.

3
CONSULTA DE PUERICULTURA DO LACTENTE: A MANDALA DOS CUIDADOS

AMANDA CRESPO FORNE

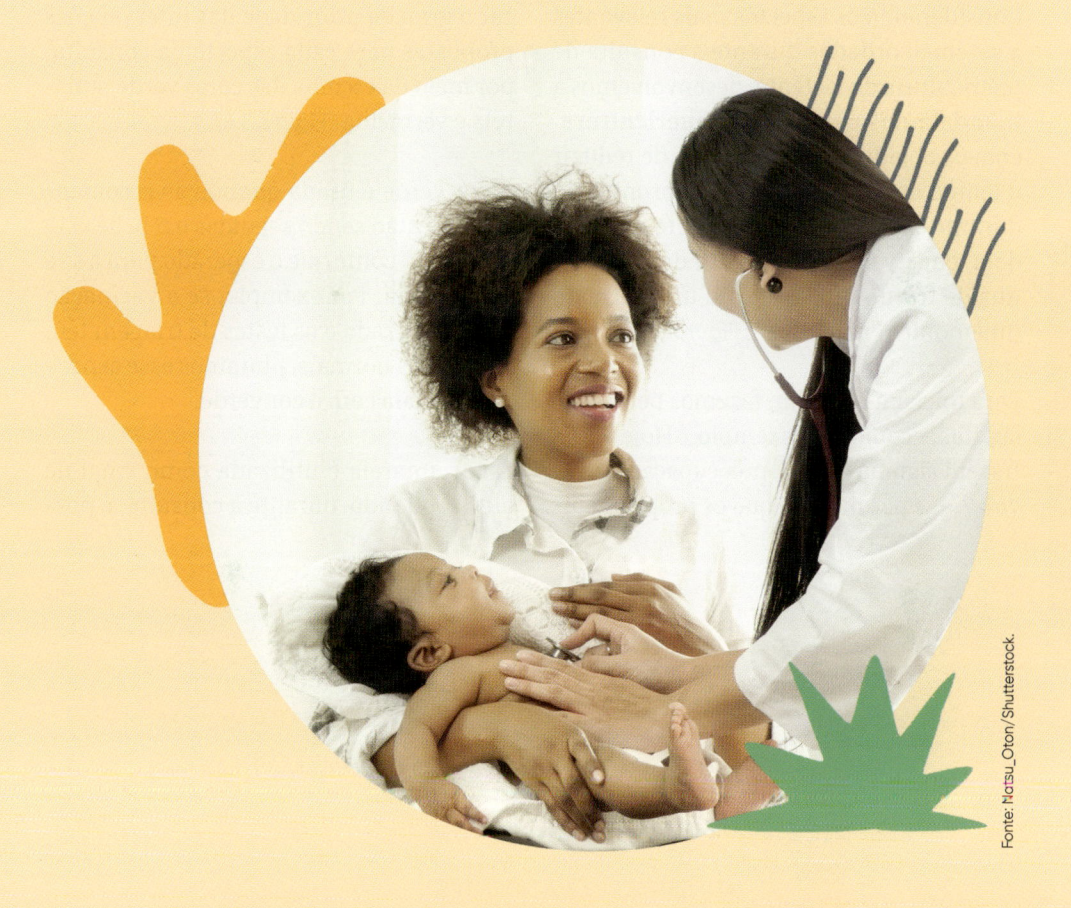

Fonte: Natsu_Oton/Shutterstock.

"Se mudarmos o começo da história, mudamos a história toda."

Raffi Cavoukian

Manual de puericultura

A escuta ativa e atenta dos pais e cuidadores é uma das características mais importantes do puericultor. Por meio dela, podemos entender melhor as queixas, preocupações e dúvidas trazidas, perceber emoções expressas pela comunicação não verbal e nos conectar mais com o que acontece na rotina da criança.

Considerando os aspectos mais relevantes a serem abordados durante a consulta de puericultura do lactente, desenvolvemos a **mandala dos cuidados de puericultura**, com os objetivos de nos guiar e de reduzir o tempo de preenchimento do prontuário durante as consultas. Cada parte da mandala, construída em formato de "sombrinha de frevo", inicia-se com uma letra do mnemônico **"cuidados"** (Figura 3.1).

Para iniciar a consulta, fazemos perguntas abertas – como, por exemplo, "Hoje vocês trazem alguma queixa, preocupação ou dúvida?" – e permitimos que os próprios cuidadores guiem a consulta de acordo com sua ordem de prioridade entre os temas. Desse modo, podemos dialogar sobre cada aspecto, sanar as dúvidas e traçar planos e, ao final, precisamos somente questionar sobre os assuntos que ainda não foram abordados e, juntos, revisarmos os planos.

Também usamos a mandala para classificar o grau de prioridade das intervenções propostas para cada aspecto da consulta, por meio da escolha das cores verde, amarela e vermelha (Figura 3.2).

A cor verde é usada quando as recomendações estão sendo seguidas e o bebê está evoluindo conforme o esperado para a sua faixa etária. Por exemplo, se a vacinação está atualizada e os testes de triagem têm resultados normais, pintamos esse espaço da mandala com a cor verde.

A cor amarela é utilizada como sinal de alerta, quando, durante a consulta, é pos-

C	CRESCIMENTO
U	USO DE MEDICAMENTOS E BICOS
I	IMUNIZAÇÃO E INVESTIGAÇÃO NEONATAL
D	DISTRAÇÕES
A	ALIMENTAÇÃO E ACIDENTES
D	DESENVOLVIMENTO E DINÂMICA FAMILIAR
O	ODONTOPREVENÇÃO
S	SONO

FIGURA 3.1
Mnemônico "cuidados".

Consulta de puericultura do lactente: a mandala dos cuidados

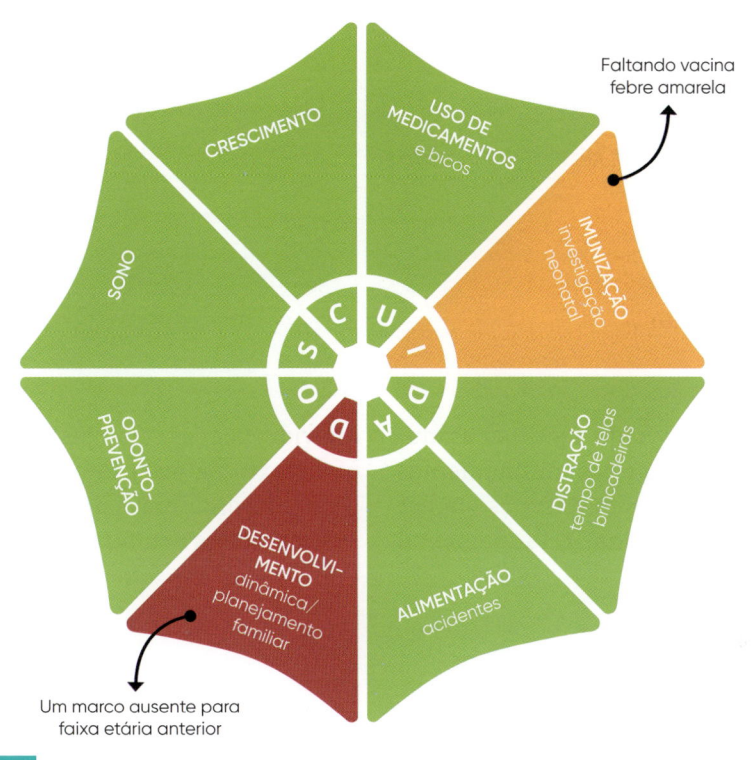

FIGURA 3.2
Exemplo de preenchimento da mandala dos cuidados de puericultura.

sível notar que há algum aspecto que precisa ser melhorado. Por exemplo, quando a criança já tem dentes e ainda não foi iniciada a escovação. Nesse caso, pintamos esse espaço da mandala com a cor amarela e escrevemos ao lado apenas o que nos chamou atenção.

A cor vermelha simboliza algum sinal de perigo, como no caso de uma família em situação de conflito de quem a criança é vítima de violência ou quando ela apresenta atraso no desenvolvimento.

Dessa forma, podemos escrever menos e ouvir mais e melhor. Além disso, a pintura de cada espaço da mandala facilita a identificação nas próximas consultas, já que podemos rapidamente observar o que precisa ser abordado com prioridade.

No final da anamnese e do exame físico, para organizarmos as nossas impressões, usamos o mnemônico "**amar**". Este nos auxilia a responder cinco perguntas: o lactente está crescendo bem? Está se desenvolvendo conforme o esperado? Está se alimentando adequadamente? As vacinas estão em dia? Tem algum problema a ser investigado ou tratado? (Figura 3.3).

Quando concluímos a avaliação, podemos elogiar os pais ou os cuidadores pelos aspectos positivos dos cuidados, aqueles

A	AVALIAÇÃO NUTRICIONAL	Crescendo bem?
M	MARCOS DE DESENVOLVIMENTO	Desenvolvendo-se bem?
A	ALIMENTAÇÃO E ANTICORPOS (VACINAS)	Comendo adequadamente? Vacinas em dia?
R	RISCOS	Algum problema a ser investigado ou tratado?

FIGURA 3.3
Mnemônico "amar".

destacados em cor verde, e pactuar as mudanças possíveis ou encaminhamentos necessários daqueles destacados em cor amarela e/ou vermelha. É fundamental individualizar as condutas de acordo com o contexto de cada família, bem como levar em conta suas particularidades socioeconômicas e culturais.

CRESCIMENTO

LUCIA HELENA GUIMARÃES RODRIGUES

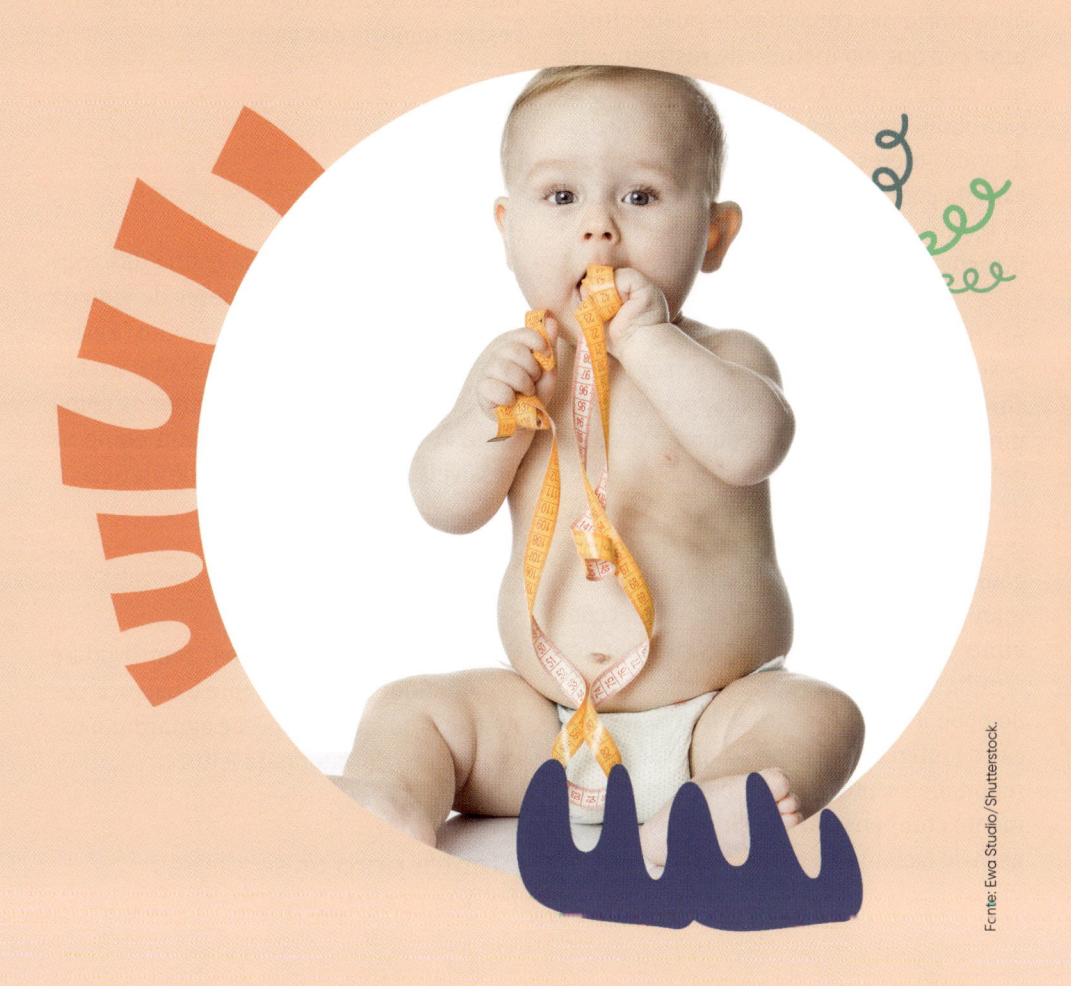

4

Fonte: Ewa Studio/Shutterstock.

*"Sem parar, o tempo segue o seu caminho.
E a gente cresce pouquinho a pouquinho"*

A gente cresce – Mundo Bita

Por que pesar e medir o bebê a cada consulta?

A avaliação do crescimento é um passo obrigatório nas consultas de puericultura, uma vez que é o método de rastreamento que melhor avalia se a saúde da criança está equilibrada. Nos primeiros 1.000 dias de vida, o crescimento tem uma relação estreita com a nutrição materna e a infantil e, portanto, é o primeiro aspecto a ser investigado quando ocorrem desvios.

Ao avaliar retrospectivamente a curva de peso de um lactente, que deve ser preenchida de maneira adequada, podemos ter uma excelente visão de como foi a saúde dele ao longo dos seus 2 primeiros anos de vida. Podem ser percebidas claramente pequenas quedas e desacelerações do ganho ponderal relacionadas com o desmame, a transição alimentar, as infecções virais e até mesmo mudanças na dinâmica familiar que impactaram na alimentação do bebê. Por outro lado, se houve superação da intercorrência ou adaptação à nova realidade, é possível perceber o crescimento compensatório e a recuperação do peso do lactente na curva.

O tão solicitado *checkup* da criança na consulta de rotina, com foco em exames laboratoriais, pode e deve ser substituído por uma criteriosa avaliação antropométrica seguida de um exame físico cuidadoso, dispensando investigações complementares, na maioria das vezes.

Como aferir as medidas antropométricas?

As medidas utilizadas na rotina das consultas dos primeiros 24 meses de vida da criança são o peso, o comprimento (a estatura é medida com o bebê deitado) e o perímetro cefálico. A seguir, veremos como realizar cada uma delas, assim como as possíveis falhas nas técnicas de aferição.[1]

■ Ao aferir o peso

Colocar o bebê sem roupa, sem fralda e sem qualquer adereço sobre a balança pediátrica (ou "pesa-bebê") e aguardar a estabilização do valor para leitura.

Atentar para as seguintes falhas na verificação do peso:[1]

- Balança não tarada, danificada ou inadequada (p. ex., balança de adulto).
- Paciente mal posicionado (p. ex., pernas ou cabeça fora da balança).
- Uso de roupas, fraldas, sapatos ou adereços (p. ex., laços na cabeça).
- Bebê segurando no cuidador ou no examinador.
- Tempo insuficiente para estabilização da balança.

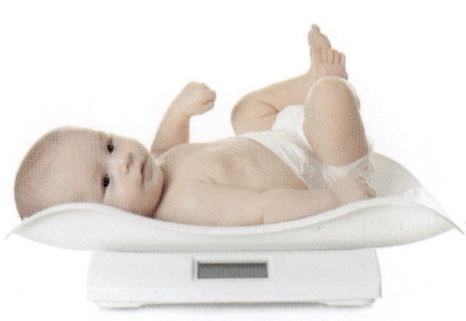

Fonte: New Africa/Shutterstock.

Crescimento

■ Ao medir o comprimento

Colocar o bebê deitado e preferencialmente despido em uma superfície lisa, descalço e sem adereços na cabeça. Solicitar a ajuda do(a) acompanhante para se posicionar próximo ao rosto do bebê e segurar a cabeça dele encostada na parte fixa do infantômetro. Juntar os pés da criança, fazer um ângulo reto com as pernas dela e mover o cursor do infantômetro (régua antropométrica horizontal) até os calcanhares (Figura 4.1). Garantir que os ombros e quadris estejam alinhados e perpendiculares ao cursor. Em casos excepcionais, pode-se fazer a medição com apenas uma perna estendida, atentando para que o corpo da criança permaneça centralizado.[1-3]

Atentar para as seguintes falhas na verificação do comprimento:

- Antropômetro inadequado (p. ex., fita métrica).
- Uso de sapatos ou de adereços na cabeça do bebê.
- Posicionamento inadequado: cabeça afastada do infantômetro, pescoço flexionado com queixo encostado no peito, costas arqueadas, corpo não centralizado.
- Aferição realizada com os pés em ponta.
- Aferição do lactente em pé.

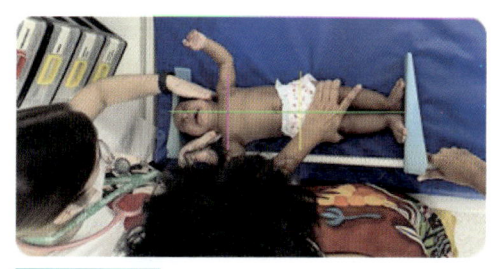

> **Nota**
>
> Em caso de aferição do peso de um lactente em pé, deve ser adicionado 0,7 cm ao seu comprimento antes da plotagem no gráfico.

■ Ao medir o perímetro cefálico

Colocar a fita métrica na fronte do bebê, logo acima das sobrancelhas, e passar sobre a protuberância occipital, apertando levemente para que os cabelos não interfiram na medida (Figura 4.2A). O ponto zero deve ser posicionado abaixo, e a leitura deve ser feita no lado em que o examinador estiver posicionado (Figura 4.2B). O valor verificado deve ser registrado de forma precisa, uma vez que pequenas diferenças podem repercutir de forma significativa na curva de perímetro cefálico (PC) para cada idade. Ao medir o PC, é preferível que o bebê esteja no colo do cuidador, para permitir que o examinador visualize a posição da fita ao longo de toda a circunferência.[1-3]

Atentar para as seguintes falhas na verificação do perímetro cefálico:[1]

- Fita métrica inadequada (p. ex., deformada, partida).

FIGURA 4.1
Técnica de posicionamento da criança na régua antropométrica horizontal.

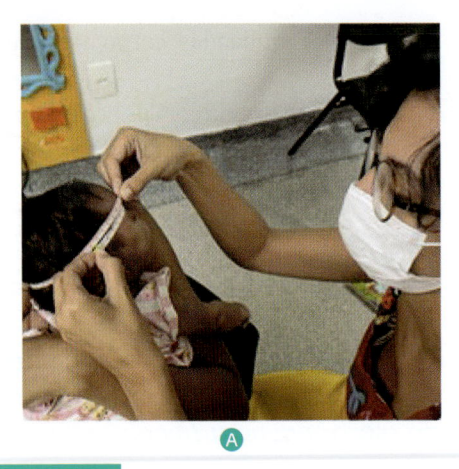

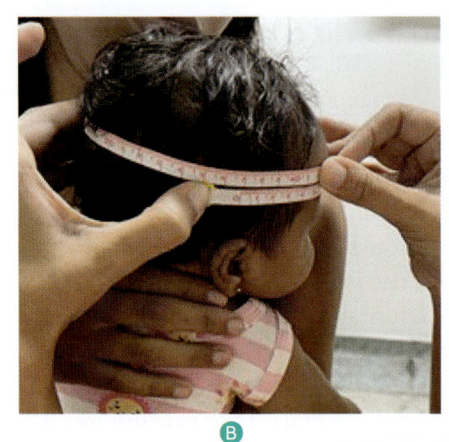

FIGURA 4.2

Técnica de aferição do perímetro cefálico com o bebê no colo do cuidador.

- Uso de acessórios de cabelo.
- Posicionamento incorreto da fita na cabeça do bebê: próximo à raiz do cabelo, na parte anterior ou abaixo da proeminência occipital, na parte posterior.
- Ajuste inadequado da fita, deixando-a com folga.
- Arredondamento do valor verificado (p. ex., valor medido = 45,5 cm; valor anotado = 45 cm).

Como plotar as medidas nos gráficos?

Os gráficos da Organização Mundial de Saúde (OMS) são os atualmente adotados como referência no Brasil e são encontrados na Caderneta de Saúde da Criança, do Ministério da Saúde: peso por idade, estatura por idade, índice de massa corporal (IMC) por idade e perímetro cefálico por idade.[3,4]

Após a aferição correta, as medidas precisam ser registradas na tabela da caderneta e no prontuário da criança: peso em gramas, estatura e PC em centímetros e IMC em kg/m². Em seguida, realiza-se a plotagem dos gráficos de acordo com a idade em meses, utilizando-se um ponto. Se houver pontos anteriores já registrados no gráfico, deve-se ligar o anterior ao atual por meio de uma linha, de modo que possa ser visualizada a tendência da curva: ascendente, retificada ou descendente. Caso o intervalo entre a consulta anterior e a atual tenha sido superior a 2 meses, deve-se desenhar uma linha tracejada e não contínua para representar a lacuna entre a medida anterior e a atual (**Figura 4.3**) Deve-se evitar o uso de letras e números nas curvas do gráfico. Apenas pontos e linhas são utilizados.[1]

No gráfico de IMC por idade, são colocados apenas os pontos, sem ligá-los por meio de linhas, uma vez que o IMC é uma razão (peso/estatura²). Portanto, não se

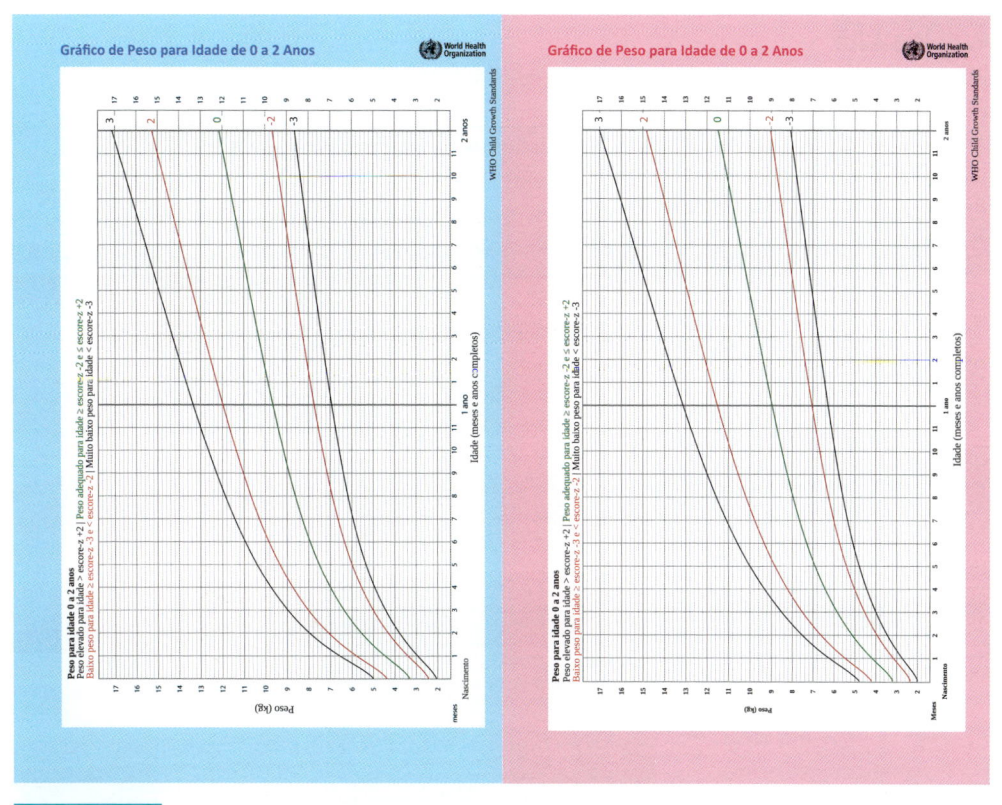

Crescimento

FIGURA 4.3
Plotagem do peso nos gráficos de peso em relação à Idade.
Fonte: Brasil.[4]

espera que seja sempre ascendente. É comum que os valores de IMC oscilem ao longo das curvas do gráfico e a curva faça um "zigue-zague".

Como interpretar as curvas dos gráficos?

O ponto na curva

De acordo com a localização do ponto na curva, podemos interpretar os índices antropométricos nos gráficos de crescimento (Quadro 4.1).

A inclinação na curva

A avaliação antropométrica deve ser realizada em, pelo menos, dois momentos diferentes, para que seja aferida a tendência da curva em relação à medida anterior plotada no gráfico. A curva de peso para idade pode ser ascendente, retificada ou descendente. No caso do perímetro cefálico para idade e comprimento para idade, não se espera

Manual de puericultura

QUADRO 4.1

Interpretação do ponto nas curvas de crescimento da OMS para criança de 0 a 2 anos

PONTOS DE CORTE	LOCALIZAÇÃO DO PONTO NA CURVA	ÍNDICES ANTROPOMÉTRICOS			
		PESO PARA IDADE	COMPRIMENTO PARA IDADE	IMC PARA IDADE	PERÍMETRO CEFÁLICO PARA IDADE
Escore Z > +3	Acima da linha preta na parte superior da curva	Peso elevado		Obesidade	PC acima do esperado
Escore Z > +2 e escore Z ≤ +3	Entre a linha preta e a linha vermelha na parte superior da curva			Sobrepeso	
Escore Z > +1 e escore Z ≤ +2	Entre a linha vermelha e a linha amarela na parte superior da curva	Peso adequado	Comprimento adequado	Risco de sobrepeso	PC adequado
Escore Z > +1 e escore Z 0	Entre a linha amarela e a linha verde na parte superior da curva			IMC adequado	
Escore Z 0 e escore Z ≥ -1	Entre a linha verde e a linha amarela na parte superior da curva				
Escore Z < +1 e escore Z ≥ -2	Entre a linha amarela e a linha vermelha na parte inferior da curva				

QUADRO 4.1

Interpretação do ponto nas curvas de crescimento da OMS para criança de 0 a 2 anos

PONTOS DE CORTE	LOCALIZAÇÃO DO PONTO NA CURVA	ÍNDICES ANTROPOMÉTRICOS			
		PESO PARA IDADE	COMPRIMENTO PARA IDADE	IMC PARA IDADE	PERÍMETRO CEFÁLICO PARA IDADE
Escore Z < −2 e escore Z ≥ −3	Entre a linha vermelha e a linha preta na parte inferior da curva	Peso baixo	Baixo comprimento	Magreza	PC abaixo do esperado
Escore Z < −3	Abaixo da linha preta na parte inferior da curva	Muito baixo peso	Muito baixo comprimento	Magreza acentuada	

Fonte: Elaborado com base em World Health Organization.[3]

encontrar curvas descendentes. Apenas as curvas ascendentes significam crescimento satisfatório (Quadro 4.2).[1]

O canal de crescimento

Ao longo do acompanhamento das medidas antropométricas nas curvas, é possível observar que cada lactente tende a seguir o seu próprio canal de crescimento. O canal é o espaço compreendido entre duas linhas do gráfico (Figura 4.4).

Nos primeiros 6 a 12 meses de vida, é comum que as crianças cruzem uma ou duas linhas para cima ou para baixo, transitando de um canal para outro. Se a localização do ponto no gráfico e a tendência da curva estiverem adequadas, provavelmente a mudança de canal seja apenas um ajuste do peso ao canal de crescimento correspondente ao seu potencial genético. Se o peso ultrapassar dois canais para baixo, deve-se atentar para uma possível má evolução ponderal.

Como conduzir situações de desvios do crescimento?

O bebê está com peso baixo para a idade, ganho de peso insuficiente ou magreza

O peso é a medida antropométrica mais sensível e que primeiro se altera em diversas situações ao longo dos primeiros anos de vida do bebê. Na maioria das ve-

QUADRO 4.2

Interpretação da inclinação das curvas no gráfico de peso, comprimento e PC para a idade

INCLINAÇÃO DA CURVA	INTERPRETAÇÃO		
	PESO	COMPRIMENTO	PERÍMETRO CEFÁLICO (PC)
↗	Ganho de peso satisfatório	Crescimento satisfatório	Aumento de PC satisfatório
→	Ganho de peso insuficiente	Crescimento insuficiente	Aumento de PC insuficiente
↘	Perda de peso	Falha na aferição do comprimento	Falha na aferição do PC

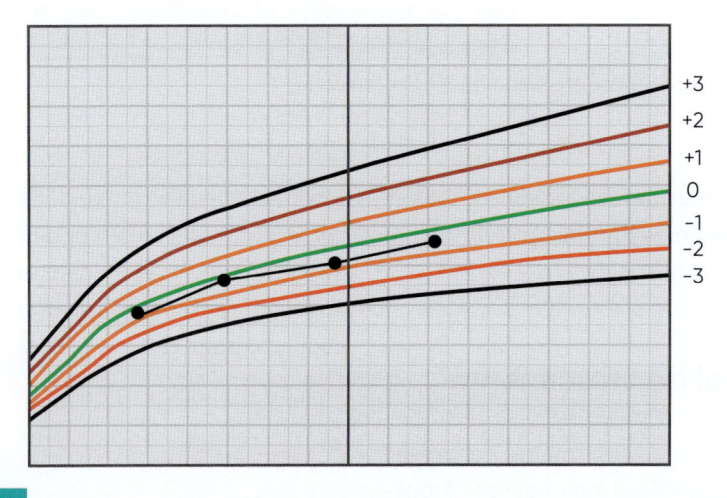

FIGURA 4.4

Representação gráfica do canal de crescimento.

zes em que o lactente apresenta peso baixo e perda ou ganho de peso insuficiente, existe uma relação direta ou indireta com a alimentação. Isso pode ocorrer por dificuldades na pega durante a mamada nas primeiras semanas de vida ou por infecções virais autolimitadas que causam inapetência e aumento do consumo calórico. Em apenas 5% dos casos de má evolução ponderal, deve-se pensar em causas orgânicas. Por isso, a solicitação de exames complementares para a avaliação dessas crianças contribui muito pouco para o diagnóstico, e, quando solicitados, devem ser individualizados de acordo com a suspeita clínica.

Crescimento

Ao analisar a curva de peso de um bebê, se houver dúvida sobre o ganho de peso ser suficiente ou não, recomenda-se consultar a tabela de ganho de peso esperado por faixa etária (**Tabelas 4.1** e **4.2**).

Atenção!

Situações que não devem ser consideradas como má evolução ponderal:

- Lactentes que nasceram com peso superior ao determinado pelo seu potencial genético podem fazer um *catch down* nos primeiros meses de vida e ultrapassar duas ou mais curvas de escore Z no sentido descendente, até atingir o seu canal, seguindo a tendência familiar. O importante é que a curva do peso não esteja retificada ou descendente e que o ganho de peso a cada consulta esteja dentro do esperado para a idade – entre o escore Z -2 e +2 (de acordo com as **Tabelas 4.1 e 4.2**).
- Lactentes que nasceram pequenos para a idade gestacional (PIG) ou com baixo peso ao nascer (BPN) (menos de 2.500 g) podem apresentar um peso abaixo do escore Z -2 até os 2 ou 3 anos de idade, contanto que estejam com uma curva ascendente e com ganho de peso esperado para a idade. A subida na curva para atingir o peso adequado para a idade, chamada *catch up*, deve-se dar preferencialmente de forma gradual para diminuir o risco de síndrome metabólica na vida adulta.

O bebê está com risco de sobrepeso ou obesidade?

O peso elevado nunca deve ser valorizado isoladamente. É sempre necessário verificar a curva de comprimento e analisar o IMC para melhor interpretar se a criança pesa mais porque é mais comprida ou se, de fato, ela está com sobrepeso ou obesidade.

É recomendado o uso das curvas de IMC pelo fato de esse indicador possibilitar a comparação do crescimento da criança com suas características quando adulta. Isso significa que as curvas propostas para crianças pela OMS correspondem aos pontos de corte de sobrepeso e obesidade recomendados para os adultos, e isso possibilita a uniformidade da classificação do estado nutricional desde o nascimento até a vida adulta.

Diante de uma criança com IMC acima do esperado para a idade, é necessário investigar a alimentação e detalhar a frequência, o volume e o tipo de alimentos ingeridos. A ingestão excessiva de carboidratos, como as farinhas de cereais utilizadas para engrossar o leite, os biscoitos e os sucos, está frequentemente relacionada com o ganho ponderal excessivo em bebês. Uma atenção especial deve ser dada para os alimentos ultraprocessados, em geral ricos em açúcares e gorduras saturadas.

TABELA 4.1
Ganho de peso mensal de meninas, do nascimento aos 12 meses, de acordo com a OMS

INTERVALO	-3 DP	ESCORES Z (INCREMENTO DO PESO EM GRAMAS)					
		-2 DP	-1 DP	MEDIANA	1 DP	2 DP	3 DP
0-4 semanas	123	358	611	879	1.161	1.453	1.757
4 sem-2 meses	251	490	744	1.011	1.290	1.580	1.880
2-3 meses	105	297	502	718	944	1.178	1.421
3-4 meses	14	192	383	585	796	1.016	1.244
4-5 meses	-62	108	293	489	695	911	1.134
5-6 meses	-132	31	210	401	604	815	1.036
6-7 meses	-185	-24	153	344	547	760	982
7-8 meses	-224	-64	118	311	519	738	967
8-9 meses	-259	-101	77	273	482	702	933
9-10 meses	-286	-131	48	245	456	679	913
10-11 meses	-307	-151	31	233	451	682	924
11-12 meses	-324	-166	22	232	458	699	953

DP, desvio-padrão (dados da população).
Fonte: World Health Organization.[3]

Conforme o guia alimentar para crianças brasileiras do Ministério da Saúde, para manter o peso ideal, recomenda-se que os lactentes consumam fibras em forma de legumes e verduras, e esses alimentos deverão compor metade do prato nas duas refeições principais, além de frutas *in natura* nos lanches.[5]

Além de fazer os ajustes nutricionais, estimular o bebê a movimentar o corpo é importante para o equilíbrio entre o ganho e o gasto calórico. Atividades como ficar de bruços no tapete, engatinhar ou andar são recomendadas por pelo menos 30 minutos ao dia para os bebês menores de 1 ano e por pelo menos 3 horas para os bebês entre 1 e 2 anos. Deve-se evitar que a criança seja exposta às telas ou fique no carrinho enquanto estiver acordada por mais de 1 hora seguida.[6]

Atenção!

Situações que não devem ser consideradas como sobrepeso ou obesidade:

Crescimento

TABELA 4.2
Ganho de peso mensal de meninos, do nascimento aos 12 meses, de acordo com a OMS

INTERVALO	ESCORES Z (INCREMENTO DO PESO EM GRAMAS)						
	-3 DP	-2 DP	-1 DP	MEDIANA	1 DP	2 DP	3 DP
0-4 semanas	-160	321	694	1.023	1.325	1.608	1.876
4 sem-2 meses	354	615	897	1.196	1.512	1.844	2.189
2-3 meses	178	372	585	815	1.061	1.322	1.597
3-4 meses	44	219	411	617	837	1.069	1.313
4-5 meses	-45	128	318	522	738	965	1.202
5-6 meses	-128	40	224	422	632	853	1.083
6-7 meses	-183	-21	161	357	565	785	1.014
7-8 meses	-223	-63	118	316	528	752	987
8-9 meses	-256	-98	84	285	500	729	969
9-10 meses	-286	-128	55	259	478	711	956
10-11 meses	-312	-153	34	243	469	710	963
11-12 meses	-333	-172	22	239	475	726	990

DP, desvio-padrão (dados da população).
Fonte: World Health Organization.[3]

- Lactentes em aleitamento materno exclusivo nos primeiros 6 meses podem ter um ganho ponderal acima do esperado e ultrapassar o escore Z +2 na curva de peso para idade ou o escore Z +1, +2 ou +3 na curva de IMC para idade. Isso não deve ser motivo de preocupação para o(a) puericultor(a), e o aleitamento deve ser mantido sob livre demanda. A partir do início da introdução alimentar adequada, a velocidade de ganho de peso tende a desacelerar e, aos poucos, o lactente passa a apresentar curvas adequadas.

Saiba mais

Confira o Guia alimentar para crianças menores de 2 anos completo.

O bebê está com comprimento baixo para a idade ou crescimento insuficiente

Diante de um lactente com comprimento abaixo do escore Z -2 ou com curva de comprimento retificada entre duas aferições, é importante confirmar se a técnica de aferição e a plotagem no gráfico foram realizadas de maneira correta. A seguir, deve-se investigar a possibilidade de **desnutrição crônica**, por meio do histórico de carência alimentar e do ganho de peso insuficiente que, nesses casos, precede a retificação do comprimento.

Caso não sejam identificadas causas nutricionais para o comprimento baixo, é preciso avaliar se o desenvolvimento está adequado para a idade, se o exame físico está normal e se a velocidade de crescimento (**Quadro 4.3**) está apropriada para a idade. Se todos esses parâmetros estiverem normais, o mais provável é que se trate de uma **baixa estatura familiar**, em que a idade óssea é igual ou um pouco menor do que a idade cronológica e os pais têm baixa estatura. Nesse caso, a estatura atual do lactente está compatível com o seu potencial genético, e seu comprimento está no canal da sua estatura-alvo (**Quadro 4.4**). Se a criança apresenta atraso no desenvolvimento, alterações fenotípicas (p. ex., baixa implantação de orelhas, olhos afastados, fenda labial) ou alterações patológicas do exame físico (p. ex., sopro cardíaco), é fundamental investigar causas genéticas ou doenças de outras naturezas que possam estar comprometendo seu crescimento.

Se o desenvolvimento está adequado para a idade, o exame físico está normal, mas a velocidade de crescimento está abaixo da esperada para a idade, é provável que esteja ocorrendo um **retardo constitucional**

QUADRO 4.3
Como avaliar a velocidade de crescimento?

A velocidade de crescimento é estipulada pela quantidade de centímetros que uma criança deve crescer por ano. A avaliação da velocidade de crescimento deve ser feita da seguinte forma:

- Realizar duas medidas com intervalo mínimo de 3 meses.
- Estimar quanto a criança deve crescer ao ano, utilizando uma regra de 3.
- Comparar com o padrão esperado para sua idade.
- A média de velocidade de crescimento de acordo com a idade da criança é:
  - Do nascimento até 1 ano = 25 cm por ano.
  - De 1 a 3 anos = 12,5 cm por ano.
  - De 3 anos até o início da puberdade = 5 a 7 cm por ano.

Por exemplo, uma lactente mediu 70 cm com 1 ano e 2 meses. Na segunda aferição, com 1 ano e 5 meses, mediu 72 cm. Como ela cresceu 2 cm em 3 meses, estima-se que ela irá crescer 8 cm ao ano. Logo, a velocidade de crescimento está abaixo da esperada para a idade dela.

Crescimento

> **QUADRO 4.4**
> Como calcular a estatura-alvo?
>
> A estatura-alvo é um critério para avaliar se o canal no qual a criança está crescendo é o esperado para ela, e utiliza como base a altura de seus pais. A fórmula para calcular a estatura-alvo é a seguinte (cálculo em cm):
>
> **Meninas**
> [altura da mãe + (altura do pai – 13)]/2
>
> **Meninos**
> [altura da mãe + (altura do pai + 13)]/2
>
> O resultado desse cálculo indica o potencial genético de crescimento da criança, tendo uma variação de ± 5 cm. Por exemplo, se uma menina tem a mãe com altura de 165 cm e o pai com altura de 170 cm, a estatura-alvo estimada para ela, aos 20 anos, é de 161 cm, com uma variação entre 156 e 166 cm.

do crescimento. Nesse caso, a idade óssea está abaixo da idade cronológica e os pais têm estatura normal. Essas crianças precisam ser avaliadas por um pediatra e/ou endocrinologista infantil.[7]

■ O bebê está com perímetro cefálico acima do esperado

Considera-se crescimento normal da cabeça quando as medidas do PC têm aumento constante e regular e estão entre os escores Z +2 e -2 (linhas vermelhas do gráfico). Alterações do PC devem ser analisadas cuidadosamente, sobretudo nos primeiros 2 anos de vida, quando o crescimento cerebral é intenso e as suturas e fontanelas ainda não se fecharam.

Quando a medida do PC está acima do escore Z +2, considera-se que o lactente tem **macrocefalia**, podendo ser de causa patológica ou benigna, sendo necessária uma avaliação especializada por um pediatra e/ou neuropediatra (Figura 4.5).

Entre as doenças que cursam com aumento do PC nessa faixa etária, destaca-se a hidrocefalia, que deve ser investigada por meio da ultrassonografia transfontanelar. Quando as fontanelas não estiverem mais abertas, pode-se realizar tomografia computadorizada ou ressonância magnética de crânio.[8]

■ O bebê está com perímetro cefálico abaixo do esperado ou com aumento insuficiente

Quando o PC está abaixo do escore Z -2 no gráfico de PC para idade, trata-se de uma **microcefalia**. Se identificada no período neonatal, deve-se pensar em infecções congênitas ou síndromes genéticas.

Em caso de desaceleração gradual da curva de crescimento do PC, mesmo antes de a medida estar abaixo da linha vermelha inferior do gráfico (escore Z -2), deve-se considerar uma situação de alerta para doenças neurológicas, sobretudo quando

Manual de puericultura

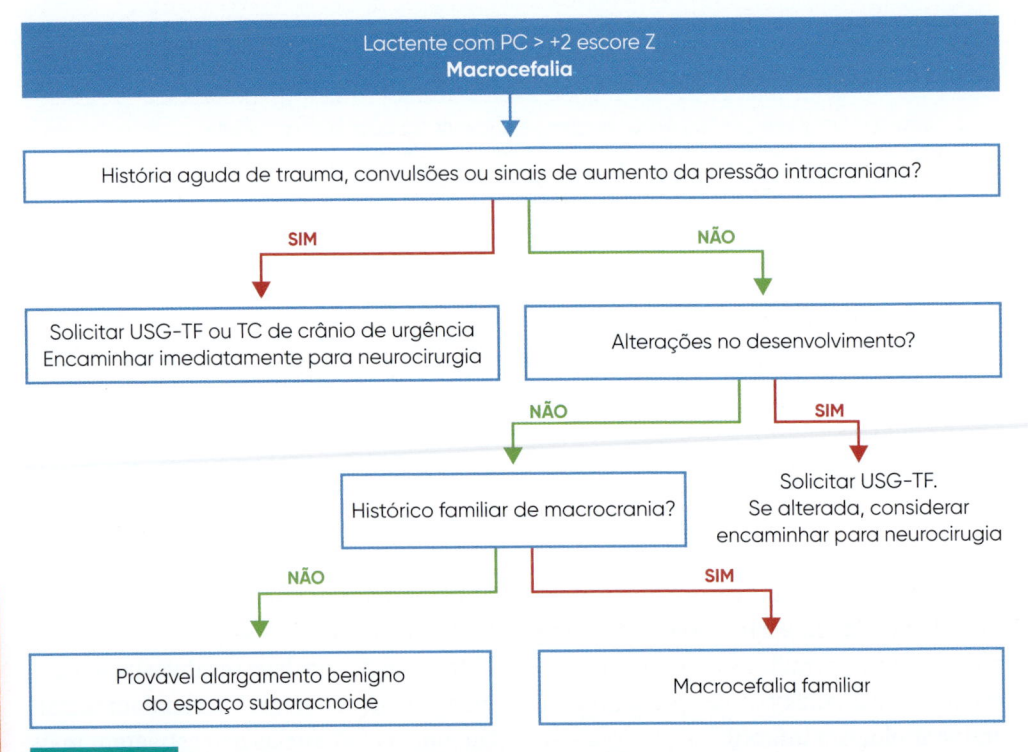

```
                    ┌─────────────────────────────────┐
                    │   Lactente com PC > +2 escore Z │
                    │         Macrocefalia            │
                    └─────────────────────────────────┘
                                    │
                                    ▼
        ┌──────────────────────────────────────────────────────────────┐
        │ História aguda de trauma, convulsões ou sinais de aumento    │
        │                da pressão intracraniana?                     │
        └──────────────────────────────────────────────────────────────┘
                   SIM                                NÃO
                    │                                  │
                    ▼                                  ▼
    ┌──────────────────────────────┐      ┌──────────────────────────┐
    │ Solicitar USG-TF ou TC de    │      │ Alterações no            │
    │ crânio de urgência           │      │ desenvolvimento?         │
    │ Encaminhar imediatamente     │      └──────────────────────────┘
    │ para neurocirurgia           │         NÃO             SIM
    └──────────────────────────────┘          │               │
                                              ▼               ▼
                              ┌──────────────────────┐  ┌─────────────────────┐
                              │ Histórico familiar   │  │ Solicitar USG-TF.   │
                              │ de macrocrania?      │  │ Se alterada,        │
                              └──────────────────────┘  │ considerar          │
                                 NÃO         SIM        │ encaminhar para     │
                                  │           │         │ neurocirugia        │
                                  ▼           ▼         └─────────────────────┘
                    ┌──────────────────────┐  ┌──────────────────────┐
                    │ Provável alargamento │  │ Macrocefalia familiar│
                    │ benigno do espaço    │  │                      │
                    │ subaracnoide         │  │                      │
                    └──────────────────────┘  └──────────────────────┘
```

FIGURA 4.5

Algoritmo de investigação para lactentes com macrocefalia.
USG-TF, ultrassonografia transfontanelar; TC, tomografia computadorizada.
Fonte: Elaborada com base em Bryant e colaboradores.[8]

a alteração do PC não estiver associada ao baixo peso e à baixa estatura. Nesses casos, além das doenças citadas, deve-se pensar na possibilidade de craniossinostose (fechamento precoce das suturas cranianas) e solicitar a avaliação do pediatra e/ou neuropediatra.

Paralelamente à medida do PC, a avaliação do desenvolvimento neuropsicomotor deve ser realizada com cuidado, e exames de imagem podem ser necessários para confirmação diagnóstica. As radiografias de crânio nas incidências anteroposterior, Towne e duas projeções laterais podem ser suficientes para excluir craniossinostose e evitar uma exposição maior à radiação. A tomografia computadorizada de crânio seria o exame indicado para confirmação.[9]

Referências

1. Kac G, cooredanador. ENANI: estudo nacional de alimentação e nutrição infantil: manual de antropometria. Rio de Janeiro: UFRJ; 2019.
2. Ismail LC, Knight HE, Bhutta Z, Chumlea WC. Anthropometric protocols for the construction of new international fetal and newborn growth standards: the INTERGROWTH-21st Project. BJOG. 2013;120(Suppl 2):42-7.

3. World Health Organization. WHO child growth standards: length/height-for-age, weight-for-age, weight-for-length, weight-for-height and body mass index-for-age: methods and development. Geneva: WHO; 2006.
4. Brasil. Ministério da Saúde. Caderneta da criança: menina: passaporte da cidadania. 6. ed. Brasília: MS; 2023.
5. Brasil. Ministério da Saúde. Guia alimentar para crianças brasileiras menores de 2 anos. Brasília: MS; 2021.
6. Organização Pan-Americana da Saúde. Para crescerem saudáveis, crianças precisam passar menos tempo sentadas e mais tempo brincando [Internet]. Washington: OPAS; 2019 [capturado em 3 jun. 2024]. Disponível em: https://www.paho.org/pt/noticias/25-4-2019-para-crescerem-saudaveis-criancas-precisam-passar-menos-tempo-sentadas-e-mais.
7. Sociedade Brasileira de Pediatria. Tratado de pediatria. 5. ed. Barueri: Manole; 2022.
8. Bryant JP, Hernandez NE, Niazi TN. Macrocephaly in the primary care provider's office. Pediatr Clin North Am. 2021;68(4):759-73.
9. Ghizoni E, Denadai R, Raposo-Amaral CA, Joaquim AF, Tedeschi H, Raposo-Amaral CE. Diagnóstico das deformidades cranianas sinostóticas e não sinostóticas em bebês: uma revisão para pediatras. Rev Paul Pediatr. 2016;34(4):495-502.

5
USO DE BICOS

AMANDA CRESPO FORNE

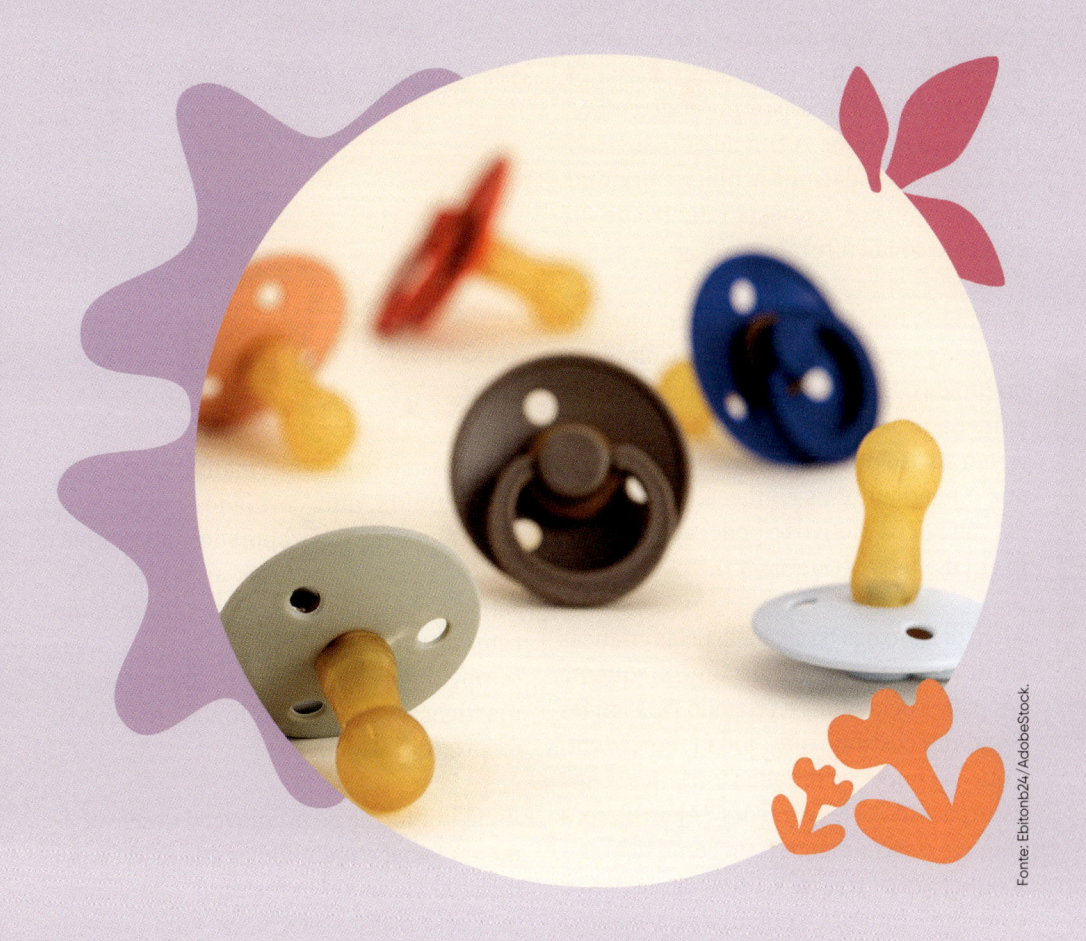

"Mamãe, eu quero! Mamãe, eu quero!
Mamãe, eu quero mamar!
Dá a chupeta, dá a chupeta,
dá a chupeta pro bebê não chorar!"

Mamãe eu quero – Vicente Paiva Ribeiro

Fonte: Ebitonb24/AdobeStock.

Por que é importante refletir sobre o uso de bicos artificiais?

O uso de chupetas e mamadeiras é uma questão recorrente nas consultas de puericultura. Para o profissional, parece óbvio que tais objetos não deveriam ser usados, e, às vezes, é difícil compreender o porquê dessa escolha. A fim de entendermos melhor e de podermos acolher e orientar, analisaremos essa questão dentro de um contexto sociocultural.

Por trás do uso de bicos artificiais, há famílias que precisam ser ouvidas, acolhidas e orientadas. Existem algumas situações que aumentam as chances de as famílias recorrerem ao uso desses objetos.[1] É importante que o puericultor as conheça, para entender melhor os motivos e poder atuar de forma mais efetiva (Quadro 5.1).

Além disso, o uso da chupeta pelas crianças é um fenômeno cultural muito frequente em países ocidentais e relatado pelas mães como um costume que "toda criança tem" e que "a chupeta simboliza a criança, e seu uso é passado pelas gerações". Além disso, a chupeta é socialmente vista como um "calmante para a criança" e uma "ajuda para o cuidador". Embora o objetivo seja acalmar o bebê, pode ocorrer a ideia errônea de que a não oferta da chupeta é sinônimo de falta de cuidado e amor.[2,3]

Nosso papel, nesse contexto, é o de informar sobre os riscos do uso de bicos artificiais e sobre os métodos alternativos de acalmar e alimentar o bebê, para que a família possa fazer uma escolha mais consciente.

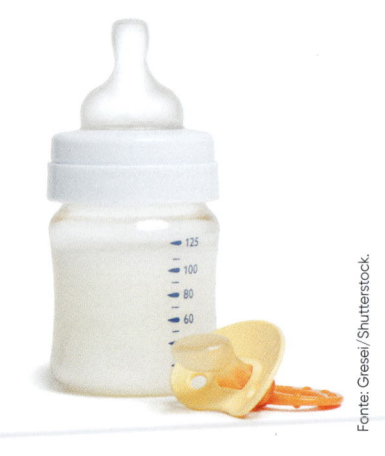

Como ocorre o desenvolvimento orofacial do bebê que mama?

Ao nascer, o bebê tem a mandíbula pequena e retraída, uma cavidade oral pequena e a língua protusa apoiada na gengiva. Ao longo dos primeiros anos, há o desenvolvimento do sistema denominado estomatognático, que se prepara para desempenhar todas as suas funções: sucção, mastigação, deglutição, fonoarticulação e respiração[4] (Figura 5.1).

A melhor forma de promover o desenvolvimento facial e mandibular adequado é por meio do aleitamento materno. A amamentação é a melhor alternativa para prevenir os hábitos orais deletérios, pois acontece um trabalho muscular intenso que faz o bebê não buscar outras alternativas de sucção. A seguir, são listados alguns motivos para a compreensão dessa afirmação.

- **A ordenha só acontece no seio materno!** Nenhum outro tipo de bico promove todos os movimentos mandibulares fundamentais para o desen-

Uso de bicos

QUADRO 5.1

Fatores de risco para uso de bicos artificiais

	MOTIVO	ABORDAGEM SUGERIDA
Primiparidade	Após o nascimento do bebê, os pais passam por um processo de aprendizado para compreender/conhecer a linguagem do bebê, e isso pode gerar mais ansiedade	Orientá-los (os pais) precocemente sobre como manejar o choro/comportamento da criança para que eles se sintam mais seguros em confortá-la
Mães que trabalham fora	O retorno ao trabalho gera muita angústia/muitas incertezas relacionadas à forma de alimentação e consolo nos momentos de ausência materna	Esclarecer que, antes do retorno ao trabalho, a mãe deve fazer um tipo de "treinamento" junto ao cuidador que ficará responsável (p. ex., uso do copinho)
Baixo peso ao nascer	Como o ganho ponderal está relacionado à sobrevivência desses bebês, pode gerar angústia tanto na família quanto na equipe de saúde, aumentando o uso de complementos	Acompanhar com maior frequência, interpretar adequadamente os gráficos de crescimento e, quando necessário complemento, orientar sobre como oferecer (copinho ou colher) e tentar suspender assim que possível
Ingesta de água, sucos e chás	A oferta de líquidos que não o leite materno costuma ser feita por meio de mamadeiras	Reforçar, ainda na consulta pré-natal, que não há necessidade de ingesta de outros líquidos nos primeiros 6 meses de vida

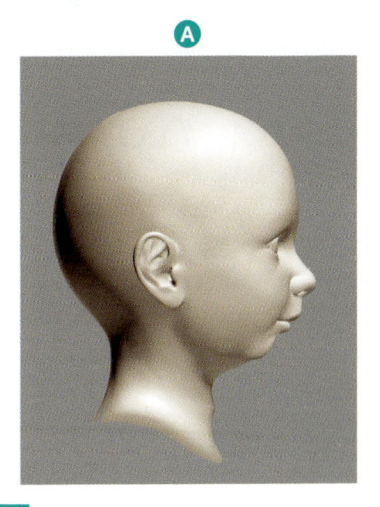

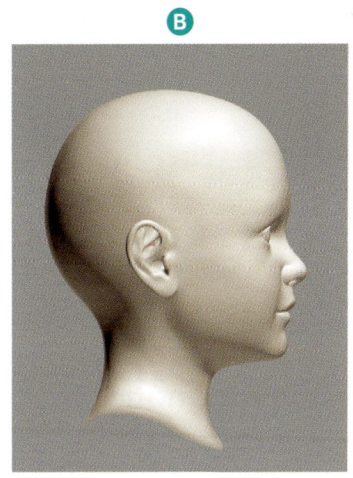

FIGURA 5.1

(A) Mandíbula pequena e retraída. **(B)** Mandíbula desenvolvida.
Fonte: Elaborada com base em henvryfo/AdobeStock.

volvimento facial e mandibular. Para extrair o leite do seio, o lactente precisa elevar a língua e pressionar o mamilo contra o palato, enquanto a mandíbula realiza o movimento de ordenha, que é composto por um conjunto de movimentos mandibulares: abaixamento, protrusão, elevação e retrusão (formando um quadrado). Os movimentos de protrusão e retração da mandíbula propiciam uma correta relação maxilomandibular, estimulam as articulações temporomandibulares e deixam a estrutura articular preparada para receber alimentos sólidos.[4,5]

- **O mamilo não apresenta forma constante!** Ele ocupa todo o espaço livre dentro da cavidade oral e se adapta a todas as estruturas existentes (língua, gengivas e palatos duro e mole), não o contrário – como acontece a partir do uso de bicos artificiais[4,5] (**Figura 5.2**).
- **Respiração boa é a nasal!** Enquanto o bebê está mamando, a sua respiração é realizada somente pelo nariz, o que é um estímulo a mais para o desenvolvimento das estruturas orais.[4,5]

Por que desestimular o uso de bicos artificiais?

▪ Prejuízo no desenvolvimento do sistema estomatognático

A utilização de bicos artificiais prejudica a correta maturação funcional do sistema estomatognático em diversos aspectos, os quais são exemplificados a seguir.

A
Posição da língua em repouso dentro da boca

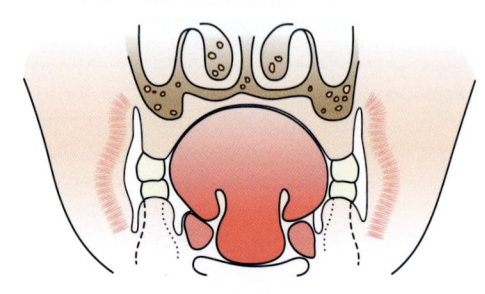

B
Posição da língua durante a amamentação (pouco se modifica, pois o bico do peito se adapta perfeitamente à boca).

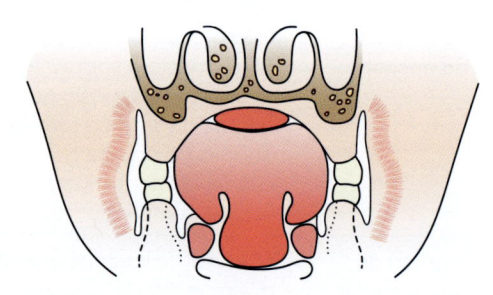

C
Interposição de bico artificial (língua em posição baixa, bucinadores contraídos). Nesta situação, é a boca que se molda ao bico de borracha.

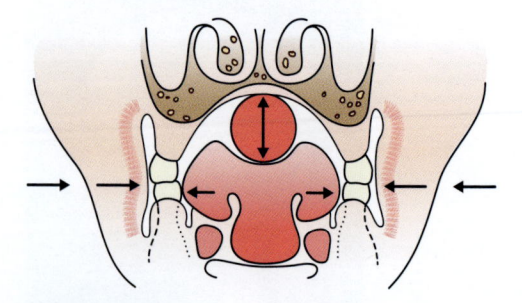

FIGURA 5.2
Posição da língua **(A)** em repouso; **(B)** na amamentação; e **(C)** com uso de bico artificial.
Fonte: Diego Santos/Mirai Design e Comunicação.

Anatômico

Os dentes sofrem pressões de forças provenientes das musculaturas da face e da língua durante as funções realizadas pelo sistema estomatognático. Essas forças, quando adequadas, promovem ação modeladora. Entretanto, o uso prolongado (sobretudo após os 3 anos) dos bicos artificiais – que, diferentemente do bico do seio, têm forma fixa – exerce forças capazes de conduzir a alterações anatômico-funcionais indesejáveis, como é o caso das alterações oclusionais.[5,6]

Funcional

- **Sucção:** Para extrair o leite da mamadeira, o bebê executa somente movimentos mandibulares verticais de baixa amplitude, não há protrusão nem retração – movimentos essenciais para o desenvolvimento adequado do sistema estomatognático, como já mencionado. No caso da chupeta, o lactente permanece por longos períodos sugando sem receber alimento, e isso pode levar ao cansaço muscular e à não saciedade.[5-7]
- **Mastigação e deglutição:** Os músculos ativados na amamentação são os mesmos que serão responsáveis pela mastigação, por isso, a qualidade de tal função tem relação direta com o aleitamento. O uso de mamadeira e chupeta pode modificar as características da mastigação, afetando as articulações temporomandibulares e os estímulos para o crescimento das estruturas envolvidas, o que pode resultar em deglutição atípica, com participação da musculatura perioral e interposição da língua.[5-7]
- **Respiração:** A presença constante do bico pouco deformável no interior da boca do lactente empurra o palato duro e, por consequência, a cavidade nasal, diminuindo o espaço aéreo para a entrada de ar pelo nariz. Por isso, "o padrão respiratório em crianças que utilizam bicos artificiais frequentemente se altera de nasal (desejado) para bucal ou misto", o que deixa o sistema respiratório mais vulnerável a doenças.[5-7]
- **Fala e linguagem:** O uso prolongado da chupeta pode modificar a anatomia da cavidade oral, dificultando a articulação das palavras, além de limitar a emissão de sons que participam do processo de aquisição da fala (balbucio, imitação de sons).[5-7]

Aumento do risco de desmame precoce

Os movimentos realizados durante o uso dos bicos artificiais são bem menos complexos se comparados com aqueles da ordenha do seio, o que pode levar à confusão de bicos – dificuldade que o bebê tem de encontrar a correta configuração oral para realizar a pega e a ordenha da mama após a exposição à mamadeira e/ou à chupeta[7] – e favorecer o desmame precoce. Além disso, bebês que utilizam chupeta mamam com menos frequência, reduzindo a lactação e aumentando a necessidade de complementação com fórmula láctea, ocasionando, por fim, o desmame.[7-9]

Aumento do risco de otite média aguda

Tanto o uso da mamadeira quanto o da chupeta favorecem a ocorrência de otite média aguda. A mamadeira, pelo risco de refluxo de leite para a tuba auditiva (sobretudo quando o bebê mama deitado). A chupeta, porque não faz a pressão negativa que tensiona o músculo tensor do palato membranoso, responsável pela abertura da tuba auditiva, importante mecanismo de prevenção das otites médias.[7]

▪ Insegurança imunológica, química e física

- **Imunológica:** Chupetas e mamadeiras são potenciais reservatórios de microrganismos que causam infecção. Seu uso está associado à maior incidência de doença diarreica e mortalidade infantil e ao aumento no risco de hospitalização, asma, dor de ouvido, vômitos, febre, aftas e candidíase oral.[7]
- **Química:** Existem substâncias químicas usadas na preparação do plástico que, em contato com a saliva, se volatizam e podem trazer riscos à saúde da criança.[7]
- **Física:** Asfixia e estrangulamento podem ser causados por acessórios da chupeta. Há, ainda, a possibilidade de laceração da mucosa oral ou da base do nariz quando a criança cai durante a utilização desse objeto.[7]

▪ Menor desempenho cognitivo

Indivíduos que usavam chupeta na infância apresentaram desempenho cognitivo menor do que aqueles que não tinham esse hábito. A possível explicação para esse fato é que a criança que utiliza chupeta é menos estimulada, já que solicita menos atenção dos seus cuidadores.[7]

▪ Vícios orais na vida adulta

"Hábitos orais não nutritivos podem ser substituídos ao longo da vida por comportamentos deletérios, como o hábito de fumar e o de comer excessivamente".[7] O uso prolongado de chupeta (por mais de 24 meses) pode favorecer o início do tabagismo na adolescência, possivelmente por ambos serem mecanismos externos utilizados, em geral, para acalmar.[7]

▪ Dificuldade de regular a saciedade

Crianças que usam mamadeira, mesmo que seja para a administração de leite materno, têm maior dificuldade de regular a saciedade, devido ao maior fluxo.[7]

O Quadro 5.2 apresenta a controvérsia sobre o uso da chupeta e a síndrome da morte súbita do lactente.

Será que a chupeta é melhor do que o dedo?

A partir dos 2 meses, é comum que o bebê comece a colocar um ou mais dedos na boca. Nesse momento, muitas famílias tendem a ofertar a chupeta como opção de sucção não nutritiva por a considerarem menos nociva para a saúde da criança, o que não é verdade. O dedo da criança, inclusive, se assemelha mais ao peito da

Uso de bicos

> **QUADRO 5.2**
> **O uso de chupeta e a síndrome da morte súbita do lactente**
>
> A Associação Americana de Pediatria recomenda o uso de chupetas durante o sono – após aleitamento materno bem estabelecido – para prevenção da síndrome da morte súbita do lactente (SMSL). Essa recomendação é controversa, visto que as crianças que utilizam chupeta frequentemente a soltam quando adormecem, e, portanto, não há como garantir que estavam utilizando-a no momento do óbito. Além disso, o efeito protetor da amamentação sobre a SMSL é maior do que aquele conferido pelo uso de chupeta. Por isso, e pelo risco de desmame associado ao uso desse dispositivo, desde 2007, o Ministério da Saúde recomenda apenas o decúbito dorsal durante o sono, para prevenção da SMSL.

Fonte: Sociedade Brasileira de Pediatria.[7]

mãe "pela posição que ocupa na boca e por transmitir calor, odor e consistência mais parecidos com os do mamilo".[7]

Devemos, portanto, tranquilizar os cuidadores, pois isso é comum durante tal fase do desenvolvimento infantil. No entanto, para que a sucção cesse espontaneamente sem que se torne um hábito, é importante continuar a amamentação em livre demanda, oferecer mordedores e ofertar conforto e carinho ao bebê.[7]

Quais são as alternativas aos bicos artificiais?

▪ Alternativas ao uso da mamadeira

Na ausência da mãe, às vezes é preciso oferecer o leite materno ordenhado ou a fórmula. Nesses casos, podemos usar métodos que não causem confusão de bicos, de modo que, quando a mãe estiver presente, o bebê mantenha o aleitamento ao seio.

- **Copinho ou colher:** Pode-se usar copinhos (p. ex., xícara de cafezinho ou copo de aguardente) ou colheres (de plástico ou silicone) que não tenham nenhuma saliência em seu rebordo e que possam ser lavados e fervidos (**Figura 5.3**).
- **Colher dosadora:** Tem um reservatório parecido com o da mamadeira, mas, em vez de ter um bico, tem uma colher (**Figura 5.4**). Esse dispositivo permite que a colher seja "recarregada" aos poucos, sem precisar afastar da boca do bebê, para facilitar a oferta.

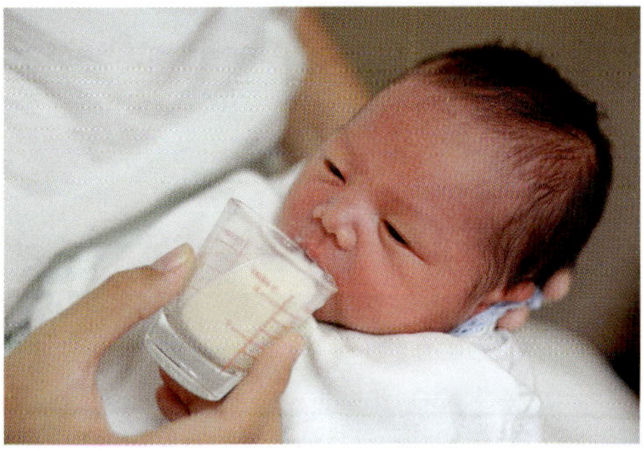

FIGURA 5.3
Oferta de leite por copinho.
Fonte: zilvergolf/AdobeStock.

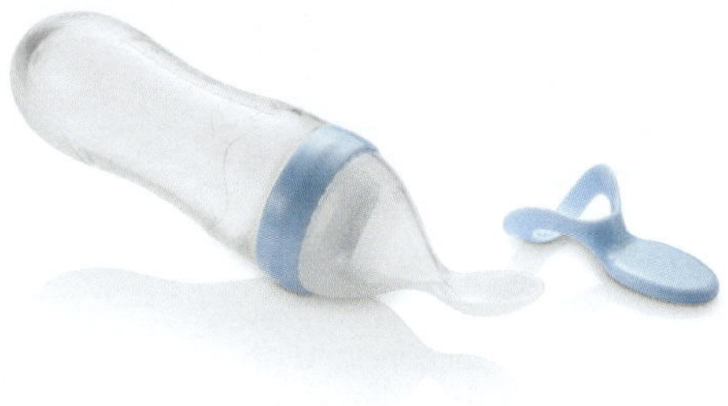

FIGURA 5.4
Colher dosadora para oferta de leite.
Fonte: Marcelo Trad Nery/AdobeStock.

Recomendações para a oferta de leite

- Despertar o bebê, massagear os pés e a face dele. Não deixá-lo agitado em razão de fome ou de outro desconforto, pois isso dificulta o processo.
- Acomodar o bebê na posição sentada ou semissentada no colo de seu(sua) cuidador(a), de modo que a cabeça dele forme um ângulo de 90° com o pescoço (segurar a nuca pode ajudar).
- Encostar a borda do copo ou a colher no lábio inferior do bebê e deixar o leite materno tocar o lábio dele (ver **Figura 5.3**).
- O bebê fará movimentos de lambida do leite seguidos de deglutição.[10]

> **Saiba mais**
>
> Veja as orientações completas da Sociedade Brasileira de Pediatria sobre o uso do copinho na alimentação do bebê.

> **Atenção!**
>
> Não despejar o leite na boca do bebê!

Alternativas ao uso da chupeta

Visto que a chupeta é usada sobretudo com o fim de acalmar, devemos orientar os cuidadores para que entendam que o choro e o resmungo são formas de o bebê se comunicar. Se todas as necessidades físicas estão supridas (fome, sono, higiene, etc.), o bebê pode estar precisando de aconchego. Podemos sugerir outras formas de acalmá-lo, como balanço, músicas, ruídos que lembrem o ambiente intrauterino, ofurô, banho, contato pele a pele, entre outras (**Quadro 5.3**). Aos poucos, os cuidadores vão percebendo os métodos mais eficazes para o seu bebê.

Como reduzir os danos do uso de chupetas?

Se, após as informações fornecidas, a família optar por fazer uso da chupeta, podemos orientá-la a como fazê-lo de forma criteriosa, a fim de reduzir os danos ao bebê.

- **Mamar em primeiro lugar!** Iniciar o uso da chupeta após a amamentação estar bem estabelecida.
- **Usar como última opção!** Usar a chupeta somente quando o bebê se mantiver irritado, apesar de todas as

QUADRO 5.3
Técnica dos 5S

1. *Swaddling* (embrulhar o bebê): A pele é o maior órgão do corpo humano, e o tato é o mais calmante dos cinco sentidos. Quando embrulhadinho, o bebê recebe um carinho suave.	Fonte: Tatyana Vyc/Shutterstock.
2. *Side* (posição de lado): Segurar o bebê de lado ou com a barriga dele tocando os braços do adulto ajuda a acalmá-lo. Carregar o bebê num *sling*, com a coluna dele curvada, encolhidinho e de lado, é outra opção.	Fonte: Kaloriya/AdobeStock.
3. *Shushing* (vocalizar "Shhhhh"): Esse barulhinho se assemelha àqueles que o bebê ouvia no ambiente intrauterino (batimentos cardíacos da mãe). Outras opções equivalentes ao "shhh" são o som do secador de cabelos ou do aspirador de pó, o som de ventilador, o som de água corrente, etc.	Fonte: PoppyPix/AdobeStock.
4. *Swinging* (balançar): A vida no útero é rica em sons e movimento. Por isso, o movimento rítmico ou o balanço é uma forma poderosa de acalmar bebês. Como balançar? Com o bebê no colo, o carregando num "*sling*", dançando, deitando-se em uma rede, sentando-se em uma cadeira de balanço, movimentando-se em uma bola de pilates.	Fonte: glenda/Shutterstock.
5. *Sucking* (sugar): A sucção aciona o reflexo calmante e promove relaxamento e satisfação.	Fonte: Prostock-studio/Shutterstock.com.

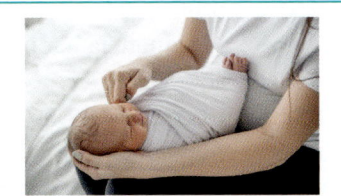

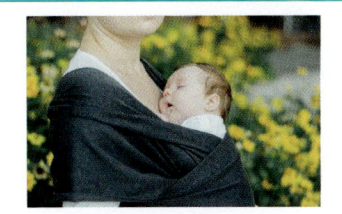

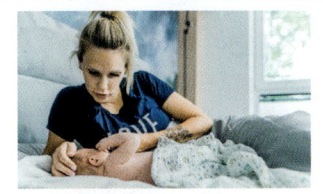

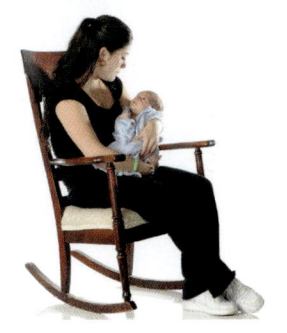

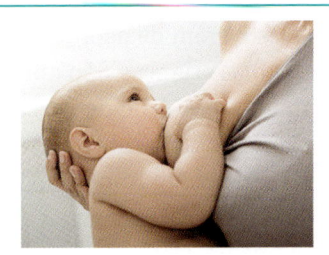

Fonte: Elaborado com base em Karp.[11]

necessidades físicas supridas, e após tentar outros métodos de relaxamento.
- **Usar o mínimo possível!** Limitar a duração, a frequência e a intensidade do uso da chupeta.
- **Dificultar o acesso!** Não usar prendedor de chupeta.
- **A beleza está na segurança!** Não usar chupetas com partes que possam se desprender, mas somente aquelas certificadas pelo Instituto Nacional de Metrologia, Qualidade e Tecnologia (Inmetro).[12]

Quando e como retirar as chupetas?

As repercussões em relação à má oclusão dentária são significativas quando o hábito oral deletério se mantém além dos 3 anos de idade da criança. Alguns autores recomendam suspender a utilização das chupetas entre 3 e 4 anos de idade, período no qual a criança apresenta capacidade de compreensão e maturidade suficiente para poder cooperar.[13]

No entanto, quando consideramos todos os outros riscos, recomendamos a suspensão em crianças amamentadas assim que os pais estiverem de acordo. Como exceção, algumas crianças não amamentadas têm uma necessidade de sucção não nutritiva que não é suprida pela mamadeira, mas tal carência diminui pouco a pouco, à medida que a criança avança no seu desenvolvimento. O uso da chupeta pode ser gradativamente interrompido após os 18 meses de vida do bebê, se ainda não tiver sido abandonado de maneira espontânea.[13]

Os métodos de retirada da chupeta propostos nos estudos consideram a colaboração da criança por meio da conscientização dela.[14] No entanto, como são crianças menores de 2 anos, o ideal é que desde sempre estimulemos o uso criterioso. Dessa forma, ao longo do seu desenvolvimento, a criança diminui naturalmente essa necessidade e abandona a chupeta, sem que ela se torne um hábito.

Referências

1. Dadalto ECV, Rosa EM. Aspectos culturais para a oferta da chupeta às crianças. J Hum Growth Dev. 2013;23(2):231-7.
2. Fófano CSN, Mialhe FL, Silva RP, Brum SC. Conhecimentos, atitudes e práticas maternas em relação ao uso da chupeta. Pesqui Bras Odontopediatria Clín Integr. 2009;9(1):119-23.
3. Buccini GS, Benício MHD, Venancio SI. Determinantes do uso de chupeta e mamadeira. Rev Saúde Pública. 2014;48(4):571-82.
4. Brasil. Ministério da Saúde. Diretrizes de estimulação precoce: crianças de zero a 3 anos com atraso no desenvolvimento neuropsicomotor. Brasília: MS; 2016.
5. Gisfrede TF, Kimura JS, Reyes A, Bassil J, Drugowick R, Matos R, et al. Hábitos bucais deletérios e suas consequências em odontopediatria. Rev Bras Odontol. 2016;73(2):144-9.
6. Nowak AJ, Warren JJ. Oral habits and orofacial development in children [Internet]. Waltham: UpToDate; 2022 [capturado em 3 jun. 2024]. Disponível em: https://www.uptodate.com/contents/oral-habits-and-orofacial-development-in- children?-search=Oral%20habits%20and%20orofacial%20development%20in%20children.&source=search_result&selectedTitle=1%7E150&usage_type=-default&display_rank=1.
7. Sociedade Brasileira de Pediatria. Uso de chupeta em crianças amamentadas: prós e contras. Rio de Janeiro: SBP; 2017.

8. Soares EMM, Giugliani ERJ, Braun ML, Salgado ACN, Oliveira AP, Aguiar PR. Uso de chupeta e sua relação com o desmame precoce em população de crianças nascidas em Hospital Amigo da Criança. J Pediatr. 2003;79(4):309-16.
9. Victoria CG, Tomasi E, Olinto MTA, Barros FC. Use of pacifier and breastfeeding duration. Lancet. 1993;341(8842):404-6.
10. Sociedade Brasileira de Pediatria. Saiba como usar o copinho na alimentação de bebês em aleitamento materno. Rio de Janeiro: SBP; 2012.
11. Karp H. The Happiest baby on the block: the new way to calm crying and help your newborn baby sleep longer. New York: Bantam; 2015.
12. Brasil. Ministério da Economia. Instituto Nacional de Metrologia, Qualidade e Tecnologia. Portaria n° 301, de 12 de julho de 2021. Brasília: INMETRO; 2021.
13. Castilho SD, Rocha MAM. Uso de chupeta: história e visão multidisciplinar. J Pediatr. 2009;85(6):480-9.
14. Aguiar KF, Patussi EG, Areal R, Bosco VL. Remoção de hábitos de sucção não-nutritiva: integração da odontopediatria, psicologia e família. Arq Odontol. 2005;41(4):353-66.

Leitura recomendada

Buccini GS. Evolução do uso de chupeta e sua influência no aleitamento materno exclusivo no Brasil, 1999-2008 [tese]. São Paulo: Universidade de São Paulo; 2017.

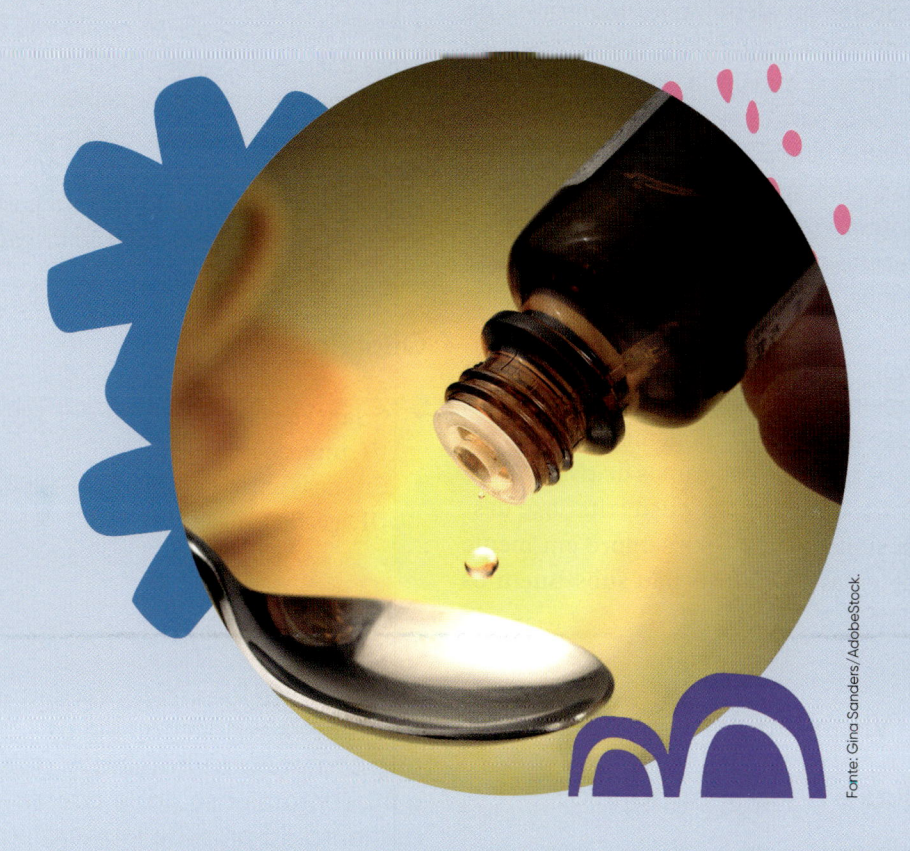

USO DE SUPLEMENTOS, MEDICAMENTOS E OUTRAS SUBSTÂNCIAS

AMANDA CRESPO FORNE
JULIANA DE ALBUQUERQUE LEÃO
MARCELA BEZERRA MARQUES

Fonte: Gina Sanders/AdobeStock.

Da A à Z, qual vitamina escolher?

Uso de suplementos

Atualmente, a medicalização vem se tornando cada vez mais comum, apoiada pela indústria farmacêutica. Quando falamos sobre suplementação de micronutrientes, as opções são diversas, e é comum os cuidadores solicitarem "vitaminas", porque a criança não aceita alguns alimentos. No entanto, é importante focarmos no aleitamento materno e na alimentação equilibrada, que são capazes de fornecer a maioria dos nutrientes necessários para o crescimento e o desenvolvimento saudáveis. Além disso, sabe-se que alguns suplementos industrializados contêm conservantes, estabilizantes e açúcares que podem ser prejudiciais para a saúde.

Ainda assim, existem evidências para suplementar alguns micronutrientes em razão do aumento da demanda ou do estoque reduzido em grupos de risco. Dessa forma, devemos fazer uso criterioso desses suplementos e ter sempre em mente que essas "gotinhas" não substituem os alimentos.

Vitamina A

Qual é a sua importância?

A vitamina A é um micronutriente que não é produzido pelo corpo humano, ou seja, sua suficiência depende de fontes alimentares. Em razão de seu benefício na imunidade, uma reserva adequada de vitamina A durante a infância auxilia na redução de 12% do risco de mortalidade por doenças respiratórias e diarreicas, tão comuns nessa faixa etária. Nos casos de deficiências graves de vitamina A, pode haver comprometimento ocular com xeroftalmia e cegueira noturna.[1,2]

Quando indicar?

A Organização Mundial de Saúde (OMS), o Ministério da Saúde e a Sociedade Brasileira de Pediatria (SBP) recomendam suplementação com megadoses de vitamina A para crianças de 6 a 59 meses nas Unidades Básicas de Saúde (UBS) (segundo o Programa Nacional de Suplementação de Vitamina A). A suplementação rotineira em puérperas foi encerrada em 2016 por não existirem evidências quanto aos benefícios da suplementação com megadose nessa população.[2,3]

Qual dose usar?

- Crianças entre 6 e 11 meses: 100.000 UI, uma dose.
- Crianças entre 12 e 59 meses*: 200.000 UI, a cada 6 meses.

> **Atenção!**
>
> É importante identificar as crianças que recebem polivitamínicos que contenham vitamina A, pois a hipervitaminose pode causar aumento da pressão intracraniana e alterações hepáticas.

---

* Nas regiões Sul e Sudeste do Brasil, a suplementação deve ser feita até os 24 meses, pois há menor vulnerabilidade nesses locais.[2] No entanto, devemos lembrar que, ainda nessas regiões, há populações de risco nas quais consideramos prudente manter a suplementação até os 5 anos.

Uso de suplementos, medicamentos e outras substâncias

Assim como se procede com as vacinas, é possível acompanhar a administração da vitamina A pela Caderneta de Saúde da Criança na página dedicada ao registro das megadoses.

▪ Vitamina B12

Qual é a sua importância?

A vitamina B12 (metilcobalamina) atua como cofator no metabolismo celular, na manutenção do sistema imune e na formação da hemoglobina e do sistema nervoso central. A deficiência de vitamina B12 pode ser primária ou secundária e tem como principais complicações a anemia megaloblástica e a neuropatia. Considera-se como deficiência valores de metilcobalamina abaixo de 150 pg/mL.

Quando indicar?

Já que a vitamina B12 só está presente em alimentos de origem animal e em alguns produtos enriquecidos com ela, a orientação é fazer reposição dela nos bebês vegetarianos após introdução alimentar, mesmo naqueles que ingerem laticínios e ovos. Durante a gestação e a lactação, a mãe deve manter bom aporte da vitamina (suplementando quando vegetariana estrita), para que ela possa fornecê-la ao bebê através da placenta e, depois, pelo aleitamento.[4-6]

Qual dose usar?

A dose diária recomendada para suplementação é de 5 mcg, 1 vez ao dia, para crianças entre 6 meses e 3 anos. O suplemento deve ser manipulado (5 mcg/gota).[5,6]

▪ Vitamina C

Qual é a sua importância?

A vitamina C (ácido ascórbico) não pode ser sintetizada por humanos e deve ser obtida pela dieta. No organismo, essa vitamina participa de diversos processos metabólicos, age no aumento da absorção de ferro e inativa radicais livres. Crianças com consumo inadequado do ácido ascórbico por períodos prolongados ficam mais propensas a anemia e sangramento gengival, têm baixa resistência a infecções e dificuldade de aprendizado.

É muito comum a utilização de vitamina C pelos cuidadores por conta própria, a fim de reduzir resfriados; no entanto, além de não haver comprovação científica de tal associação,[7] a necessidade diária de vitamina C nos primeiros anos de vida[8] pode ser facilmente suprida por meio da alimentação – uma acerola, por exemplo, contém quantidade maior que a diária necessária.[9] Além disso, quando em excesso, o ácido ascórbico é eliminado pelo corpo pela excreção renal.

Quando indicar?

A única indicação de suplementação de vitamina C em bebês nascidos a termo é para aqueles menores de 4 meses com dieta à base de leite integral, já que este alimento possui quantidades insuficientes dessa vitamina.[10]

Quando iniciar e qual dose usar?

Recomenda-se suplementação a partir do 2º mês de vida (quando a reserva se torna insuficiente), na dose de 30 mg/dia, a introdução alimentar (se possível, aos 4 meses), quando será capaz de suprir a recomendação de ingesta diária através dos alimentos.[10]

■ Vitamina D

Qual é a sua importância?

A vitamina D é um pró-hormônio que atua na regulação do cálcio e no metabolismo ósseo. Produz-se 90% dessa vitamina na pele após exposição solar, e apenas 10% dela é proveniente da alimentação. A sua deficiência tem como consequência a desmineralização óssea, que clinicamente pode se manifestar com atraso do crescimento e do desenvolvimento, irritabilidade e dores ósseas; quando grave e prolongada, causa raquitismo. Não há consenso em relação aos pontos de corte laboratoriais de calcifediol (25-hidroxivitamina D) que definem suas suficiência, insuficiência e deficiência.[11]

Quando indicar?

A suplementação de vitamina D de forma rotineira ainda permanece controversa. Apesar de o Ministério da Saúde e a OMS não se manifestarem a respeito, a SBP e a Academia Americana de Endocrinologia indicam suplementação para todas as crianças com menos de 2 anos, a partir do nascimento.[11] No entanto, estudos mostram que, apesar de a suplementação oral aumentar os níveis séricos de calcifediol em lactentes amamentados, não há evidências suficientes de que essa suplementação traga benefícios bioquímicos ou radiológicos à saúde óssea.[12] Mais estudos são necessários para estabelecermos uma melhor conduta em relação a países tropicais, como o Brasil.[13] Além disso, essa recomendação encontra barreiras para sua efetiva implantação a nível de saúde pública, visto que o custo é alto e não há distribuição gratuita do suplemento na rede básica de saúde.

Considerando que 90% da vitamina D é produzido pelo contato dos raios solares com a pele e que, no Brasil, a incidência solar é relativamente constante ao longo das estações do ano, é razoável ter em conta que a exposição solar por poucos minutos ao dia, nos horários em que a radiação ultravioleta (UV) está abaixo de 3, é uma boa fonte primária de vitamina D,[14] em vez de fazer suplementação exógena a nível populacional. A criança não precisa ser exposta, necessariamente, a um "banho de sol", mas, sim, deve passear ou brincar ao ar livre, usando roupa habitual com os membros visíveis. Sugerimos que o puericultor ou os familiares consultem em aplicativos ou em *sites* os índices UV da sua região com a época do ano.

Quando iniciar e qual dose usar?

Tendo em vista a contrariedade da literatura em relação à suplementação rotineira da vitamina D, orientamos aos puericultores que avaliem os casos individualmente. Quando indicada, deve ser iniciada na primeira semana de vida e mantida até que os fatores de risco modificáveis sejam resolvidos.

- Menores de 1 ano: 400 UI/dia (2 gotas/dia).*
- Maiores de 1 ano: 600 UI/dia (3 gotas/dia).*

---

* Nas apresentações com 200 UI/gota.

A SBP recomenda, ainda, a suplementação de vitamina D durante a gestação e a lactação, com doses entre 600 e 1.200 UI/dia.[11]

▌Ferro

Qual é a sua função?

O ferro é o metal mais abundante no corpo humano e participa de diversos processos que envolvem a síntese de hemoglobina e os sistemas respiratório e imune. Por isso, sua deficiência já pode repercutir na saúde da criança e, quando grave, causa anemia ferropriva. Apesar de não ser indispensável no acompanhamento, quando disponível, podemos dosar a reserva de ferro por meio da ferritina e da hemoglobina aos 12 meses de vida (pico da incidência da anemia ferropriva). O valor proposto como referência para ferritina é acima de 30 mg/dL, enquanto valores inferiores a 15 mg/dL indicam deficiência grave. Já os valores de hemoglobina variam de acordo com a idade, e é considerada anemia quando estiverem abaixo de 2 DP[15,16] (Tabela 6.1).

Como podemos observar na tabela, há uma redução esperada nos níveis de hemoglobina até os 3 meses de vida, com recuperação gradual ao longo do tempo, que é chamada de anemia fisiológica.

Quais são os riscos da deficiência?

No contexto dos 1.100 dias, é preciso lembrar que os riscos da anemia começam ainda na gestação. A anemia materna aumenta o risco de prematuridade, baixo peso ao nascer, mortalidade peri e neonatal, e pode comprometer a formação do sistema nervoso central. Após o nascimento, o bebê tem um rápido crescimento, e a alimentação complementar iniciada entre os 4 e 6 meses costuma ter pouco ferro biodisponível, o que provoca o aumento do risco de anemia em um momento crucial do desenvolvimento e do crescimento. A deficiência de ferro pode repercutir na cognição, no crescimento,

TABELA 6.1
Valores normais de hemoglobina e hematócrito por idade

IDADE	HEMOGLOBINA		HEMATÓCRITO	
	-2 DP	MED	-2 DP	MED
Sangue do cordão	13,5	16,5	42	51
1 semana	13,5	17,5	42	54
2 semanas	12,5	16,5	39	51
2 meses	9,0	11,5	28	35
3-6 meses	9,5	11,5	29	35
6-24 meses	11,0	12,5	33	36

DP, desvio-padrão; MED, média.
Fonte: Elaborada com base em Orkin e colaboradores.[17]

na imunidade, no sono, na memória e no comportamento.[15,16]

Como prevenir?

Na puericultura, podemos prevenir a anemia ferropriva e proteger o bebê de suas consequências por meio de medidas simples e de baixo custo, como:[18,19]

- Prevenir a prematuridade por meio de um pré-natal adequado.
- Suplementar ferro na mãe (iniciar o quanto antes na gestação e manter por 3 meses após o parto, para repor reservas).
- Incentivar o aleitamento materno.
- Orientar a alimentação complementar adequada (alimentos ricos em ferro, conforme a realidade da família).
- Indicar suplementação de ferro nos primeiros 2 anos de vida do bebê (**Figura 6.1** e **Tabela 6.2**).
- Prevenir infestação por parasitas intestinais (antiparasitários).

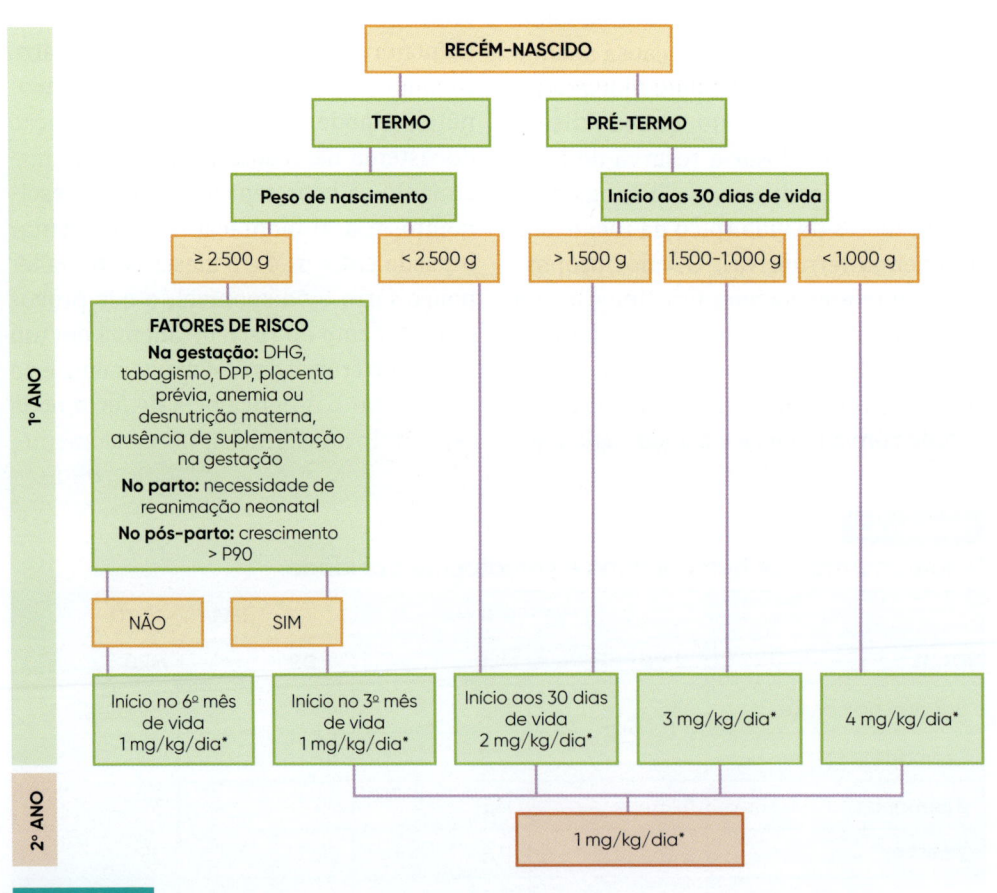

FIGURA 6.1

Indicações de suplementação de ferro para o lactente segundo a SBP.

DPP, descolamento prematuro de placenta; DHG, doença hipertensiva da gestação; *dose de ferro elementar.

Fonte: Elaborada com base em Sociedade Brasileira de Pediatria.[16]

Uso de suplementos, medicamentos e outras substâncias

TABELA 6.2

Apresentações comerciais e doses de sais de ferro para uso profilático

APRESENTAÇÃO	FE ELEMENTAR	DOSE PROFILÁTICA*	CONSIDERAÇÕES
SULFATO FERROSO			
125 mg/mL	20 gotas/mL (1,25 mg/gota) 25 gotas/mL (1 mg/gota)	0,8 × peso = n° de gotas Peso = n° de gotas	▪ Baixo custo e rápida absorção ▪ Necessidade de jejum ▪ Eventos adversos mais frequentes
GLICINATO FÉRRICO (NEUTROFER)*			
250 mg/mL	50 mg/mL (2,5 mg/gota)	Peso/2,5 = n° de gotas	▪ Menos efeitos adversos ▪ Sem necessidade de jejum ▪ Menos efetivo que o sulfato
FERRIPOLIMALTOSE (OU FERRO POLIMALTOSADO) (ULTRAFER*; ENDOFER*; NORIPURUM*; NORIFER*; DEXFER*)			
50 mg/mL	50 mg/mL (2,5 mg/gota)	Peso/2,5 = n° de gotas	▪ Menos efeitos adversos ▪ Sem necessidade de jejum ▪ Custo mais alto
100 mg/mL**	100 mg/mL (5 mg/gota)	Peso/5 = n° de gotas	

* 1 mg/kg/dia. ** O Dexfer é o único que tem as duas apresentações.

▪ Polivitamínico

Quando indicar?

Os polivitamínicos, tão solicitados pelos cuidadores nas consultas, têm indicações bem restritas, já que a alimentação adequada é capaz de suprir as necessidades diárias de micronutrientes. Eles seriam recomendados apenas para os bebês nascidos prematuros, pois suas necessidades nutricionais são superiores às dos nascidos a termo, e a interrupção prematura da gestação limita o estoque de vitaminas e minerais. Esses lactentes precisam ser suplementados desde o início da vida, pois a falta desses micronutrientes afeta o funcionamento adequado dos órgãos, aumenta o risco de complicações e compromete o crescimento e o desenvolvimento.[20]

Quando iniciar?

A SBP recomenda que, assim que o bebê tiver condições de ingesta por via oral, deve-se iniciar o polivitamínico, que deve ser mantido até o final do seu primeiro ano de vida.[21]

Qual dose usar?

Considerando as necessidades de ingesta diária de micronutrientes de prematuros e o valor nutricional da dieta ofertada (leite materno ou fórmula infantil), é recomendado o uso de 12 gotas por dia dos polivitamínicos disponíveis para esses pacientes (Growvit BB® e Protovit Plus®).[21,22]

O Quadro 6.1 apresenta a estratégia NutriSUS para combater a desnutrição.

Na Figura 6.2, estão listados os suplementos recomendados nos primeiros 2 anos de vida do bebê.

Uso de medicamentos e outras substâncias

O uso de medicamentos em lactentes deve ser criterioso, seguir as indicações médicas e respeitar as contraindicações e restrições em relação à idade deles. Dessa forma, este tópico busca informar sobre os principais medicamentos utilizados de forma profilática ou sob demanda em lactentes e enfatizar os seus benefícios e riscos.

Além disso, durante os primeiros meses de vida, os cuidados com a pele são fundamentais, a fim de manter a integridade da barreira cutânea e garantir seu desenvolvimento saudável. Assim, é importante conhecer e utilizar de forma cuidadosa os produtos disponíveis, para buscar o bem-estar e a saúde do bebê.

■ Analgésicos e antitérmicos

Recomenda-se o uso de antitérmicos em crianças quando a febre estiver associada a desconforto evidente (choro intenso, irritabilidade, redução da atividade, redução do apetite, distúrbio do sono), e não apenas com base no valor predeterminado da temperatura axilar. Somado a isso, é essencial que profissionais da saúde envolvidos no cuidado de crianças de todas as idades sejam treinados para reconhecer e tratar a dor, seja ela aguda ou crônica, que muitas vezes necessita de apoio farmacológico.[24,25]

QUADRO 6.1

NutriSUS – Estratégia de fortificação da alimentação infantil

- A partir dessa estratégia, busca-se suplementar a alimentação infantil com micronutrientes em pó e tem como objetivo potencializar o pleno desenvolvimento infantil por meio da prevenção da anemia e de outras deficiências nutricionais pela suplementação com micronutrientes em pó. A estratégia consiste na adição direta da mistura de vitaminas e minerais em pó em uma das refeições oferecidas para a criança.
- Crianças de 6 a 24 meses de idade beneficiárias de programas de transferência de renda e as crianças indígenas de 6 a 59 meses recebem 60 sachês para fazer a suplementação a cada 6 meses – 2 meses de suplementação diária mais 3 a 4 meses de pausa, considerando possíveis falhas na adesão. Essas crianças não devem receber outro suplemento de ferro e não necessitam receber as megadoses de vitamina A, visto que esses micronutrientes estão presentes na fortificação.
- Com a crescente insegurança alimentar em nosso país, esta pode ser uma estratégia de emergência para garantir a nutrição e a redução de agravos pelas deficiências de micronutrientes nas populações de maior risco.[23]

Uso de suplementos, medicamentos e outras substâncias

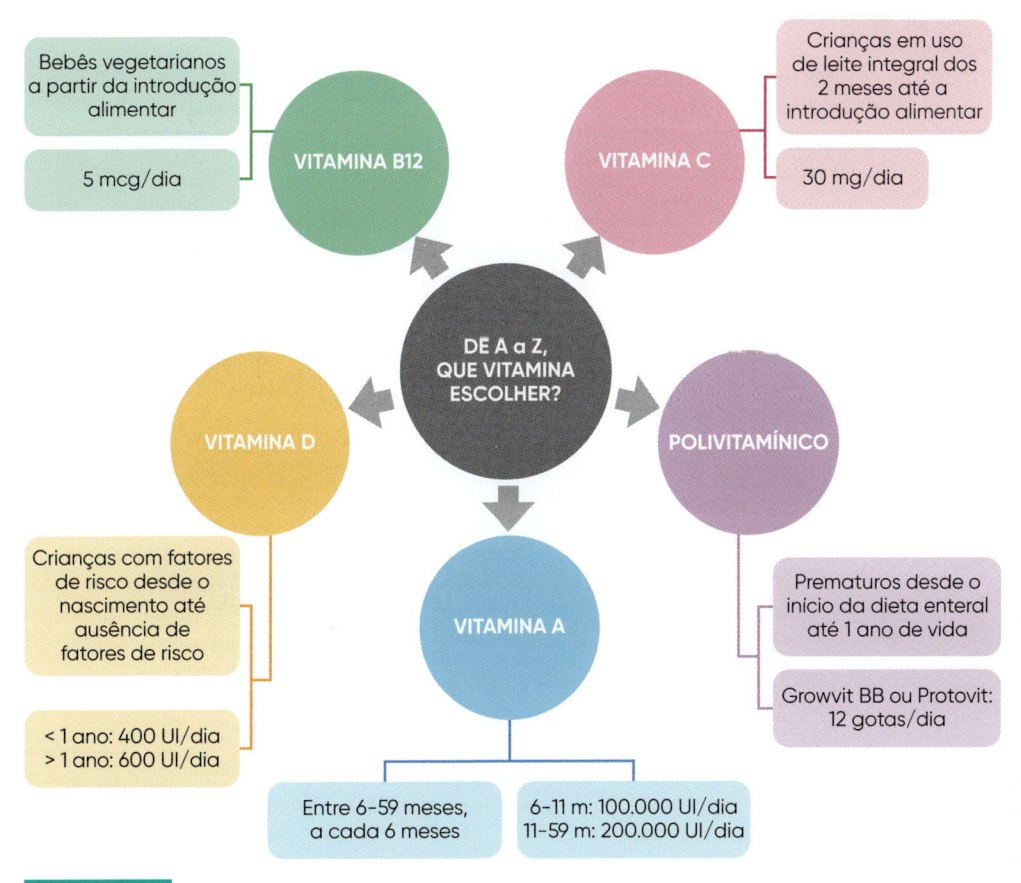

VITAMINA B12
- Bebês vegetarianos a partir da introdução alimentar
- 5 mcg/dia

VITAMINA C
- Crianças em uso de leite integral dos 2 meses até a introdução alimentar
- 30 mg/dia

DE A a Z, QUE VITAMINA ESCOLHER?

VITAMINA D
- Crianças com fatores de risco desde o nascimento até ausência de fatores de risco
- < 1 ano: 400 UI/dia
- > 1 ano: 600 UI/dia

POLIVITAMÍNICO
- Prematuros desde o início da dieta enteral até 1 ano de vida
- Growvit BB ou Protovit: 12 gotas/dia

VITAMINA A
- Entre 6-59 meses, a cada 6 meses
- 6-11 m: 100.000 UI/dia
- 11-59 m: 200.000 UI/dia

FIGURA 6.2
"De A a Z, qual vitamina escolher?" Suplementos recomendados nos primeiros 2 anos de vida do bebê.

Frequentemente, o uso de analgésicos e antitérmicos pode ser indicado quando há reações locais e ocorrência de febre após a realização de vacinas rotineiras, porém não se recomenda, via de regra, o uso profilático anteriormente à realização da vacina.[24]

Saiba mais
Sobre manejo da febre aguda.

Os seguintes antitérmicos estão disponíveis no Brasil: paracetamol, ibuprofeno e dipirona (Quadro 6.2). Não é recomendado o uso alternado ou combinado de dois antitérmicos.

■ Medidas farmacológicas para cólica do lactente

Primeiro, é preciso entender o que é a cólica do lactente, conforme a Figura 6.3.

QUADRO 6.2
Principais antitérmicos e analgésicos recomendados para a faixa etária pediátrica

	PRINCIPAIS SUBSTÂNCIAS		
	PARACETAMOL	**DIPIRONA**	**IBUPROFENO**
Ação	Analgésica e antitérmica	Antitérmica e analgésica	Antitérmica, analgésica e anti-inflamatória
Apresentação	**Gotas:** 200 mg/mL (1 mL = 15 gotas) **Solução:** 32 mg/mL; 100 mg/mL	**Gotas:** 500 mg/mL (1 mL = 20 gotas) **Solução:** 50 mg/mL	**Gotas:** 50 mg/mL; 100 mg/mL (1 mL = 10 gotas) **Solução:** 20 mg/mL; 30 mg/mL
Dose	10-15 mg/kg/dose **Intervalo:** a cada 4-6 h **Dose máxima:** 75 mg/kg/dia **Dose tóxica:** 120 mg/kg	10-12 mg/kg/dose **Intervalo:** a cada 6 h	5-10 mg/kg/dose 15-20 mg/kg/dose (anti-inflamatória) **Intervalo:** a cada 8 h **Dose máxima:** 40 mg/kg/dia
Informações extras	**Para calcular a dose de forma rápida:** Se 200 mg/mL: 1 gota/kg/dose (aprox. 13 mg/kg) Se 100 mg/mL: 0,13 × peso = dose em mL (aprox. 13 mg/kg)	**Para calcular a dose de forma rápida:** 0,5 × peso = dose em gotas (12,5 mg/kg)	**Para calcular a dose de forma rápida:** Se 50 mg/mL: 2 gotas/kg/dose (10 mg/kg) Se 100 mg/mL: 1 gota/kg/dose (10 mg/kg) Sempre que houver hipótese diagnóstica de arbovirose, deve-se evitar o uso de anti-inflamatórios, como o ibuprofeno.

Fonte: Sociedade Brasileira de Pediatria.[24]

De acordo com as evidências científicas atuais, os fatores mais importantes para o manejo das cólicas são as medidas comportamentais. Portanto, as intervenções de primeira linha consistem em abordar problemas relacionados à alimentação e sugerir técnicas para acalmar o bebê e/ou diminuir os estímulos ambientais.[26]

Uso de suplementos, medicamentos e outras substâncias

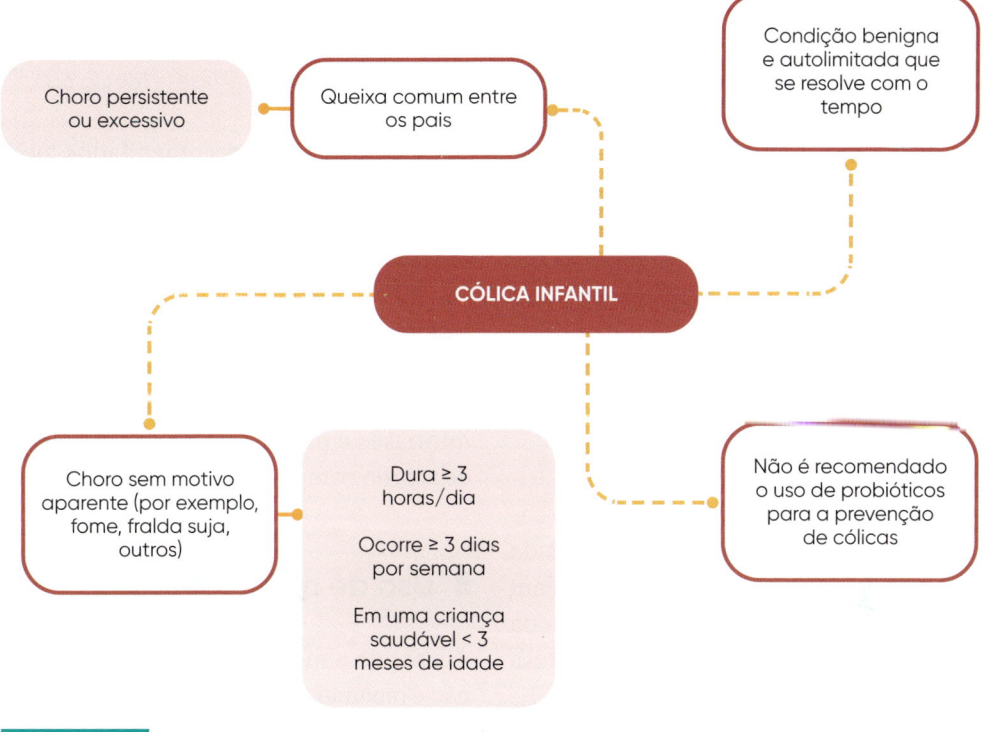

FIGURA 6.3
Cólica infantil.

- Choro persistente ou excessivo
- Queixa comum entre os pais
- Condição benigna e autolimitada que se resolve com o tempo
- **CÓLICA INFANTIL**
- Choro sem motivo aparente (por exemplo, fome, fralda suja, outros)
- Dura ≥ 3 horas/dia
- Ocorre ≥ 3 dias por semana
- Em uma criança saudável < 3 meses de idade
- Não é recomendado o uso de probióticos para a prevenção de cólicas

Lactobacillus reuteri

Não sugerimos o uso de probióticos (incluindo *L. reuteri*) para a prevenção de cólicas. Embora pareçam seguros e possam reduzir o tempo de choro, faltam evidências claras de que são eficazes como profilaxia.

No entanto, para bebês amamentados cujos cuidadores preferem experimentar probióticos, pode-se oferecer *L. reuteri* DSM 17938 (mas não outras espécies ou cepas), cujo uso parece razoável, após uma discussão sobre os potenciais benefícios, riscos e incertezas. A dose preconizada é de 5 gotas, 1 vez ao dia, o que corresponde a 100.000.000 UFC de *L. reuteri* DSM 17938.[26]

Simeticona

Não sugerimos simeticona para o tratamento e a prevenção da cólica infantil. A simeticona é um medicamento que faz com que as bolhas de gás coalesçam, para facilitar sua expulsão. Entretanto, os estudos atuais apresentaram resultados conflitantes e encontraram poucas evidências para apoiar seu uso no tratamento da cólica infantil. Quando recomendada, a dose habitual para lactentes é de 4 a 6 gotas, 3 vezes ao dia.

Antiparasitários

As helmintíases transmitidas pelo solo (HTS) são de grande preocupação para a saúde pública mundial e são mais prevalentes nas áreas tropicais e subtropicais. A OMS as classifica como doenças negligenciadas, que acometem populações em vulnerabilidade social residentes principalmente em áreas com déficit de saneamento básico e provimento de água, com principal forma de transmissão pela contaminação fecal do solo.[27]

Torna-se, então, muito importante conhecer as condições socioeconômicas da família da criança, de forma que sejam avaliados a necessidade e os benefícios da realização da profilaxia medicamentosa das geo-helmintoses. O tratamento profilático das parasitoses intestinais é indicado de acordo com a classificação da região e a prevalência de helmintíases (Tabela 6.3).[27]

Os medicamentos recomendados pela OMS são eficazes, baratos e fáceis de serem administrados e passaram por extensos testes de segurança (Quadro 6.3).[27]

Quando há suspeita diagnóstica ou diagnóstico confirmado de parasitose intestinal, deve-se realizar o tratamento das helmintíases e parasitoses por protozoários de acordo com o agente etiológico.

Uso de mel e lambedor

Apesar de o mel ser um produto natural, não é recomendado oferecer esse alimento

TABELA 6.3
Quimioprofilaxia antiparasitária para comunidade por categoria de risco

CLASSIFICAÇÃO DA REGIÃO QUANTO AO RISCO	PREVALÊNCIA DE HELMINTÍASES	FREQUÊNCIA RECOMENDADA PARA TERAPIA EM MASSA
Alto risco	50%	2 vezes por ano
Risco moderado	20% e < 50%	1 vez por ano
Baixo risco	< 20%	Individualizada

Fonte: Sociedade Brasileira de Pediatria.[27]

QUADRO 6.3
Dose antiparasitária profilática de acordo com a faixa etária

0-12 meses	Não recomendado
12-24 meses	Albendazol • 200 mg, dose única • Comprimido mastigável, 400 mg: 1/2 comprimido • Solução de apresentação 40 mg/mL: 5 mL

Fonte: Sociedade Brasileira de Pediatria.[27]

Uso de suplementos, medicamentos e outras substâncias

à criança menor de 2 anos, pois contém os mesmos componentes do açúcar, o que já justifica evitá-lo. Além disso, é uma fonte potencial de transmissão do botulismo, que é causado por uma bactéria chamada *Clostridium botulinum*, risco que existe principalmente devido à falta de fiscalização nas propriedades produtoras do mel *in natura*. A criança menor de 1 ano é menos resistente a essa bactéria e pode desenvolver essa grave doença, que causa sintomas gastrintestinais e neurológicos.

O lambedor pode ter, em sua composição, açúcar ou mel, e é contraindicado para crianças menores de 2 anos. Sabe-se que o consumo precoce de açúcar aumenta a chance de ganho de peso excessivo durante a infância e, consequentemente, o desenvolvimento de obesidade e outras doenças na vida adulta. Somado a isso, o consumo de açúcar pode provocar placa bacteriana entre os dentes e cárie.

■ Lavagem nasal

Boas condições de limpeza e a umidade da cavidade nasal são importantes para a saúde das crianças. A lavagem nasal é um hábito saudável que pode ser introduzido em todas as faixas etárias, inclusive na dos recém-nascidos.[28] Os benefícios desse procedimento são listados a seguir.

- Umidificação da mucosa, que favorece a sua fisiologia.
- Redução do espessamento do muco, pois contribui para o transporte dele para a nasofaringe, assim como o de partículas, alérgenos e microrganismos.
- Facilitação dos batimentos ciliares, a fim de promover o *clearance* local.
- Remoção de mediadores inflamatórios locais do muco nasal, entre outros.
- Ajuda na prevenção de complicações bacterianas, como sinusites e otites.
- Melhora na qualidade do sono e alívio dos sintomas de rinite alérgica.

Quando a criança apresenta infecção de vias aéreas superiores, é importante aumentar a frequência da lavagem nasal e realizá-la, em cada lavagem, 2 a 3 vezes em cada narina (Quadro 6.4).[28]

Saiba mais
Sobre como realizar a limpeza nasal.

■ Outras substâncias para os cuidados com a pele

Hidratante corporal

Os hidratantes podem ser produzidos nos veículos loção ou creme e são formados por vários componentes.[29] A fim de recomendar o uso dos hidratantes para os seus pacientes, é necessário conhecer as indicações e algumas restrições para a faixa etária pediátrica (Figura 6.4).

Os hidratantes desenvolvidos especificamente para a dermatite atópica são os mais indicados, pois contêm substâncias com ação emoliente, princípios ativos e componentes que estão em menor quantidade na pele da criança com dermatite,

Manual de puericultura

QUADRO 6.4

Como realizar a lavagem nasal?

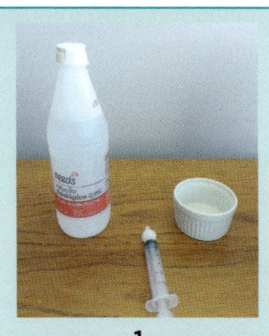	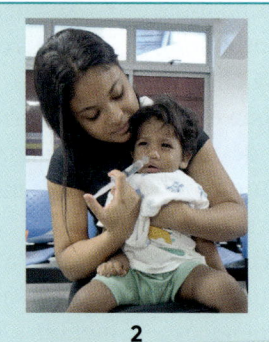	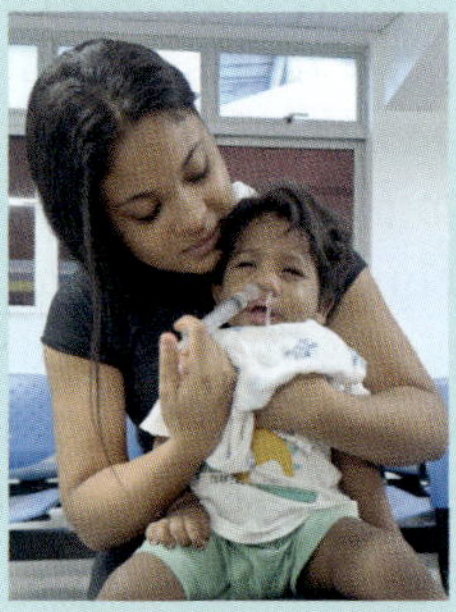
1	**2**	**3**
Prepare o material: seringa e soro fisiológico morno ou em temperatura ambiente.	Posicione a criança sentada e de forma confortável, para poder realizar a técnica do charutinho.	Realize a lavagem nasal em ambas as narinas, aplicando o soro fisiológico de forma vigorosa e contínua.

Sobre os hidratantes: O QUE DEVO SABER?

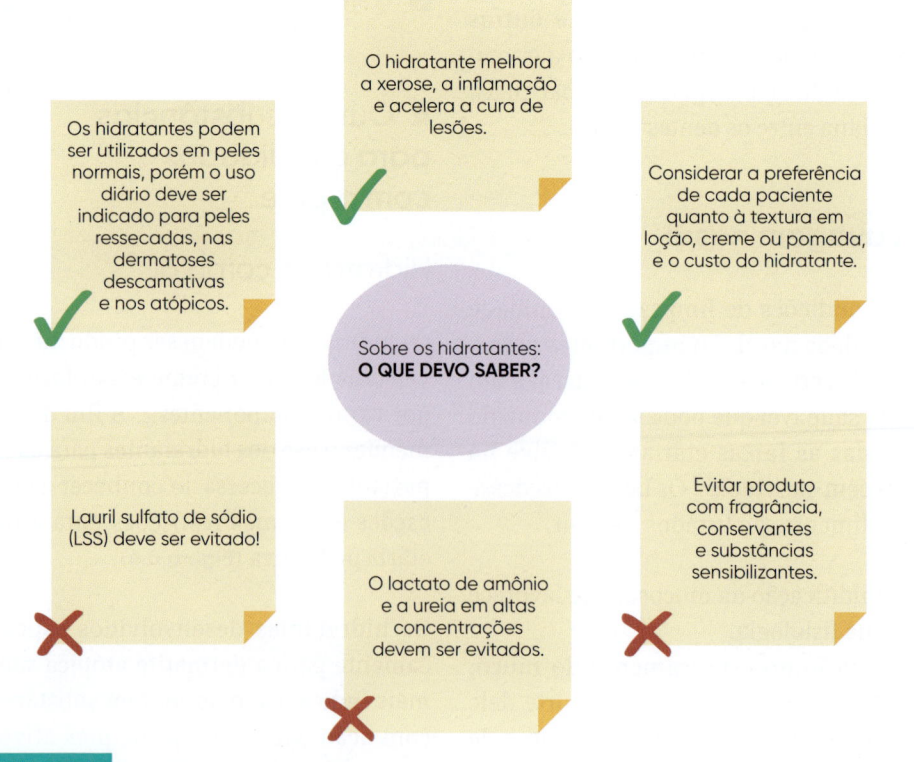

✓ Os hidratantes podem ser utilizados em peles normais, porém o uso diário deve ser indicado para peles ressecadas, nas dermatoses descamativas e nos atópicos.

✓ O hidratante melhora a xerose, a inflamação e acelera a cura de lesões.

✓ Considerar a preferência de cada paciente quanto à textura em loção, creme ou pomada, e o custo do hidratante.

✗ Lauril sulfato de sódio (LSS) deve ser evitado!

✗ O lactato de amônio e a ureia em altas concentrações devem ser evitados.

✗ Evitar produto com fragrância, conservantes e substâncias sensibilizantes.

FIGURA 6.4

Sobre os hidratantes: o que devo saber?

Uso de suplementos, medicamentos e outras substâncias

como ceramidas, glicerina, ácidos graxos e ésteres de colesterol.[30]

Além disso, é importante orientar como deve ser realizada a aplicação dos hidratantes, com o propósito de obter melhores resultados:

- No mínimo, 2 vezes ao dia.
- Nos primeiros 3 minutos após cada banho, ainda com a pele úmida.
- Na pele com e sem lesão de dermatite atópica.

Creme de barreira

Os cremes de barreira formam um filme lipídico que protege da umidade e evita o contato com irritantes, assim como exercem atividade protetora e preventiva para a dermatite de fraldas. Devem ser hipoalergênicos, dermatologicamente testados, de fácil aplicação e inofensivos para a pele da criança.[31,32]

A maioria dos cremes de barreira contém os ingredientes ativos óxido de zinco e/ou petrolato, além de óleo de fígado de bacalhau, *Aloe barbadensis*, dimeticona e dexpantenol (p. ex., Cavilon™, Cetrilan®, Dermamon®, Hipoglós®).

O creme deve ser aplicado em uma camada que cubra as áreas passíveis de lesão. A cada troca de fraldas e nas trocas subsequentes, não é necessário remover toda a camada de creme anteriormente aplicada.

Repelentes

Atualmente, a Environmental Protection Agency (EPA) define principais ingredientes ativos de repelentes que são recomendados para uso em crianças em virtude de sua eficácia e tolerabilidade[34] (Figura 6.6).

Podem ser utilizados em menores de 2 anos:

- Icaridina ou picaridina.
- Etilbutilacetilaminopropionato (IR 3535 ou EBAAP).

> **Atenção!**
>
> Quando há evidência de infecção fúngica local (Figura 6.5), o tratamento consiste no uso de nistatina ou miconazol creme (p. ex., associação de óxido de zinco + nistatina). **Tais substâncias não devem ser utilizadas de forma preventiva. O uso de pomadas com glicocorticoides deve ser individualizado, e não é indicado de rotina para dermatite de fraldas.**[33]

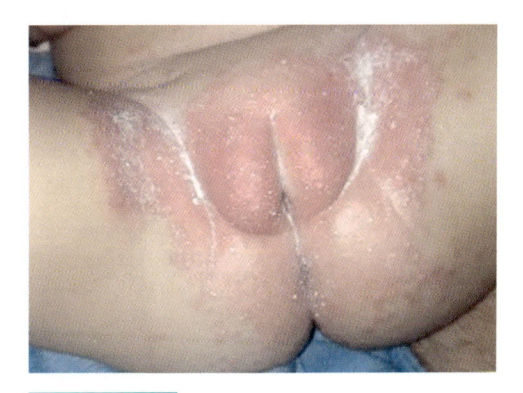

FIGURA 6.5
Paciente com dermatite de fraldas associada à infecção fúngica local.

Manual de puericultura

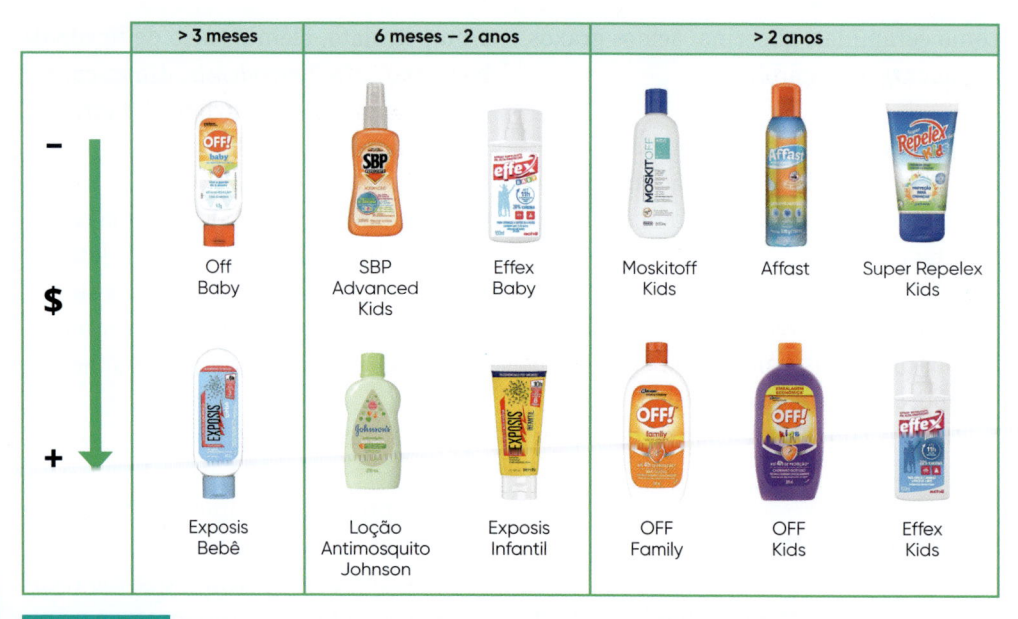

	> 3 meses	6 meses – 2 anos		> 2 anos		
− **$**	Off Baby	SBP Advanced Kids	Effex Baby	Moskitoff Kids	Affast	Super Repelex Kids
+	Exposis Bebê	Loção Antimosquito Johnson	Exposis Infantil	OFF Family	OFF Kids	Effex Kids

FIGURA 6.6
Exemplos de repelentes contra insetos, conforme faixa etária e custo.
Fonte: Elaborado pelas autoras com imagens de divulgação.

Não podem ser utilizados em menores de 2 anos:

- N-dietil-3-metilbenzamida (DEET).
- Undecanona.
- Óleos vegetais de limão ou eucalipto.

Orientações importantes para o uso dos repelentes

- Medidas de barreira física devem ser associadas ao uso dos repelentes, como utilização de roupas com mangas longas, meias e roupas impregnadas com permetrina, ou aplicação de permetrina nas roupas.
- Repelentes aplicados nas roupas terão o mesmo tempo de ação de quando são aplicados na pele, e devem ser reaplicados depois da lavagem.
- Aplicar repelente quando em áreas externas; em áreas internas, quando houver insetos no ambiente, independentemente do horário.
- Bebês com menos de 3 meses devem utilizar apenas barreiras físicas, como roupas e carrinhos com mosquiteiros com elásticos.
- Não aplicar na pele com lesões ou ferimentos, nem nos olhos e na boca. Crianças não devem manipular repelentes.
- Deve-se atentar para a frequência de aplicação ao longo do dia, conforme faixa etária[34] (**Quadro 6.5**).

Protetor solar

As diretrizes nacionais e internacionais contraindicam a exposição solar intensa da criança antes dos 6 meses de idade.

Uso de suplementos, medicamentos e outras substâncias

Assim, os protetores solares são indicados a partir dessa idade[35] (**Figura 6.7**).

Das 38 substâncias listadas pela Agência Nacional de Vigilância Sanitária (Anvisa) como filtros solares, enfatizamos que somente duas são as mais indicadas para uso infantil: óxido de zinco e dióxido de titânio. Elas são substâncias inorgânicas, inertes, têm uma longa história de segurança em uso, protegem praticamente ao longo de todo o espectro UVB e UVA, são fotoestáveis e não são absorvidas. Dessa forma, a SBP orienta a forma de proteção solar de acordo com a faixa etária[35] (**Quadro 6.6**).

Como aplicar a quantidade ideal de protetor solar?

Preconiza-se uma quantidade equivalente a de uma colher de chá ou uma suficiente para cobrir o segundo e o terceiro dedos de

QUADRO 6.5
Número de aplicações de repelente por dia conforme a idade

IDADE	APLICAÇÃO
Lactentes de 3-6 meses	Uso aceitável apenas em situações de exposição intensa e inevitável a insetos
6-12 meses	Restrito a 1 vez ao dia
12-24 meses	2 vezes ao dia

Fonte: Sociedade Brasileira de Pediatria.[34]

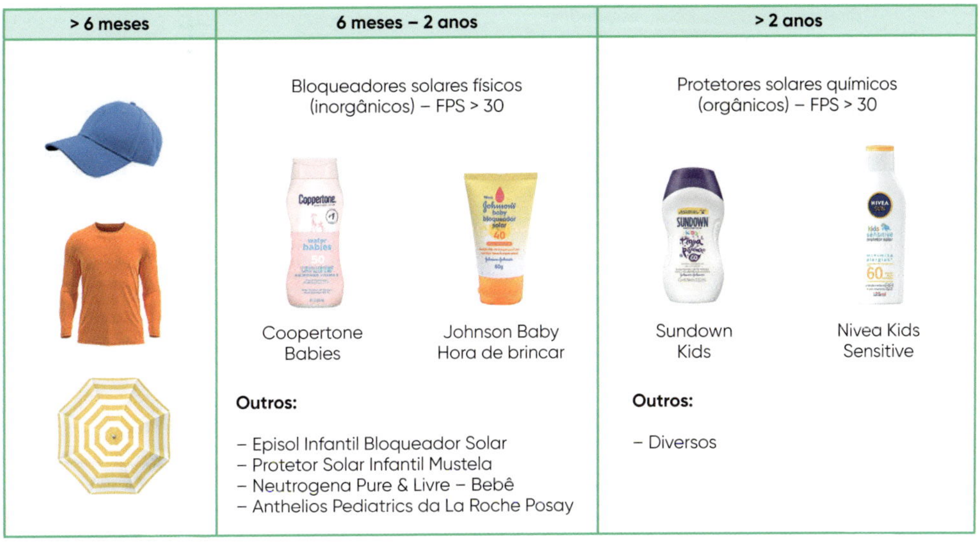

FIGURA 6.7
Exemplos de protetores solares conforme faixa etária.
Fonte: Elaborado pelas autoras com imagens de divulgação.

- \> 6 meses
- 6 meses – 2 anos: Bloqueadores solares físicos (inorgânicos) – FPS > 30
  - Coopertone Babies
  - Johnson Baby Hora de brincar
  - Outros:
    - Episol Infantil Bloqueador Solar
    - Protetor Solar Infantil Mustela
    - Neutrogena Pure & Livre – Bebê
    - Anthelios Pediatrics da La Roche Posay
- \> 2 anos: Protetores solares químicos (orgânicos) – FPS > 30
  - Sundown Kids
  - Nivea Kids Sensitive
  - Outros:
    - Diversos

Manual de puericultura

filtro solar,[35] conforme a **Figura 6.8**. Na **Figura 6.9**, você pode conferir a melhor maneira de proteger a criança da exposição solar.

QUADRO 6.6
Forma de proteção solar conforme faixa etária

FAIXA ETÁRIA	FORMA DE PROTEÇÃO
< 6 meses	Evitar a exposição direta ao sol. Utilizar protetores mecânicos, como sombrinhas, guarda-sóis, bonés e roupas.
6-24 meses	Filtros inorgânicos (óxido de zinco e dióxido de titânio)

Fonte: Sociedade Brasileira de Pediatria.[34]

Rosto/cabeça/pescoço: 1 colher de chá
Braço/antebraço direitos: 1 colher de chá
Braço/antebraço esquerdos: 1 colher de chá
Coxa/perna direitas: 2 colheres de chá
Coxa/perna esquerdas: 2 colheres de chá
Frente e atrás do tronco: 2 colheres de chá

Rosto/cabeça/pescoço: 1/2 colher de chá
Braço/antebraço direitos: 1/2 colher de chá
Braço/antebraço esquerdos: 1/2 colher de chá
Coxa/perna direitas: 1 colher de chá
Coxa/perna esquerdas: 1 colher de chá
Frente e atrás do tronco: 1 colher de chá

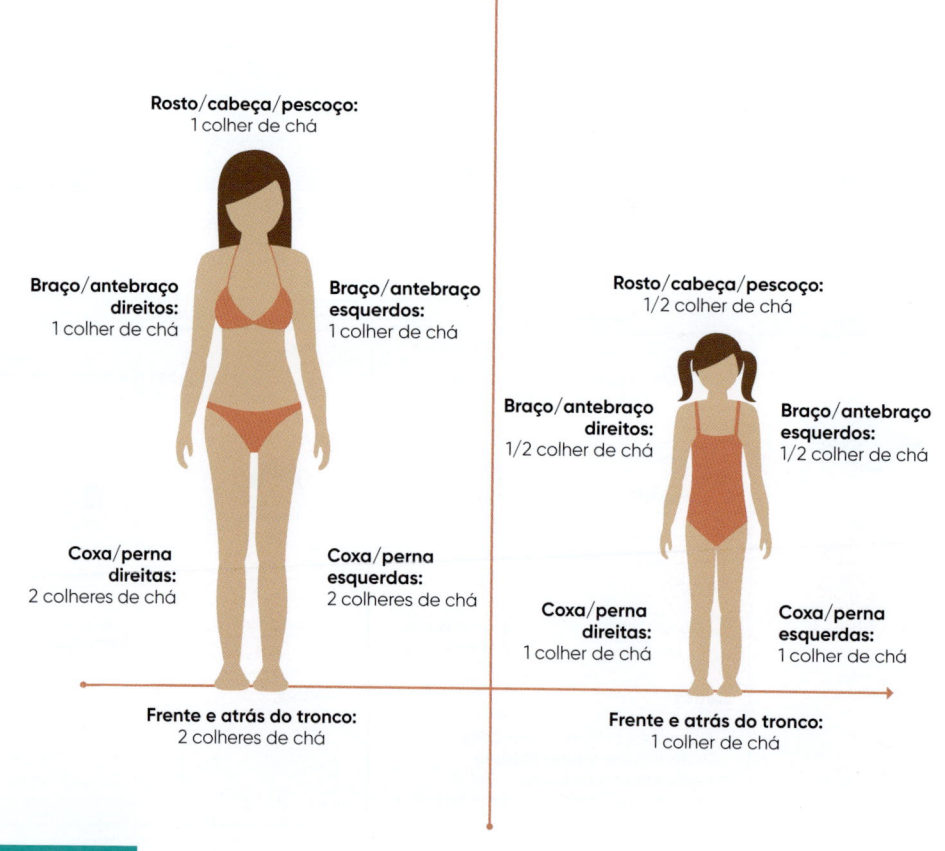

FIGURA 6.8
Como aplicar a quantidade ideal de protetor solar?
Fonte: Sociedade Brasileira de Pediatria.[34]

Uso de suplementos, medicamentos e outras substâncias

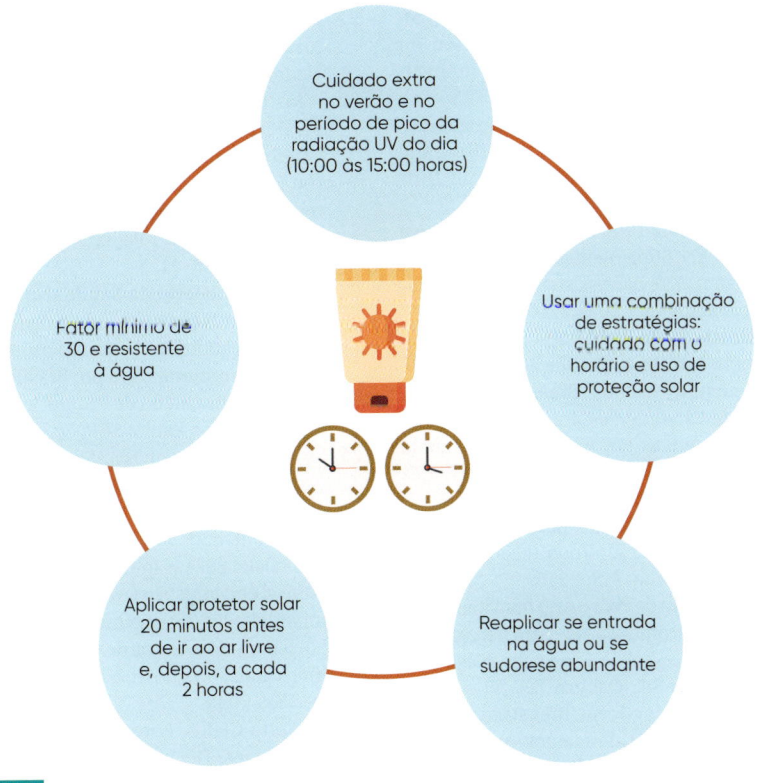

- Cuidado extra no verão e no período de pico da radiação UV do dia (10:00 às 15:00 horas)
- Usar uma combinação de estratégias: cuidado com o horário e uso de proteção solar
- Reaplicar se entrada na água ou se sudorese abundante
- Aplicar protetor solar 20 minutos antes de ir ao ar livre e, depois, a cada 2 horas
- Fator mínimo de 30 e resistente à água

FIGURA 6.9
Qual é a melhor maneira de proteger a criança do sol?

Saiba mais

Sobre os cuidados com a pele do bebê.

Referências

1. Lemos Júnior HP, Lemos ALA. Vitamina A. Diagn Tratamento. 2010;15(3):122-4.
2. Brasil. Ministério da Saúde. Manual de condutas gerais do programa nacional de suplementação de vitamina A. Brasília: MS; 2013.
3. Brasil. Ministério da Saúde. Nota técnica n°135/2016-CGAN/DAB/SAS/MS. Encerramento da suplementação de puérperas com megadoses de vitamina A no Programa Nacional de Suplementação de Vitamina A. Brasília: MS; 2016.
4. Sociedade Vegetariana Brasileira. Alimentação para bebês e crianças vegetarianas até 2 anos de idade. São Paulo: SVB; 2018.

5. Baroni L, Goggi S, Battaglino R, Berveglieri M, Fasan I, Filippin D, et al. Vegan nutrition for mothers and children: practical tools for healthcare providers. Nutrients. 2019;11(1):5.
6. Baroni L, Goggi S, Battino M. Planning well-balanced vegetarian diets in infants, children, and adolescents: the vegplate junior. J Acad Nutr Diet. 2019;119(7):1067-74.
7. Person OC, Almeida PRL, Nakamura AAS, Puga MES, Atallah ÁN. Suplementação de vitamina C: o que mostram as revisões sistemáticas Cochrane? Diagn Tratamento. 2022;27(4):157-63.
8. Brasil. Ministério da Saúde. Agência Nacional de Vigilância Sanitária. Resolução RDC nº 269, de 22 de setembro de 2005. Brasília: MS; 2005.
9. Universidade Estadual de Campinas. Núcleo de Estudos e Pesquisas em Alimentação. Tabela brasileira de composição de alimentos: TACO. 4. ed. Campinas: NEPA-UNICAMP; 2011.
10. Brasil. Ministério da Saúde. Saúde da criança: aleitamento materno e alimentação complementar. 2. ed. Brasília: MS; 2015.
11. Sociedade Brasileira de Pediatria. Hipovitaminose D em pediatria: recomendações para o diagnóstico, tratamento e prevenção. São Paulo: SBP; 2016.
12. Tan ML, Abrams SA, Osborn DA. Vitamin D supplementation for term breastfed infants to prevent vitamin D deficiency and improve bone health. Cochrane Database Syst Rev. 2020;12(12):CD013046.
13. Maia JAV, Guerra CN, Maia DAC. Suplementação de vitamina D na puericultura: revisão da literatura. Cad ESP/CE. 2019;13(1):75-82.
14. Meena P, Dabas A, Shah D, Malhotra RK, Madhu SV, Gupta P. Sunlight exposure and vitamin D status in breastfed infants. Indian Pediatr. 2017;54(2):105-11.
15. Sociedade Brasileira de Pediatria. Consenso sobre anemia ferropriva: mais que uma doença, uma urgência médica! São Paulo: SBP; 2018.
16. Sociedade Brasileira de Pediatria. Consenso sobre anemia ferropriva: atualização: destaques 2021. São Paulo: SBP; 2021.
17. Orkin SH, Nathan DG, Ginsburg D, Look AT, Fisher DE, Lux S. Nathan and Oski's hematology and oncology of infancy and childhood. 8th ed. Philadelphia: Saunders; 2015. 2 v.
18. Brasil. Ministério da Saúde. Guia alimentar para crianças brasileiras menores de 2 anos. Brasília: MS; 2021.
19. World Health Organization. Nutritional anaemias: tools for effective prevention and control. Geneva: WHO; 2017.
20. Sociedade Brasileira de Pediatria. Temas da atualidade em nutrologia pediátrica. São Paulo: SBP; 2021.
21. Silveira RC, organizador. Seguimento ambulatorial do prematuro de risco. Departamento de Neonatologia. São Paulo: SBP; 2012.
22. Agostoni C, Buonocore G, Carnielli VP, Curtis M, Darmaun D, Decsi T, et al. Enteral nutrient supply for preterm infants: commentary from the European Society of Paediatric Gastroenterology, Hepatology and Nutrition Committee on Nutrition. J Pediatr Gastroenterol Nutr. 2010;50(1):85-91.
23. Brasil. Ministério da Saúde. NutriSUS: caderno de orientações: estratégia de fortificação de alimentação infantil com micronutrientes (vitaminas e minerais) em pó. Brasília: MS; 2015.
24. Sociedade Brasileira de Pediatria. Manejo da febre aguda. São Paulo: SBP; 2021.
25. Sullivan JE, Farrar HC. Fever and antipyretic use in children. Pediatrics. 2011;127(3):580-7.
26. Turner TL, Palamountain S. Infantile colic: management and outcome [Internet]. Waltham: UpToDate; 2021 [capturado em 9 jun. 2024]. Disponível em: https://www.uptodate.com/contents/infantile-colic-management-and-outcome.
27. Sociedade Brasileira de Pediatria. Parasitoses intestinais: diagnóstico e tratamento. São Paulo: SBP; 2020.
28. Bizzotto CHLD, Fonseca CRB. Limpeza nasal: como fazer? Departamento de Pediatria Ambulatorial. Recomendações Atualização de Condutas em Pediatria. 2020;91:3-5.
29. Carvalho VO, Solé D, Antunes AA, Bau AEK, Kuschnir FC, Mallozi MC, et al. Guia prático de atualização em dermatite atópica: parte II: abordagem terapêutica. Posicionamento conjunto da Associação Brasileira de Alergia e Imunologia e da Sociedade Brasileira de Pediatria. Arq Asma Alerg Imunol. 2017;1(2):157-82.
30. Sociedade Brasileira de Pediatria. Atualização sobre os cuidados com a pele do recém-nascido. São Paulo: SBP; 2021.
31. Carvalho VO, Markus JR, Abagge KT, Giraldi S, Campos TB. Consenso de cuidado com a pele do recém-nascido. São Paulo: SBP; 2015.
32. Sociedade Brasileira de Pediatria. Dermatite da área das fraldas: diagnóstico diferencial. São Paulo: SBP; 2022.
33. Cobeiros N, Pires MC. Produtos para manter a pele saudável. In: 1º Painel Latino-Americano: cuidados com a pele infantil. São Paulo: SBP; 2011.
34. Sociedade Brasileira de Pediatria. Repelentes e outras medidas protetoras contra insetos na infância. São Paulo: SBP; 2020.
35. Sociedade Brasileira de Pediatria. Guia de fotoproteção na criança e adolescente. São Paulo: SBP; 2017.

7
IMUNIZAÇÃO

AMANDA CRESPO FORNE
ANANDA PAIVA SANTOS CARNEIRO
MARIA LUIZA FERNANDES DO REGO MACIEL

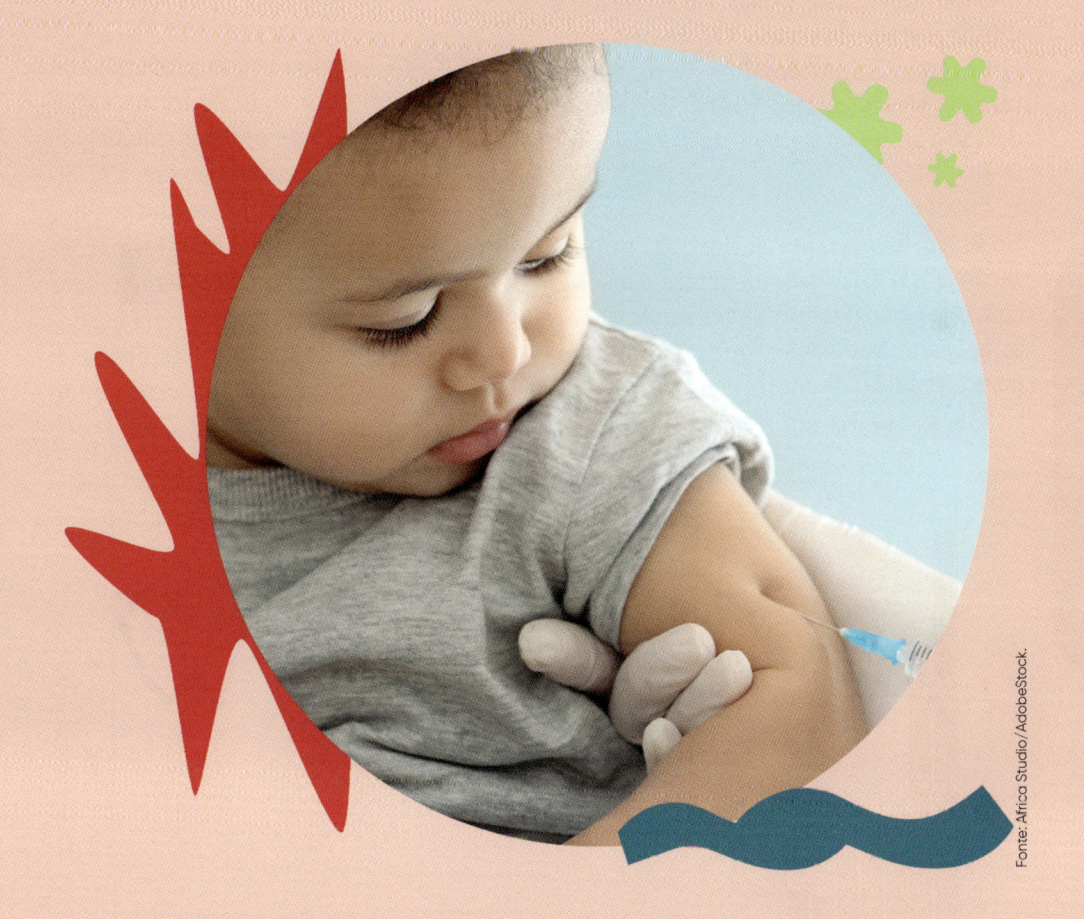

Fonte: Africa Studio/AdobeStock.

"Graças à vacinação, milhões de crianças foram salvas e tiveram a oportunidade de viver com mais saúde, por mais tempo e de forma melhor, uma vez que foram maiores as suas chances de aprender, brincar, ler e escrever sem sofrimento."

Nelson Mandela

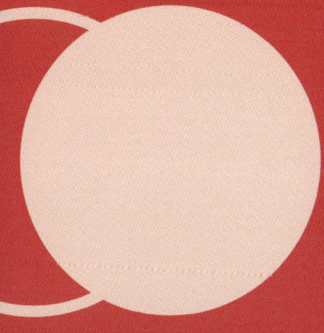

Manual de puericultura

Cobertura vacinal: um atual desafio para o puericultor

O desenvolvimento das vacinas é considerado uma das mais exitosas e rentáveis medidas de saúde pública, no sentido de prevenir doenças e salvar vidas. Desde a última metade do século XX, doenças que antes eram muito comuns se tornaram raras e, algumas, até extintas, sobretudo devido à ampliação global da imunização[1] (**Figura 7.1**).

No Brasil, o Programa Nacional de Imunização (PNI) foi criado há quatro décadas, com o objetivo de coordenar e sistematizar as ações de vacinação, que colaboraram para a redução da morbimortalidade por doenças imunopreveníveis, e se tornou procedimento indispensável do Sistema Único de Saúde (SUS). Além de contribuir para a prevenção de doenças, o PNI também colaborou fortemente para o avanço do sistema de vigilância epidemiológica e para o controle de qualidade das vacinas oferecidas na rede.[2]

Apesar dos benefícios comprovados das vacinas, vem crescendo de forma exponencial o número de pessoas que negam a vacinação a si próprias e aos seus familiares. Elas questionam a segurança dos imunobiológicos a partir de informações de baixo respaldo científico, temem seus efeitos colaterais ou acreditam na ausência de suscetibilidade geral às doenças. Esse movimento antivacina vem pondo

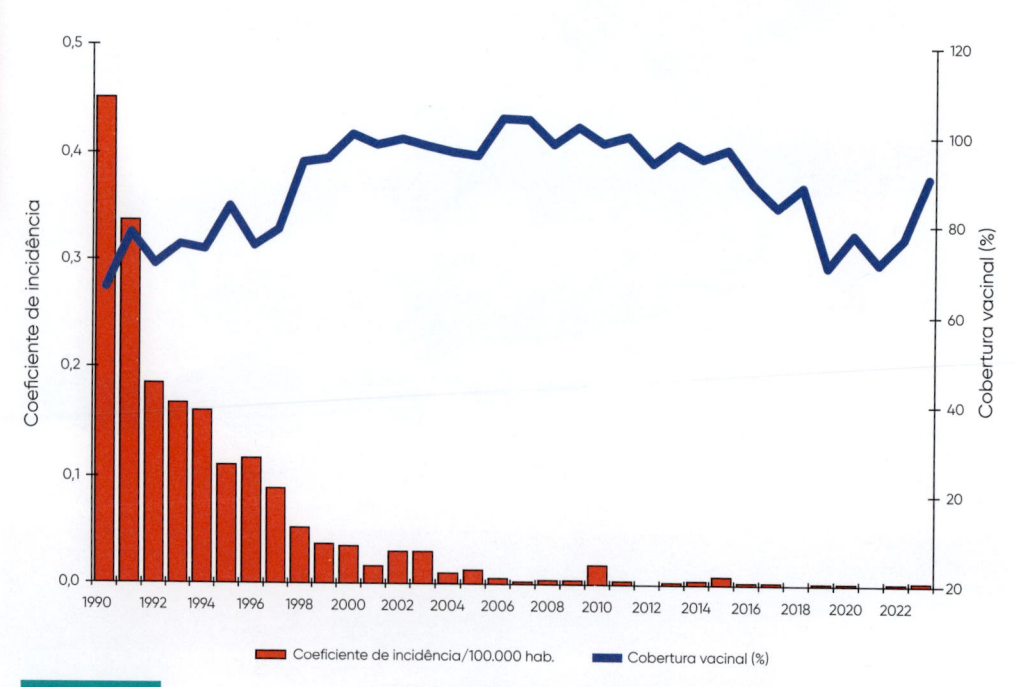

FIGURA 7.1

Evolução histórica da incidência de difteria e da cobertura vacinal.
Fonte: Elaborada com base em Ministério da Saúde.[3]

em risco a proteção populacional contra morbidades graves e preveníveis, muitas já previamente erradicadas. Pessoas não imunizadas são suscetíveis às doenças e, além disso, representam um risco para a comunidade, pois alimentam a cadeia de transmissão.

Em tempos de excesso de informação e superficialidade de conteúdo, é imperativo que profissionais de saúde adotem uma postura ativa na propagação de temas que endossem a segurança da vacinação e a importância de manter o calendário de imunização atualizado. É essencial reforçar também que, embora as vacinas possam provocar eventos adversos, os riscos de complicações graves causadas por elas são muito menores do que aqueles das doenças contra as quais elas conferem proteção.[1]

A confiança que surge do vínculo criado entre o puericultor e as famílias é um poderoso recurso para a divulgação de informações cientificamente respaldadas, que vão de encontro aos conteúdos gerados pelo movimento antivacina. Por isso, é dever do puericultor, a cada consulta, acolher inseguranças e esclarecer dúvidas sobre as vacinas, para que as famílias se sintam seguras e empoderadas com informações de qualidade, tornando-se aliadas na defesa da vacinação (Figura 7.2).

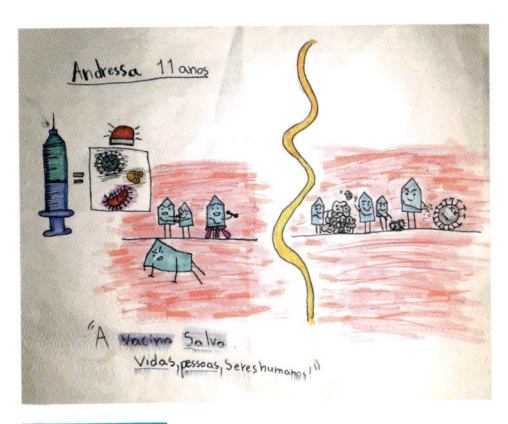

Medidas para alívio da dor e da ansiedade no momento da vacinação

A vacinação é um procedimento seguro e indispensável para o controle das doenças imunopreveníveis. No entanto, muitas famílias têm sentimentos paradoxais – mesmo entendendo a sua importância, temem os eventos pós-vacinais –, os quais podem gerar angústia e recusa no momento de levarem seus filhos para serem vacinados. Diante do declínio na cobertura vacinal, é evidente a necessidade de estratégias para manejo dos incômodos e que visem ao conforto da criança, ao acolhimento das famílias e à garantia de uma assistência qualificada em todas as etapas do processo.

■ Intervenções farmacológicas

A recomendação atual é evitar o uso de analgésicos antes da vacinação, uma vez que eles podem causar prejuízos na imunogenicidade de algumas vacinas, principalmente nas conjugadas e de toxinas modificadas, ainda sem correlação comprovada com a perda total da proteção.[1]

FIGURA 7.2
Obra de criança sobre a importância da vacinação.
Fonte: Gentilmente cedida por Andressa Duarte.

Intervenções não farmacológicas

Aleitamento materno

Amamentar durante a vacinação é uma intervenção natural, simples e eficaz na diminuição da dor e pode ser facilmente adotada. Além do relaxamento proporcionado ao bebê pela sucção, o leite tem substâncias com propriedades potencialmente analgésicas, como o triptofano, que proporciona a redução dos efeitos nociceptivos. O colo e o afeto ofertados durante a amamentação também são fatores que contribuem para a tranquilização da criança (Figura 7.3).[4]

Crioterapia

A crioterapia permite o resfriamento do local antes da aplicação da vacina, com o propósito de reduzir o estresse e a dor. Como as fibras nervosas que conduzem estímulo doloroso pela medula espinal compartilham sinapses com receptores térmicos e mecânicos, o uso de crioterapia promove uma competição pela resposta interneural, reduz a condução da informação dolorosa até o sistema nervoso central e promove alívio da dor local.[4]

Buzzy

O Buzzy é um dispositivo reutilizável que combina os mecanismos crioterápicos e vibratórios para o controle álgico. O dispositivo deve ser posicionado e ativado no local de aplicação da vacina 30 a 60 segundos antes do procedimento. Deve ser deslizado no sentido cefálico segundos antes, para liberar o local de introdução da agulha. Ele deverá ser mantido ativado até o término do processo de vacinação.[4,5]

Musicoterapia

A musicoterapia consiste em uma intervenção segura e inofensiva para reduzir a percepção da dor e os níveis de angústia durante os procedimentos de vacinação. Músicas calmas, com ritmo lento, proporcionam uma sensação de tranquilidade e relaxamento, com redução do estado de alerta. Também podem ser usadas músicas de preferência da criança.[4]

Brinquedos terapêuticos e intervenções artísticas

A utilização de brinquedos, desenhos ou pinturas como estratégia de interação entre a criança, os cuidadores e a equipe de saúde permite a vivência artística dos

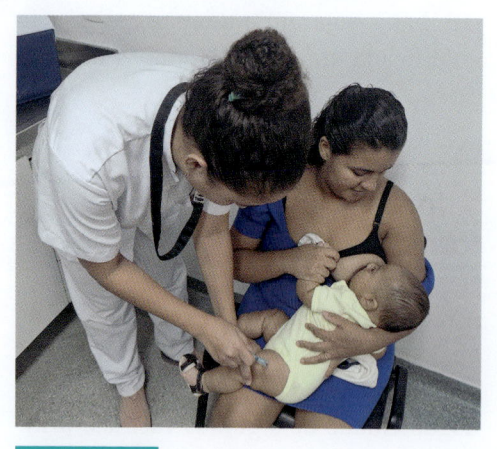

FIGURA 7.3

Vacinação de criança durante aleitamento materno.

Imunização

procedimentos, antes que eles ocorram na prática, e alivia o estresse e o medo decorrentes do imaginário dela sobre a situação.

Podem ser utilizados bonecos artesanais e seringas de brinquedo para simular o ato vacinal (**Figura 7.4**), desenhos para pintura que retratem o procedimento, histórias em quadrinhos que narrem situações semelhantes, entre outras opções. São diversos os recursos lúdicos que possibilitam a compreensão, pela criança, das situações e dos procedimentos aos quais ela será submetida, para transmitir calma e segurança antes, durante e após a aplicação da vacina.[4]

Contraindicações à administração de vacinas

Algumas situações e condições podem ser consideradas possíveis contraindicações gerais à administração de vacinas (**Quadro 7.1**) e devem ser objeto de avaliação. Desse modo, podem apontar a necessidade do adiamento ou da suspensão da vacinação. Especial atenção deve ser dada às falsas contraindicações, que interferem de forma importante no alcance das metas e dos percentuais de cobertura dos grupos-alvo.[6]

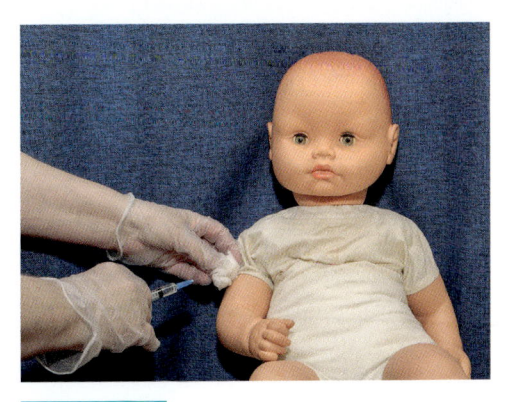

> **Atenção!**
>
> De um modo geral, as vacinas dos calendários de vacinação podem ser administradas simultaneamente, sem que ocorra interferência na resposta imunológica, exceto as vacinas de febre amarela, tríplice viral, varicela e tetraviral, que devem ser administradas com intervalo de 30 dias entre as doses.

Calendários vacinais

O Calendário Básico de Vacinação brasileiro é aquele definido pelo PNI e corresponde ao conjunto de vacinas consideradas de interesse prioritário à saúde pública do país. Atualmente, é constituído por mais

> **Atenção!**
>
> Como há mudanças periódicas nos calendários, sugerimos a busca pelas suas atualizações por meio das páginas na internet do PNI e da SBP.

FIGURA 7.4
Simulação do ato vacinal.
Fonte: Наталья Анюхина/AdobeStock.

Manual de puericultura

QUADRO 7.1

Contraindicações à administração de vacinas

CONTRAINDICAÇÕES REAIS	FALSAS CONTRAINDICAÇÕES
Ocorrência de reação anafilática após administração de dose anterior.	Ocorrência de evento adverso sem gravidade em dose anterior, como reação local simples.
História de hipersensibilidade a qualquer componente da fórmula.	História familiar de evento adverso à vacinação.
Pacientes em uso de corticosteroides em dose imunossupressora (dose superior a 2 mg/kg/dia por mais de 14 dias). Nesses casos, deve-se aguardar 3 meses após a suspensão para administração.	Tratamento com corticosteroides orais em dose não imunossupressora, assim como uso de corticosteroides inalatórios ou tópicos.
Em caso de imunodeficiência clínica ou laboratorial grave, não devem ser realizadas vacinas de agentes vivos atenuados.	Filhos de mãe HIV-positivas, menores de 18 meses de idade, sem alterações imunológicas ou sinais clínicos de imunodeficiência.
Em caso de doença febril grave: não vacinar até resolução do quadro.	Doença aguda benigna sem gravidade imediata ou em caso de diagnóstico prévio da doença cuja vacina confere proteção (como coqueluche e rubéola).
Em caso de uso de imunoglobulinas, sangue ou hemoderivados: não vacinar com vacinas de agentes vivos atenuados nas 4 semanas que antecedem e até 90 dias após o uso dos produtos.	Uso de antibiótico ou antiviral.
Não aplicar vacina BCG em criança com peso inferior a 2 kg.	Prematuridade ou baixo peso ao nascer: nesses casos, as vacinas devem ser administradas de acordo com a idade cronológica recomendada, com exceção da BCG.
Bebês que têm contato com imunodeprimidos não devem receber a vacina oral contra poliomielite.	Ter contato domiciliar com gestante.

de 20 vacinas recomendadas à população. Quando a vacinação é iniciada após a idade idealmente recomendada, os esquemas podem ser adaptados de acordo com a idade de início, e devem ser respeitados os intervalos mínimos entre as doses.

A seguir, na **Figura 7.5**, é apresentado o Calendário Nacional de Vacinação da Criança, disponível no *site* do Ministério da Saúde.[7]

A Sociedade Brasileira de Pediatria (SBP) propõe um calendário vacinal para crianças e adolescentes com algumas vacinas

Imunização

CALENDÁRIO NACIONAL DE VACINAÇÃO DA CRIANÇA

A vacinação é a melhor maneira de proteger a criança contra doenças imunopreveníveis. O Calendário Nacional de Vacinação pode ajudar a descobrir quais vacinas seu filho precisa e quando. As vacinas disponibilizadas no Sistema Único de Saúde – SUS são seguras e de vital importância para proteção contra algumas doenças graves e muitas vezes fatais.

IDADE	VACINA	DOSE	DOENÇAS EVITADAS
Ao nascer	BCG	Única	Formas graves da tuberculose (miliar e meníngea)
	Hepatite B (recombinante)	Única	Hepatite B
2 meses	Adsorvida Difteria, Tétano, pertussis, Hepatite B (recombinante) e Haemophilus influenzae B (conjugada) - (Penta)	1ª dose	Difteria, Tétano, Coqueluche, Hepatite B e infecções causadas pelo Haemophilus influenzae B
	Poliomielite 1, 2 e 3 (inativada) - (VIP)	1ª dose	Poliomielite
	Pneumocócica 10-valente (Conjugada) - (Pneumo 10)	1ª dose	Infecções invasivas (como meningite e pneumonia) e otite média aguda, causadas pelos 10 sorotipos de Streptococus pneumoniae
	Rotavírus humano G1P1 [8] (atenuada) - (VRH)	1ª dose	Diarreia por rotavírus (Gastroenterites)
3 meses	Meningocócica C (conjugada) - (Meningo C)	1ª dose	Doença invasiva causada pela Neisseria meningitidis do sorogrupo C
4 meses	Adsorvida Difteria, Tétano, pertussis, Hepatite B (recombinante) e Haemophilus influenzae B (conjugada) - (Penta)	2ª dose	Difteria, Tétano, Coqueluche, Hepatite B e infecções causadas pelo Haemophilus influenzae B
	Poliomielite 1, 2 e 3 (inativada) - (VIP)	2ª dose	Poliomielite
	Pneumocócica 10-valente (Conjugada) - (Pneumo 10)	2ª dose	Infecções invasivas (como meningite e pneumonia) e otite média aguda, causadas pelos 10 sorotipos de Streptococus pneumoniae
	Rotavírus humano G1P1 [8] (atenuada) - (VRH)	2ª dose	Diarreia por rotavírus (Gastroenterites)
5 meses	Meningocócica C (conjugada) - (Meningo C)	2ª dose	Doença invasiva causada pela Neisseria meningitidis do sorogrupo C
6 meses	Adsorvida Difteria, Tétano, pertussis, Hepatite B (recombinante) e Haemophilus influenzae B (conjugada) - (Penta)	3ª dose	Difteria, Tétano, Coqueluche, Hepatite B e infecções causadas pelo Haemophilus influenzae B
	Poliomielite 1, 2 e 3 (inativada) - (VIP)	3ª dose	Poliomielite
	Influenza (1 ou 2 doses anual)	1 ou 2 doses (anual)	Infecções pelo vírus influenza
	Vacina Covid-19	1ª dose*	Proteção contra as formas graves e complicações pela covid-19.
7 meses	Vacina Covid-19	2ª dose*	Proteção contra as formas graves e complicações pela covid-19.
9 meses	Febre amarela (atenuada) - (FA)	Uma dose	Febre amarela
	Vacina Covid-19	3ª dose*	Proteção contra as formas graves e complicações pela covid-19.
12 meses	Pneumocócica 10-valente (Conjugada) - (Pneumo 10)	Reforço	Infecções invasivas (como meningite e pneumonia) e otite média aguda, causadas pelos 10 sorotipos de Streptococus pneumoniae
	Meningocócica C (conjugada) - (Meningo C)	Reforço	Doença invasiva causada pela Neisseria meningitidis do sorogrupo C
	Sarampo, caxumba, rubéola (Tríplice viral)	1ª dose	Sarampo, caxumba e rubéola
15 meses	Adsorvida Difteria, Tétano e pertussis (DTP)	1º reforço	Difteria, tétano e coqueluche
	Poliomielite 1 e 3 (atenuada) - (VOPb)	1º reforço	Poliomielite
	Adsorvida hepatite A (inativada)	1 dose	Hepatite A
	Tetraviral	1 dose	Sarampo, caxumba, rubéola e varicela
4 anos	Adsorvida Difteria, Tétano e pertussis (DTP)	2º reforço	Difteria, tétano e coqueluche
	Febre amarela (atenuada)	Reforço	Febre amarela
	Poliomielite 1 e 3 (atenuada) - (VOPb)	2º reforço	Poliomielite
	Varicela (monovalente) - (Varicela)	1 dose	Varicela
5 anos	Febre Amarela (atenuada) - (FA)	1 dose**	Proteção contra Febre Amarela
	Pneumocócica 23-valente - (Pneumo 23)	1 dose	Para a proteção contra infecções invasivas pelo pneumococo na população indígena
9 anos e 10 anos	HPV Papilomavírus humano 6, 11, 16 e 18 (HPV4 - recombinante)	Dose única***	Proteção contra Papilomavírus Humano 6, 11, 16 e 18

*A vacina Covid-19 está recomendada com esquema de 03 doses (aos 06, 07 e 09 meses de idade). Caso não tenha iniciado e/ou completado o esquema primário até os 09 meses de idade, a vacina poderá ser administrada até 04 anos, 11 meses e 29 dias, conforme histórico vacinal, respeitando os intervalos mínimos recomendados (04 semanas entre a 1ª e 2ª dose; e 08 semanas entre a 2ª e 3ª dose).

**Caso a criança não tenha recebido as 02 (duas) doses recomendadas antes de completar 05 anos.

***Para vítimas de abuso sexual, de 9 a 14 anos a recomendação é de duas doses. De 15 a 45, a recomendação é de três doses, considerando o histórico vacinal contra o HPV. Pessoas com HIV/aids, transplantadas de órgãos sólidos e de medula óssea, pacientes com câncer e aqueles com papilomatose respiratória recorrente (PPR) devem tomar três doses, com prescrição médica. Para menores de 18 anos, é necessário consentimento dos pais ou responsáveis para a vacinação contra o HPV como tratamento adjuvante da PPR. O intervalo entre as doses deve ser confirmado na UBS.

FIGURA 7.5
Calendário nacional de vacinação da criança do Ministério da Saúde.
Fonte: Ministério da Saúde.[7]

diferentes das que constam no calendário do PNI (Quadro 7.2).[8]

Dúvidas frequentes dos pais e profissionais de saúde relacionadas à vacinação

▪ Como agir diante dos principais efeitos adversos pós-vacinais?

Reações adversas costumam ser um tema que traz grande preocupação aos cuidadores. Algumas vacinas causam mais efeitos indesejados do que outras, e vários fatores têm influência nisso (p. ex., forma de aplicação, quantidade e propriedades da solução aplicada, além das particularidades biológicas de cada componente).[1,6] A febre e a dor local são as reações mais comuns e, apesar de apresentarem pouco risco, causam bastante desconforto nos pacientes. Esses efeitos não devem contraindicar a administração das próximas vacinas.[1] Por isso, é de extrema importância que o puericultor conscientize os pais sobre esse tema e forneça medidas de alívio para uma melhor adesão ao calendário vacinal.

A dor no local de aplicação da vacina costuma surgir em até 2 dias, mas tem curso autolimitado e não traz maiores riscos à criança. Para o seu manejo, podem ser prescritos analgésicos comuns (p. ex., paracetamol, dipirona, ibuprofeno), além de compressas frias, nas primeiras 24 a 48 horas após a administração da vacina.[1] Massagem delicada ao redor do local de aplicação pode estimular o relaxamento da musculatura e, assim, proporcionar alívio dos sintomas álgicos.

A tranquilidade dos pais é muito importante nesse momento, pois ajuda a relaxar o bebê e a diminuir a quantidade de hormônios de dor e estresse, assim como a contratura muscular.

A febre relacionada à vacina surge em poucas horas, e pode se estender por até 24 horas após a aplicação. O quadro geralmente é benigno e autolimitado.[1] Os cuidadores devem ser orientados a manter a criança em repouso, em ambiente bem ventilado, a administrar água e outros líquidos apropriados, como leite materno, e a fazer terapia de reidratação oral. Para o conforto do paciente, pode ser considerado o uso de antitérmicos (p. ex., dipirona, paracetamol e ibuprofeno).[1]

É importante acompanhar a evolução do quadro febril para descartar o surgimento de outros sintomas, pois é possível que se esteja diante de uma infecção que estava em período de incubação no momento de aplicação da vacina.

▪ Como é a evolução natural da lesão da BCG?

A vacina BCG-ID é preparada com bacilos vivos, a partir de cepas atenuadas do *Mycobacterium bovis*,[6] e tem a finalidade principal de prevenir as formas graves de tuberculose (miliar e meníngea).[9] Ela deve ser aplicada em dose única o mais precocemente possível, ainda na maternidade

QUADRO 7.2

Calendário de vacinação da Sociedade Brasileira de Pediatria

IDADE	AO NASCER	2 m	3 m	4 m	5 m	6 m	7-11 m	12 m	15 m	18 m	4-6 a	10 a	11-12 a	13-15 a	16 a	17-19 a
BCG-ID	●															
Hepatite B	●	●				●					Adolescentes não vacinados deverão receber 3 doses					
Rotavírus (VORH)		●		●		○										
DTP/DTPa		●		●		●			●		●					
dT/dTpa														●		
Hib		●		●		●										
VOP/VIP		●		●		●			●		●					
Pneumocócica conjugada		●		●		●		●								
Meningocócica conjugada C e ACWY			●		●		●	●					●		●	
Meningocócica B recombinante			●		●		●						Adolescentes não vacinados deverão receber 2 doses			
Influenza						A partir dos 6 meses de idade										
SCR/Varicela/SCRV								●	Segunda dose entre 15 meses e 4 anos				Adolescentes não vacinados deverão receber 2 doses			

Imunização

Manual de puericultura

QUADRO 7.2

Calendário de vacinação da Sociedade Brasileira de Pediatria

IDADE	AO NASCER	MESES										ANOS					
		2	3	4	5	6	7-11	12	15	18	4-6	10	11-12	13-15	16	17-19
Hepatite A								●		●			Adolescentes não vacinados deverão receber 2 doses				
HPV												Meninos e meninas a partir dos 9 anos de idade					
Febre amarela								A partir de 9 meses de idade e 2ª dose aos 4 anos				Para crianças não vacianadas previamente, 1 dose					
Covid-19, a partir dos 6 meses								Vacinação recomendada para crianças e adolescentes segundo recomendações vigentes									
Dengue												Crianças e adolescentes a partir dos 9 anos de idade					

BCG, bacilo de Calmette-Guérin; DTP, difteria, tétano e coqueluche (tríplice bacteriana); DTPa, tríplice bacteriana acelular; dT, vacina dupla bacteriana do tipo adulto; dTpa, vacina tríplice bacteriana do tipo adulto; Hib, Haemophilus influenzae tipo b; VOP, vacina contra poliomielite oral atenuada; VIP, vacina contra a poliomielite inativada; SCR, sarampo, caxumba e rubéola (vacina tríplice viral); SCRV, sarampo, caxumba, rubéola e varicela (vacina tetraviral); HPV, papilomavírus humano.

Fonte: Sociedade Brasileira de Pediatria.[8]

Saiba mais

Sobre o calendário da Sociedade Brasileira de Pediatria, veja detalhes por meio do QR code ao lado.

Imunização

ou na primeira visita à unidade de saúde, porém pode ser feita até os 5 anos de idade. Após aplicação por via subcutânea, há o aparecimento de uma úlcera que costuma evoluir para cicatriz em até, no máximo, 24 semanas (Quadro 7.3).[1]

Durante a evolução natural da lesão vacinal, pode haver enfartamento de gânglios axilares, supraclaviculares ou infraclaviculares homolaterais à vacina. Normalmente, eles ocorrem cerca de 3 a 6 semanas após a aplicação, medem até 3 cm, são firmes, móveis, frios, indolores, não supurativos e não acompanhados de outros sintomas. Esses gânglios podem permanecer estacionados por 1 a 4 meses e desaparecem espontaneamente sem necessidade de tratamento.[1]

O que fazer se a cicatriz não aparecer?

Segundo o Ministério da Saúde e a Sociedade Brasileira de Pediatria, não se recomenda mais a revacinação de crianças que não apresentem cicatriz no local da aplicação após 6 meses.[1] Nesses pacientes, a comprovação da vacinação com BCG-ID pode ser feita por meio da palpação de nódulo no deltoide direito ou por meio do registro na caderneta de vacinação.[1]

QUADRO 7.3
Evolução natural da lesão da BCG-ID

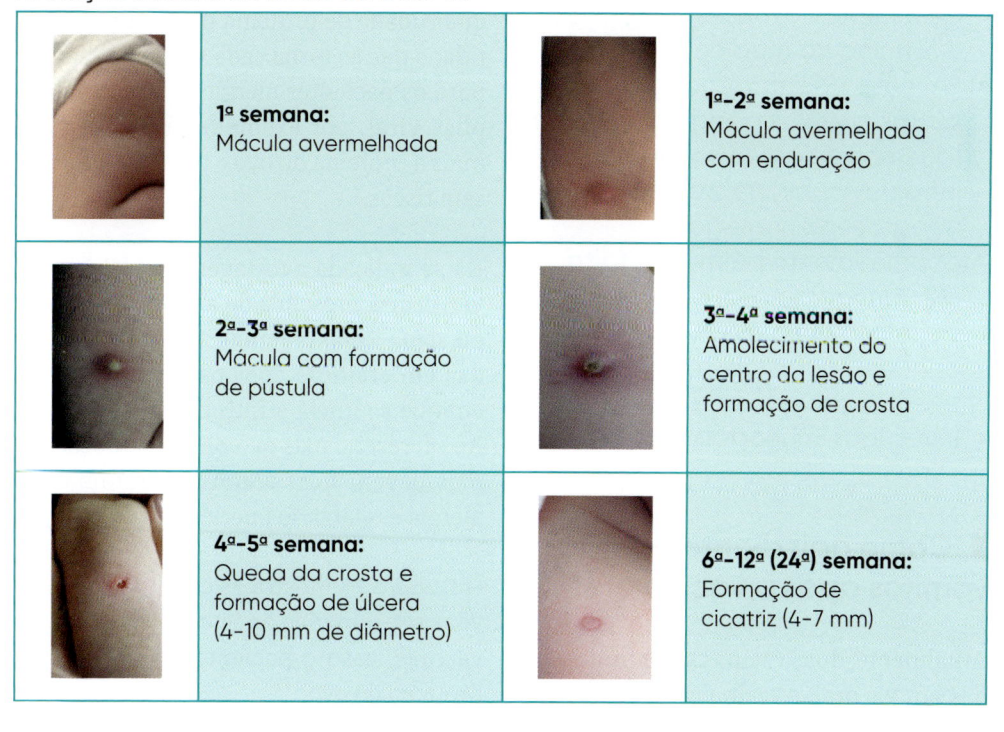

1ª semana: Mácula avermelhada	1ª-2ª semana: Mácula avermelhada com enduração
2ª-3ª semana: Mácula com formação de pústula	3ª-4ª semana: Amolecimento do centro da lesão e formação de crosta
4ª-5ª semana: Queda da crosta e formação de úlcera (4-10 mm de diâmetro)	6ª-12ª (24ª) semana: Formação de cicatriz (4-7 mm)

Quais são os eventos adversos locais mais comuns à BCG-ID, e como agir diante deles?

A vacina BCG-ID pode causar eventos adversos locais, regionais ou sistêmicos que, na maioria das vezes, são decorrentes do tipo da vacina, da quantidade de bacilos atenuados administrada, da técnica de aplicação e da presença de imunossupressão congênita ou adquirida (Quadro 7.4).[1]

> **Atenção!**
>
> - Todos os efeitos adversos devem ser notificados, investigados e acompanhados.[1]
> - Todo caso tratado com isoniazida deve ter acompanhamento por, pelo menos, 3 meses após o término da medicação.[1]
> - Em caso de linfadenopatia em outras cadeias ganglionares (que não sejam axilar, supra e infraclavicular), febre persistente, hepatoesplenomegalia, acometimento pulmonar, falta de ganho de peso, presença de infecções prévias ou concomitantes ao quadro de eventos adversos à BCG-ID: investigar imunodeficiência.[1]

Como agir diante de vômitos após a vacina oral?

Atualmente, duas vacinas são administradas por via oral: a vacina contra rotavírus (VORH) e a vacina contra poliomielite de vírus atenuados (VOP).[8] Após a administração das doses de ambas, se houver ocorrência de vômito, não há indicação de revacinação, apenas o seguimento normal do calendário vacinal da criança.[1]

Como manejar pacientes alérgicos à proteína do ovo de galinha?

As vacinas tríplice viral, *influenza* e febre amarela são desenvolvidas em embriões de galinha e, portanto, podem ser contaminadas com pequena quantidade de proteína do ovo. A aplicação dessas vacinas em pacientes alérgicos a essa proteína ainda é motivo de grande preocupação, porém avanços no processo de sua fabricação vêm permitindo a diminuição da quantidade de proteína de ovo nelas contida, o que as torna cada vez mais seguras para os pacientes alérgicos. A vacina tríplice viral, por exemplo, já não contém mais a proteína do ovo e pode ser aplicada sem riscos.[1]

Não é indicada a testagem de rotina para verificar a presença de alergia à proteína do ovo. Essas vacinas são administradas em crianças após os 6 meses, idade em que se inicia a introdução alimentar. Ao oferecer a elas ovo na alimentação, os pais devem ficar atentos a sintomas de alergia e relatar ao puericultor.

O Quadro 7.5 mostra as condutas que devem ser tomadas após cada uma dessas vacinas, caso o paciente seja alérgico à proteína do ovo.

Imunização

QUADRO 7.4
Principais efeitos adversos locais à BCG-ID e respectivas condutas

IMAGEM	EFEITO ADVERSO	CONDUTA
*	Úlcera com diâmetro maior que 1 cm que não está evoluindo para cicatrização após 12 semanas	Garantir limpeza local. Evitar medicamentos tópicos. Em caso de não cicatrização: tratar com isoniazida.*
*	Abscesso subcutâneo frio	Tratar com isoniazida.*
**	Abscesso subcutâneo quente	Considerar o uso de antimicrobiano sistêmico para processo infeccioso agudo e inespecífico de pele.
*	Linfadenopatia regional maior que 3 cm não supurada	Não puncionar e não administrar isoniazida. Orientar retorno para seguimento, pois pode ocorrer supuração.
*	Linfadenopatia regional supurada	Esses gânglios não devem ser drenados! Não realizar exérese. Tratar com isoniazida* até o desaparecimento da supuração e diminuição significativa do tamanho do gânglio.
***	Granuloma	No caso da não cicatrização: isoniazida.*
***	Cicatriz queloide	Conduta expectante. Se necessário, indicar avaliação com especialista.

QUADRO 7.4
Principais efeitos adversos locais à BCG-ID e respectivas condutas

IMAGEM	EFEITO ADVERSO	CONDUTA
****	Reação lupoide	Biópsia de fragmentos de pele: Exame bacteriológico. Exame histopatológico.

* Isoniazida 10 mg/kg/dia até regressão completa da lesão.
Fonte: Elaborado com base em Ministério da Saúde[1] com imagens de (*) Moreira e colaboradores,[10] (**) Rodamilans,[11] (***) gentilmente cedidas por Ângela Rocha e (****) Najem e colaboradores.[12]

QUADRO 7.5
Como manejar pacientes alérgicos à proteína do ovo de galinha

VACINA	REAÇÃO APRESENTADA APÓS INGESTÃO DE OVO
Influenza	**Apenas urticária:** administrar a vacina *influenza*, sem necessidade de cuidado especial.
	Sinais de anafilaxia (angioedema, desconforto respiratório ou vômitos repetidos): administrar a vacina apenas em atendimento de urgência ou emergência para tratar possíveis manifestações alérgicas graves.
Tríplice viral	Anafilaxia, mesmo quando grave, **não** contraindica o uso da vacina tríplice viral. Foi demonstrado em muitos estudos que pessoas com alergia a ovo, mesmo com hipersensibilidade grave, têm risco insignificante de reações anafiláticas a essas vacinas.
Febre amarela	**História de exantema, urticária ou broncoespasmo:** devem ser vacinados em atendimento de urgência/emergência.
	História de reação anafilática comprovada: não vacinar para febre amarela.

▪ Quando encaminhar ao Centro de Referência de Imunobiológicos Especiais?

Os Centros de Referência de Imunobiológicos Especiais (CRIEs) contam com imunoglobulinas e vacinas de alta tecnologia e alto custo e atendem à população que necessita de cuidados especiais, como portadores de imunodeficiência congênita ou adquirida ou pacientes que apresentaram reações adversas graves após administração de alguma vacina.[9]

Pacientes específicos serão indicados aos cuidados especiais do CRIE de acordo com

QUADRO 7.6

Indicações gerais de encaminhamento para o Centro de Referência de Imunobiológicos Especiais

HIV/aids	Asma persistente moderada ou grave
Imunodeficiências congênitas	Fístula liquórica
Asplenia anatômica ou funcional	Hepatopatia e nefropatia crônicas
Hemoglobinopatias	Doenças de depósito
Disfunção esplênica	Diabetes melito
Pneumopatias e cardiopatias crônicas	Doença neurológica crônica incapacitante
Fibrose cística	Doenças convulsivas

Fonte: Ministério da Saúde.[9]

suas particularidades biológicas em relação a cada vacina. No entanto, existem algumas indicações gerais de encaminhamento, que são listadas no **Quadro 7.6**.

Saiba mais

Confira o Manual dos centros de referência para imunobiológicos (2019).

Referências

1. Brasil. Ministério da Saúde. Manual de vigilância epidemiológica de eventos adversos pós-vacinação. 4. ed. Brasília: MS; 2020.
2. Dandara L. Programa nacional de imunizações é um marco histórico na saúde pública brasileira [Internet]. Rio de Janeiro: Fiocruz; 2022 [capturado em 9 jun. 2024]. Disponível em: https://portal.fiocruz.br/noticia/programa-nacional-de-imunizacoes-e-um-marco-historico-na-saude-publica-brasileira.
3. Brasil. Ministério da Saúde. Gráfico série histórica Brasil 1990 a 2023 [Internet]. Brasília: MS; 2024 [capturado em 13 jun. 2024]. Disponível em: https://www.gov.br/saude/pt-br/assuntos/saude-de-a-a-z/d/difteria/publicacoes/grafico-serie-historica-1990-a-2023.pdf/view.
4. Maciel ÉAF, Santos BP, Maciel EVO, Silva SM, Carvalho TV, Pena L, et al. Redução da dor e ansiedade na vacinação: revisão integrativa da literatura. Res Soc Develop. 2021;10(8):e15610816508.
5. Susam V, Friedel M, Basile P, Ferri P, Bonetti L. Efficacy of the buzzy system for pain relief during venipuncture in children: a randomized controlled trial. Acta Biomed. 2018;89(6):6-16.
6. Brasil. Ministério da Saúde. Manual de normas e procedimentos para vacinação. Brasília: MS; 2014.
7. Brasil. Ministério da Saúde. Calendário nacional de vacinação da criança. Brasília: MS; 2022.
8. Sociedade Brasileira de Pediatria. Calendário de vacinação da SBP: atualização 2023. São Paulo: SBP; 2023.
9. Brasil. Ministério da Saúde. Manual dos centros de referência para imunobiológicos especiais. 5. ed. Brasília: MS; 2019.
10. Moreira TN, Moraes-Pinto MI, Costa-Carvalho BT, Grumach AS, Weckx LY. Clinical Management Of Localized Bcg Adverse Events In Children. Rev Inst Med Trop Sao Paulo. 2016;58:84.
11. Rodamilans MF. BCG e eventos adversos. Curso Vigilância de Eventos Adversos Pós-Vacinação: módulo 3 [Internet]. Salvador: Telessaude-BA, 2020 [capturado em 11 jul 2024]. Disponível em: https://telessaude.saude.ba.gov.br/

wp-content/uploads/2022/03/curso-04.12.2020-parte-1.pdf

12. Najem NM, Zadeh VB, Al-Abdulrazzaq AH, Al-Otaibi SR, Kadyan S, Joneja M. Bacillus Calmette-Guérin vaccine- induced lupus vulgaris in a child. Acta Dermatovenerol Alp Pannonica Adriat. 2009;18(4):195-7.

Leitura recomendada

Yamazaki-Nakashimada MA, Unzueta A, Gámez-González LB, González-Saldaña N, Sorensen RU. BCG: a vaccine with multiple faces. Hum Vaccin Immunother. 2020;16(8):1841-50.

8

TRIAGEM NEONATAL

AMANDA CRESPO FORNE
MARIANA RAMOS ANDION

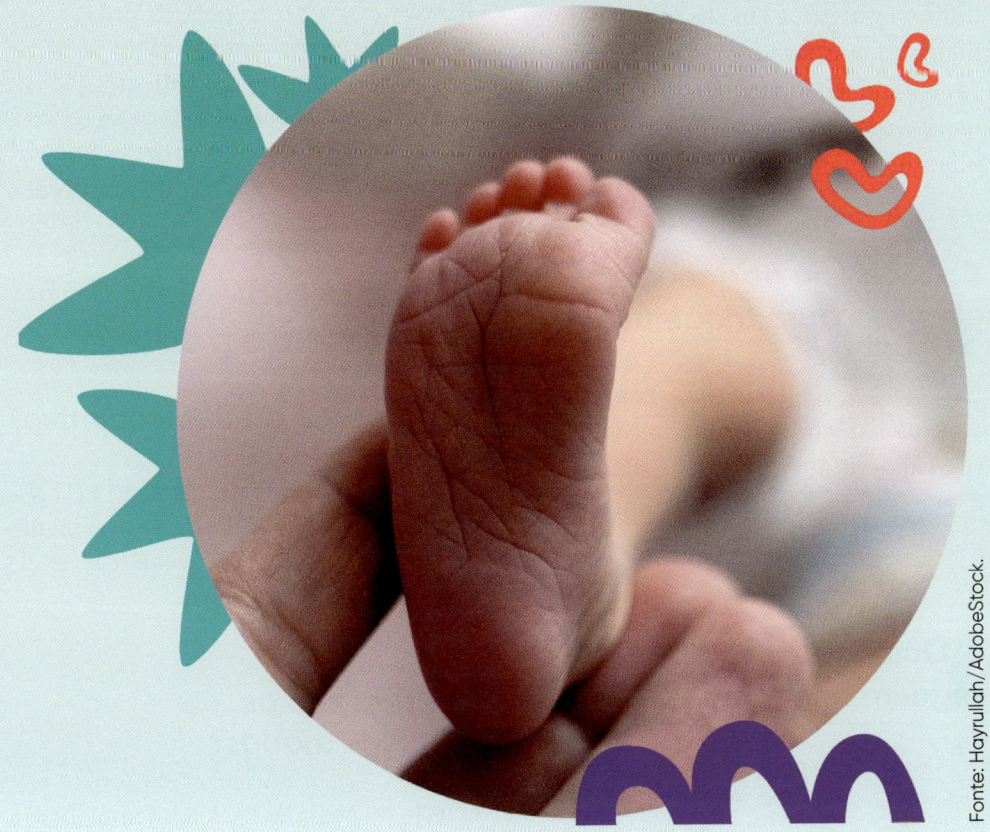

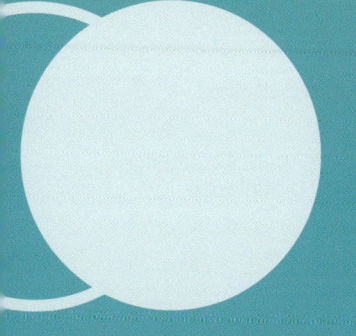

Fonte: Hayrullah/AdobeStock.

"O custo do cuidado é sempre menor do que o custo do reparo."

Marina Silva

O que é e como a triagem neonatal é realizada?

A triagem neonatal é uma forma de detectar doenças no período perinatal por meio de testes que identificam aquelas congênitas ou genéticas em sua fase pré-sintomática, o que permite intervenções clínicas e tratamento precoces, a fim de evitar morbidade e mortalidade na população infantil.[1]

Programa Nacional de Triagem Neonatal (PNTN)

Programa de saúde pública de triagem populacional, implantado por meio da Portaria Ministerial nº 822 de 06/06/01, do Ministério de Saúde, que tem como objetivo identificar distúrbios e doenças no recém-nascido em tempo oportuno para intervenção adequada, a fim de garantir tratamento e acompanhamento contínuo às pessoas com diagnóstico positivo.[1]

▪ Quais são as doenças elegíveis para triagem?

As doenças elegíveis para triagem são aquelas nas quais a intervenção precoce é capaz de alterar a história natural da doença em uma parcela significativa da população.[1]

▪ Quais são as etapas que se seguem à triagem neonatal?

Diagnóstico presuntivo por meio da triagem
⬇
Diagnóstico definitivo por meio de testes confirmatórios e avaliação clínica
⬇
Tratamento e acompanhamento dos casos diagnosticados (busca ativa para recoleta, reteste, reavaliação, agendamento de consultas e acompanhamento de comparecimento)
⬇
Incorporação de tecnologias voltadas para promoção, prevenção e cuidado integral

Triagem biológica ou "teste do pezinho"

▪ O que é e qual seu objetivo?

O teste do pezinho faz parte do PNTN e tem como objetivo fazer o rastreamento de doenças metabólicas, genéticas, enzimáticas e endocrinológicas.[1]

▪ Quais são as doenças triadas?

O teste do pezinho básico foi implantado pelo Sistema Único de Saúde (SUS) de forma progressiva em quatro fases:

Fase I: Fenilcetonúria e hipotireoidismo congênito
⬇
Fase II: Doença falciforme
⬇
Fase III: Fibrose cística
⬇
Fase IV: Hiperplasia adrenal congênita e deficiência da biotinidase

Triagem neonatal

> **Atenção!**

Em 2021, o Governo Federal sancionou a Lei nº 14.154,[2] que ampliou o rastreamento de doenças no PNTN. Na primeira etapa da ampliação, o Ministério da Saúde incorporou o exame para toxoplasmose congênita.

Além da versão básica do teste, existem outros mais abrangentes que podem ser realizados na rede privada (Quadro 8.1).

Quando o teste deve ser realizado

O teste deve ser realizado em todo recém-nascido, idealmente entre o 3º e o 5º dia de vida.

Logo após o nascimento da criança, ocorre uma liberação fisiológica de hormônio estimulante da tireoide (TSH, do inglês *thyroid-stimulating hormone*), o que pode resultar em teste falso-positivo para hipotireoidismo congênito, porém seus níveis retornam ao normal depois de 72 horas de vida.

QUADRO 8.1
Tipos de teste do pezinho

BÁSICO	AMPLIADO	PLUS
- Hipotireoidismo congênito - Fenilcetonúria e outras hiperfenilalaninemias - Anemia falciforme e outras hemoglobinopatias - Fibrose cística - Hiperplasia adrenal congênita - Deficiência de biotinidase	- Básico + - Hipotireoidismo congênito e deficiência de TBG (globulina ligadora da tiroxina T4) - Aminoacidopatias e distúrbio do ciclo da ureia	- Ampliado + - Galactosemias - Toxoplasmose congênita
- *Plus* + - Deficiência de G6PD - Sífilis congênita - Doença de Chagas - Citomegalovirose - Rubéola congênita	- *Plus* + - Tirosinemias - Distúrbios da beta-oxidação dos ácidos graxos e acidemias orgânicas - Deficiência de acil-CoA e desidrogenase de cadeia média	- *Master* e Expandido + - Doenças lisossômicas (doença de Gaucher, Pompe, Fabry e MPS I) - SCID, AGAMA e outras imunodeficiências congênitas - HIV - Surdez congênita

AGAMA, agamaglobulinemia; HIV, vírus da imunodeficiência humana; MPS I, mucopolissacaridoses; SCID, imunodeficiência combinada grave.

A criança deve ter ingerido leite em quantidade suficiente antes de ser submetida ao exame, para que haja acúmulo de fenilalanina no sangue, o que evita um resultado falso-negativo para fenilcetonúria.

Em caso de atraso na coleta, o exame poderá ser realizado em até 30 dias após o nascimento, para que sejam minimizados possíveis prejuízos no atraso do início do tratamento das doenças triadas.

Recém-nascidos que não conseguiram realizar o teste no período neonatal devem ser avaliados para orientação e investigação diagnóstica específica, se necessário, com a finalidade de um diagnóstico tardio.[1]

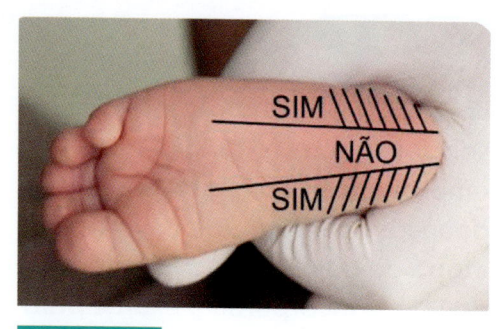

FIGURA 8.1
Áreas indicadas para punção no teste do pezinho.

▪ Como é feita a coleta?

A coleta deve ser realizada por meio de punção em uma das laterais do calcanhar, que é o local com menor possibilidade de atingir o osso (Figura 8.1). O sangue extraído da punção deve ser depositado em papel filtro e preencher os espaços definidos.[1]

▪ Considerações importantes

Recém-nascidos pré-termo, com baixo peso ou gravemente enfermos devem ter suas amostras coletadas por meio de sangue venoso periférico, sendo necessárias pelo menos duas amostras em períodos diferentes.[1]

Recém-nascidos que receberam transfusão também apresentam particularidades em relação à coleta, uma vez que esse procedimento pode provocar alteração nos resultados. Assim, o exame deve ser coletado prioritariamente antes da transfusão ou, em caso de transfusão já realizada, respeitar um intervalo de 10 dias para a primeira coleta.[1]

Fenilcetonúria

▪ O que é?

A fenilcetonúria é um erro inato do metabolismo, com padrão de herança autossômico recessivo, ocasionado por um defeito na enzima fenilalanina hidroxilase, responsável pela conversão da fenilalanina em tirosina. A falha nessa enzima leva a um acúmulo do aminoácido fenilalanina (FAL) no sangue, que é excretado pela via urinária na forma de ácido fenilpirúvico.[3]

▪ Quais são as manifestações clínicas?

A criança não tratada antes dos 3 meses de vida desenvolve um quadro clássico caracterizado por atraso do desenvolvimento neuropsicomotor, deficiência intelectual, distúrbio do comportamento, convulsões, alterações no eletroencefalograma e odor característico na urina.[3]

Atenção!

Pacientes com diagnóstico no período neonatal e terapia dietética adequada não desenvolvem o quadro clínico.

■ Quais são as principais formas da doença?

Na Tabela 8.1, são listadas as principais formas de apresentação da fenilcetonúria.

■ Como interpretar os resultados e o que fazer diante deles?

A triagem é feita por meio da dosagem quantitativa de FAL sanguínea em amostras coletadas em papel filtro. Para que a FAL seja detectada, é necessário que o recém-nascido já tenha ingerido uma quantidade suficiente de proteínas (Figura 8.2).[3]

■ Como é realizado o tratamento dos pacientes com diagnóstico confirmado?

O tratamento é realizado com a administração de dieta hipoproteica e de baixo teor de FAL, e é necessária a suplementação com fórmula de aminoácidos isenta de FAL, a fim de garantir níveis satisfatórios desse aminoácido no sangue que permitam crescimento e desenvolvimento adequados.[3]

O acompanhamento clínico e laboratorial desses pacientes deve ser frequente até o primeiro ano de vida!

Hipotireoidismo congênito

■ O que é?

Ocorre quando a glândula tireoide é incapaz de produzir quantidades adequadas

TABELA 8.1
Fenilcetonúria: principais formas da doença

FORMAS	ATIVIDADE ENZIMÁTICA	FENILALANINA PLASMÁTICA
Clássica	< 1%	> 20 mg/dL
Leve	1-3%	10-20 mg/dL
Hiperfenilalaninemia transitória ou permanente	> 3%	4-10 mg/dL

Fonte: Santos e Haack.[3]

Manual de puericultura

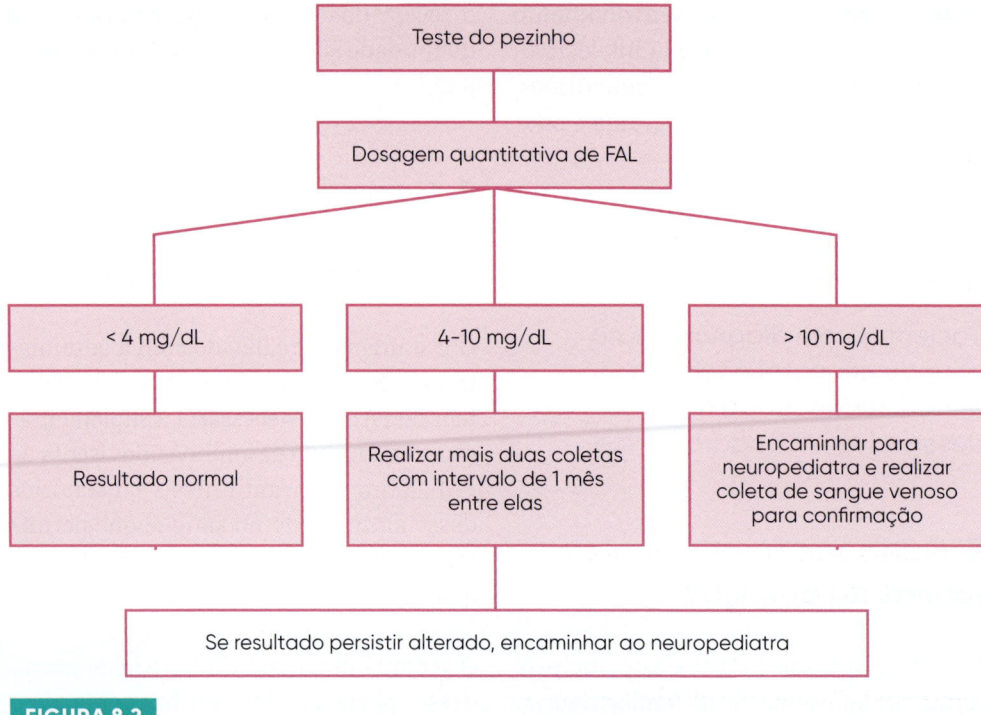

```
                    ┌─────────────────────┐
                    │   Teste do pezinho  │
                    └──────────┬──────────┘
                               │
                    ┌──────────┴──────────┐
                    │ Dosagem quantitativa de FAL │
                    └──────────┬──────────┘
            ┌──────────────────┼──────────────────┐
       ┌────┴────┐        ┌────┴────┐        ┌────┴────┐
       │ < 4 mg/dL│        │ 4-10 mg/dL│      │ > 10 mg/dL│
       └────┬────┘        └────┬────┘        └────┬────┘
   ┌────────┴────────┐ ┌───────┴────────┐ ┌───────┴────────┐
   │ Resultado normal│ │ Realizar mais  │ │  Encaminhar para│
   │                 │ │ duas coletas   │ │ neuropediatra e │
   │                 │ │ com intervalo  │ │ realizar coleta │
   │                 │ │ de 1 mês entre │ │ de sangue venoso│
   │                 │ │ elas           │ │ para confirmação│
   └─────────────────┘ └────────────────┘ └─────────────────┘
                               │
              ┌────────────────┴───────────────┐
              │ Se resultado persistir alterado,│
              │ encaminhar ao neuropediatra    │
              └────────────────────────────────┘
```

FIGURA 8.2

Fenilcetonúria: interpretação de resultados e conduta.

de hormônios tireoidianos (T3 e T4), o que resulta em redução generalizada dos processos metabólicos e da maturação do sistema nervoso central (SNC). Os baixos níveis de T3 e T4 causam um aumento do TSH pela ausência do *feedback* negativo no eixo hipotálamo-hipófise-tireoide.[4]

▪ Quais são as manifestações clínicas?

Ao nascimento, a maioria dos recém-nascidos é assintomática, devido à passagem placentária de T4 materno para o feto. O quadro clínico se estabelece de maneira lenta, e a maior parte das manifestações é inespecífica (Quadro 8.2).[4]

Crianças que iniciam terapia específica em tempo oportuno não desenvolvem sintomatologia clínica!

▪ Como a triagem é realizada?

A triagem é realizada por meio da dosagem de TSH em amostra de sangue coletado em papel filtro.[4]

Os recém-nascidos pré-termo (RNPT), com baixo peso ou gravemente enfermos podem ter elevação tardia do TSH, e por isso devem ter uma segunda amostra coletada com 30 dias de vida ou na alta hospitalar (o que ocorrer primeiro)![1]

QUADRO 8.2

Hipotireoidismo congênito: manifestações clínicas

DIAS	SEMANAS	MESES
- Icterícia prolongada - Hipotermia transitória - Fontanela posterior aumentada - Dificuldade de sucção - Dificuldade respiratória durante as mamadas	- Letargia - Constipação intestinal - Hérnia umbilical	- Fácies cretinoide - Retardo do crescimento e do desenvolvimento neuropsicomotor

■ Como interpretar os resultados e o que fazer diante deles?

Se o resultado apresentar TSH sérico > 10 microU/mL + níveis baixos de T4 livre ou total, há confirmação do diagnóstico. Veja a Figura 8.3.

■ Como é realizado o tratamento dos pacientes com diagnóstico confirmado?

Reposição hormonal de levotiroxina sódica (T4 sintético): 10 a 15 mcg/kg/dia.

- Macerar e diluir o comprimido em água e administrá-lo 1 vez ao dia, pela manhã, em jejum (30 minutos antes da alimentação).
- Evitar administração concomitante de soja (leite de soja), suplementos de ferro e cálcio.
- Iniciar o tratamento até o 14º dia de vida (após, já pode ocorrer algum dano cerebral).
- Fazer a monitorização do tratamento por meio da determinação periódica das concentrações plasmáticas de T4 livre e total e de TSH (Quadro 8.3).[4]

A coleta de sangue deve ser feita antes de se administrar a levotiroxina. Caso ela já tenha sido administrada, aguardar 4 horas para a coleta.

Doença falciforme e hemoglobinopatias

■ O que são?

As hemoglobinopatias em geral são condições que resultam de mutações que afetam a síntese das cadeias de hemoglobina de forma quantitativa (talassemias) ou qualitativa (HbS, HbC, HbD, HbE, HbH).

A doença falciforme é uma afecção genética com padrão de herança autossômico recessivo que causa um defeito na estrutura na cadeia beta da hemoglobina, o que determina uma mudança em sua conformação (polimerização/falcização) quando exposta a determinadas condições (febre alta, baixa oxigenação, infecções, desidratação etc.) (Figura 8.4).[1]

Manual de puericultura

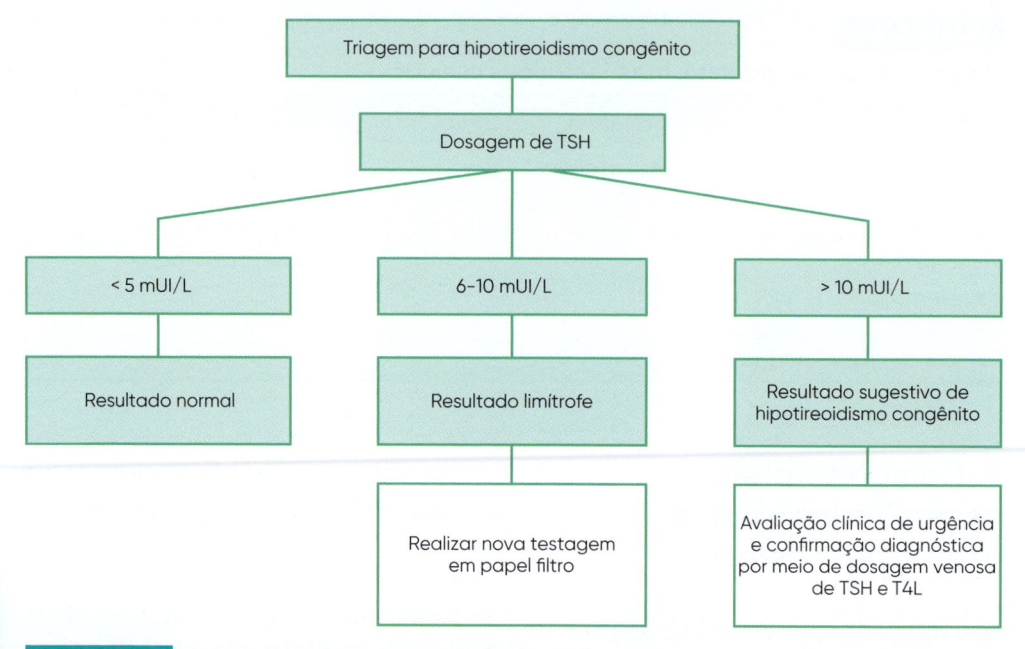

```
                    Triagem para hipotireoidismo congênito
                                    │
                             Dosagem de TSH
                    ┌───────────────┼───────────────┐
                < 5 mUI/L       6-10 mUI/L       > 10 mUI/L
                    │               │               │
            Resultado normal  Resultado limítrofe  Resultado sugestivo de
                                                   hipotireoidismo congênito
                                    │               │
                            Realizar nova testagem  Avaliação clínica de urgência
                               em papel filtro      e confirmação diagnóstica
                                                    por meio de dosagem venosa
                                                    de TSH e T4L
```

FIGURA 8.3
Hipotireoidismo congênito: recomendações de outros centros no Brasil e no mundo.
Fonte: Elaborada com base em Sociedade Brasileira de Pediatria.[4]

QUADRO 8.3
Hipotireoidismo congênito: metas do tratamento

DOSAGEM DE TSH E T4 TOTAL E LIVRE	METAS
Em 2 e 4 semanas após o início da terapia	T4 livre entre 1,4 e 2,3 ng/dL
Entre 0 e 6 meses de idade: a cada 1 a 2 meses	T4 total entre 10 e 16 ng/dL
Entre 6 meses e 3 anos de idade: a cada 2 a 3 meses	TSH entre 0,4 e 4 microU/mL

Fonte: Elaborada com base em Sociedade Brasileira de Pediatria.[4]

■ Quais são as manifestações clínicas?

Cursa com anemia hemolítica, crises vaso-oclusivas, crises de dor, infecções, sequestro esplênico, acidente vascular encefálico etc.[1]

■ Como a triagem é realizada e como interpretar um resultado alterado?

A triagem é realizada por meio da análise do padrão de hemoglobina do recém-nascido. Normalmente, a hemoglobina pre-

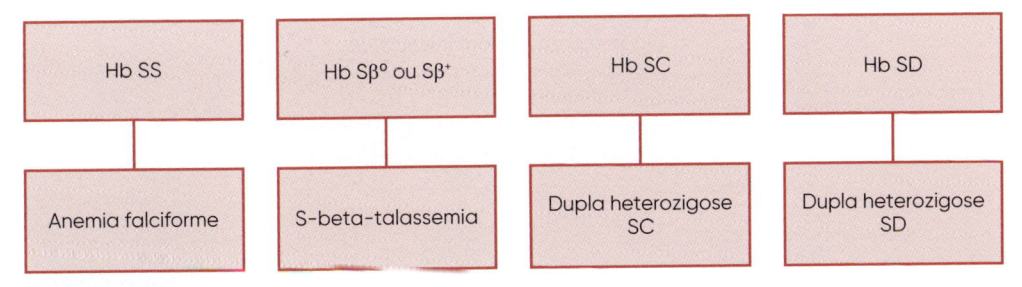

Triagem neonatal

```
[Hb SS] → Anemia falciforme
[Hb Sβ⁰ ou Sβ⁺] → S-beta-talassemia
[Hb SC] → Dupla heterozigose SC
[Hb SD] → Dupla heterozigose SD
```

FIGURA 8.4
Doença falciforme e hemoglobinopatias.

dominante nessa idade é a hemoglobina fetal (F), que desaparece por volta do 6º mês de vida, e a hemoglobina A, com um padrão Hb FA (**Figura 8.5**).[1]

■ O que fazer em caso de resultado alterado?

Em caso de primeiro exame suspeito, coletar segunda amostra em papel-filtro e encaminhar o paciente para um centro especializado e a família para um aconselhamento genético.[1]

Fibrose cística

■ O que é?

Doença hereditária com padrão de herança autossômico recessivo que determina uma mutação no gene *CFTR* (regulador transmembrana de fibrose cística) e ocasiona alteração no transporte de canais iônicos de cloro das células. Essa alteração gera aumento da viscosidade dos mucos corporais pela maior quantidade de sódio e cloro eliminados e acomete diversos órgãos, principalmente o pulmão e o pâncreas.[1]

■ Quais são as manifestações clínicas?

O quadro clínico se caracteriza por infecções pulmonares de repetição, síndrome disabsortiva, dificuldade de ganho de peso, esteatorreia, íleo meconial (pode ser a primeira manifestação), perda de sal pelo suor, dor abdominal recorrente, icterícia prolongada, edema hipoproteinêmico, pancreatite recorrente etc.[1]

■ Como a triagem é realizada?

A triagem para fibrose cística é feita por meio da dosagem dos níveis de tripsina imunorreativa (TIR), uma enzima produzida exclusivamente pelo pâncreas, de forma que sua elevação reflete uma obstrução ductal pancreática e gera refluxo da enzima para circulação sanguínea.[1]

Os níveis de TIR caem durante a infância, e o resultado pode ser falso-negativo após 8 semanas de vida.

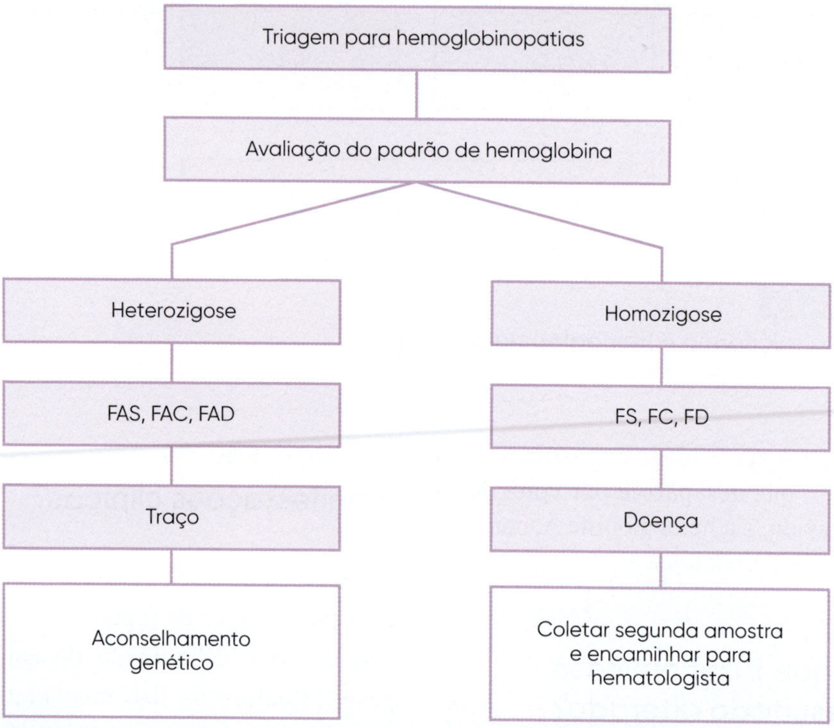

Manual de puericultura

```
Triagem para hemoglobinopatias
            │
Avaliação do padrão de hemoglobina
       ┌────┴────┐
   Heterozigose  Homozigose
       │              │
   FAS, FAC, FAD   FS, FC, FD
       │              │
     Traço         Doença
       │              │
  Aconselhamento   Coletar segunda amostra
    genético       e encaminhar para
                   hematologista
```

FIGURA 8.5

Hemoglobinopatias: interpretação de resultados e conduta.

■ Como interpretar os resultados e o que fazer diante deles?

Veja a **Figura 8.6** para a interpretação dos resultados e as medidas a serem adotadas de acordo com eles.

■ Como é realizado o tratamento dos pacientes com diagnóstico confirmado?

O tratamento é realizado por meio de suporte dietético, reposição de enzimas pancreáticas, suplementação vitamínica (A, D, K e E), tratamento e profilaxia de infecções respiratórias, além de fisioterapia respiratória.[1]

Deficiência da biotinidase

■ O que é?

Doença hereditária com padrão de herança autossômico recessivo que determina um defeito no metabolismo da biotina. O organismo apresenta deficiência da enzima biotinidase, responsável pela quebra da biotina, e se torna incapaz de fazer sua reciclagem ou de utilizar a biotina for-

Triagem neonatal

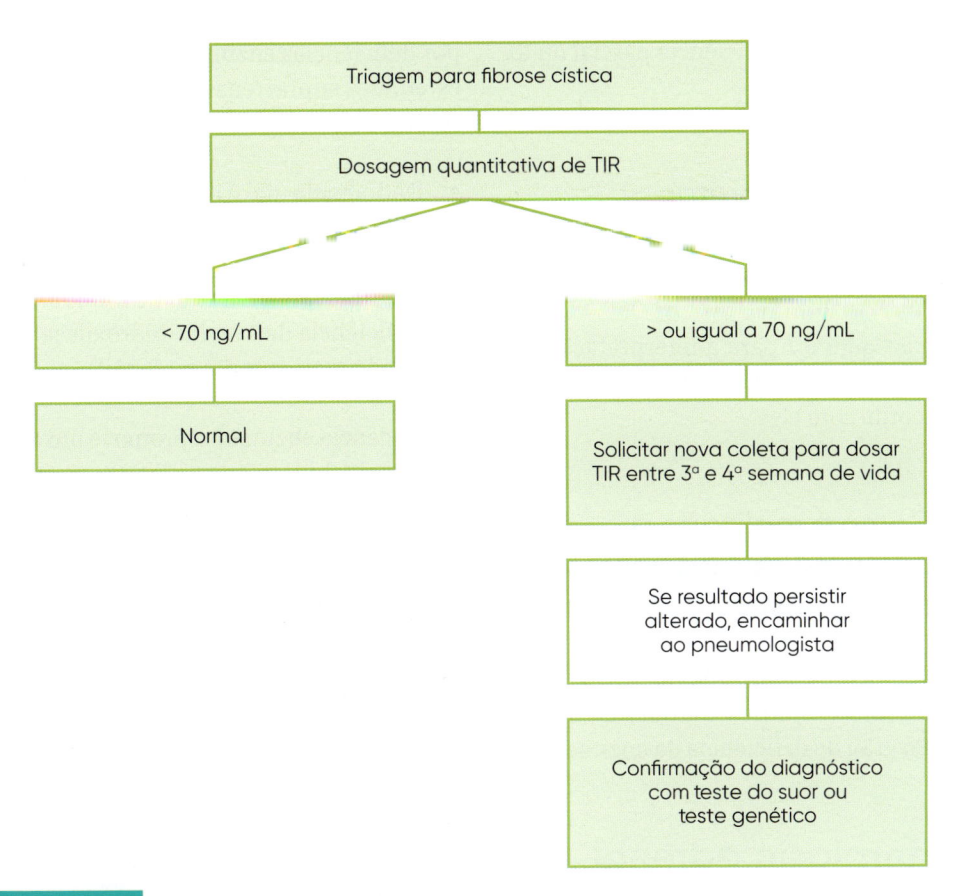

```
                    ┌─────────────────────────────┐
                    │ Triagem para fibrose cística │
                    └──────────────┬──────────────┘
                                   │
                    ┌──────────────┴──────────────┐
                    │ Dosagem quantitativa de TIR │
                    └──────────────┬──────────────┘
                     ┌─────────────┴─────────────┐
              ┌──────┴──────┐           ┌────────┴────────┐
              │  < 70 ng/mL │           │ > ou igual a 70 ng/mL │
              └──────┬──────┘           └────────┬────────┘
                     │                           │
              ┌──────┴──────┐      ┌─────────────┴─────────────┐
              │   Normal    │      │ Solicitar nova coleta para│
              └─────────────┘      │ dosar TIR entre 3ª e 4ª   │
                                   │      semana de vida       │
                                   └─────────────┬─────────────┘
                                   ┌─────────────┴─────────────┐
                                   │   Se resultado persistir  │
                                   │   alterado, encaminhar    │
                                   │     ao pneumologista      │
                                   └─────────────┬─────────────┘
                                   ┌─────────────┴─────────────┐
                                   │  Confirmação do diagnóstico│
                                   │   com teste do suor ou    │
                                   │       teste genético      │
                                   └───────────────────────────┘
```

FIGURA 8.6

Fibrose cística: interpretação de resultados e condutas.
*Falsos-positivos podem ocorrer em RNs que passaram por estresse perinatal, prematuros, baixo APGAR e afrodescendentes.
TIR, tripsina imunorreativa.

necida pela dieta, o que gera depleção da biotina endógena.[5]

■ Quais são as manifestações clínicas?

O quadro clínico se manifesta a partir da sétima semana de vida e é caracterizado por distúrbios neurológicos (crises epilépticas, hipotonia, microcefalia, atraso do desenvolvimento neuropsicomotor) e distúrbios cutâneos (alopecia e dermatite eczematoide). O diagnóstico tardio pode acarretar distúrbios visuais, auditivos, atraso motor e da linguagem.[5]

■ Como a triagem é realizada?

A triagem é realizada por meio da análise qualitativa da enzima biotinidase, para identificar se há deficiência parcial ou total (**Quadro 8.4**).⁵

■ Como interpretar os resultados e o que fazer diante deles?

Veja a **Figura 8.7** para a interpretação dos resultados e as medidas a serem adotadas de acordo com eles.

■ Como é realizado o tratamento dos pacientes com diagnóstico confirmado?

O tratamento é realizado por meio do uso de biotina em doses diárias, de acordo com o grau de deficiência da enzima.⁵

Hiperplasia adrenal congênita

■ O que é?

Conjunto de doenças transmitidas de forma autossômica recessiva, caracterizadas por deficiências enzimáticas na síntese de esteroides suprarrenais (cortisol, aldosterona e testosterona).

- Deficiência da 21-hidroxilase (mais comum – 95% dos casos).
- Deficiência da 11-beta-hidroxilase (segunda mais comum no mundo).
- Deficiência da 17-alfa-hidroxilase (segunda mais comum no Brasil).

A deficiência enzimática promove um acúmulo de 17-hidroxiprogesterona (17-OHP) na circulação, um metabólito precursor na síntese de cortisol e aldosterona.⁶

■ Quais são as manifestações clínicas?

Veja o **Quadro 8.5** para conhecer o quadro clínico.

■ Como a triagem é realizada?

A triagem é feita por meio da dosagem de 17-OHP, e a interpretação dos resultados deve levar em conta o peso do bebê ao nascimento e a idade em que foi feita a co-

QUADRO 8.4

Deficiência da biotinidase: graus de deficiência conforme atividade enzimática

GRAU DE DEFICIÊNCIA	ATIVIDADE ENZIMÁTICA
Deficiência profunda	< 10%
Deficiência parcial	10-30%
Sem deficiência	> 30%

Fonte: Elaborado com base em Ministério da Saúde.⁵

Triagem neonatal

```
Triagem para deficiência da biotinidase
            │
Análise qualitativa da enzima em papel-filtro
      │                          │
    Normal                    Alterado
      │                          │
Seguimento clínico de rotina   Realizar segunda análise
                               em papel-filtro
                                  │
                               Alterado
                                  │
                               Encaminhar para consulta
                               médica imediata em ponto de
                               atenção especializado
                               Iniciar tratamento
                                  │
                               Confirmação do diagnóstico
                               com dosagem quantitativa
                               da enzima
```

FIGURA 8.7
Deficiência de biotinidase: interpretação de resultados e condutas.
Fonte: Elaborada com base em Ministério da Saúde.[5]

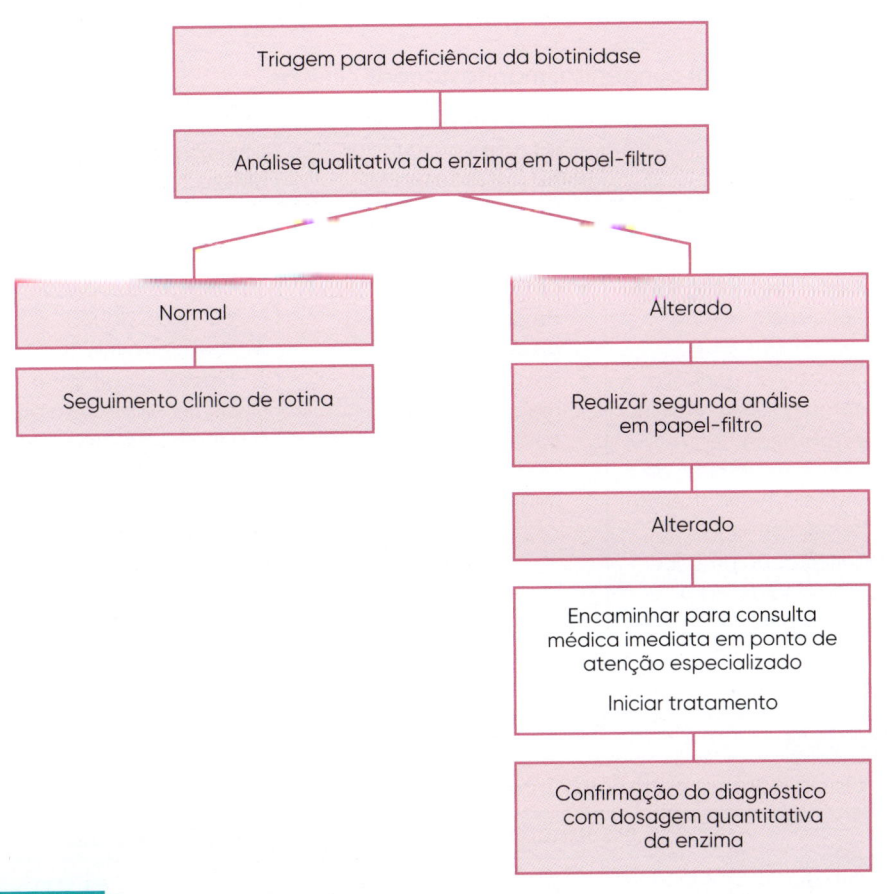

leta. O objetivo da triagem é identificar as formas clássicas dessa doença, que podem cursar com complicações potencialmente graves no período neonatal.[6]

Como interpretar os resultados e o que fazer diante deles?

Veja a Tabela 8.2 para a interpretação dos resultados e as medidas a serem adotadas de acordo com eles.

São encaminhados para confirmação diagnóstica os recém-nascidos que apresentaram valores muito altos na primeira amostra ou aqueles que apresentaram duas amostras em papel-filtro alteradas.

A confirmação do diagnóstico é feita por meio da coleta sérica e do envio rápido das amostras de 17-OHP, cortisol, androstenediona, testosterona, sódio e potássio.

A pesquisa de mutação genética não é essencial, tem a finalidade de descartar a doença em pacientes assintomáticos.

QUADRO 8.5
Hiperplasia adrenal congênita: manifestações clínicas

FORMA CLÁSSICA PERDEDORA DE SAL	FORMA CLÁSSICA NÃO PERDEDORA DE SAL (VIRILIZANTE SIMPLES)	FORMA NÃO CLÁSSICA (INÍCIO TARDIO)
▪ Comprometimento total da atividade enzimática ▪ Excesso de androgênios e deficiência mineralocorticoide ▪ Virilização da genitália externa no sexo feminino ▪ Desidratação importante, vômitos de repetição, hiponatremia e hipercalemia ▪ Manifestação precoce (2ª semana de vida)	▪ Não há deficiência mineralocorticoide ▪ Sexo feminino: virilização da genitália externa ao nascimento ▪ Sexo masculino: diagnóstico tardio com sinais de hiperandrogenismo e puberdade precoce	▪ Manifestações podem aparecer na infância, adolescência ou idade adulta ▪ Sexo feminino: hiperandrogenismo, aumento discreto do clitóris, pubarca precoce, menstruação irregular, hirsutismo e infertilidade ▪ Sexo masculino: oligossintomático e muitas vezes não diagnosticado

Fonte: Elaborado com base em Sociedade Brasileira de Pediatria.[6]

TABELA 8.2
Hiperplasia adrenal congênita: interpretação de resultados e conduta

PESO AO NASCIMENTO	RESULTADO DA 17-OHP (NG/ML) DE ACORDO COM A IDADE					
	< 72 horas	> 72 horas	< 72 horas	> 72 horas	< 72 horas	> 72 horas
< 1.500 g	< 120	< 173	120-240	173-346	> 240	> 346
≥ 1.501-1.999 g	< 71	< 90	71-142	90-180	> 142	> 180
≥ 2.000-2.499 g	< 39	< 66	39-78	66-132	> 78	> 132
≥ 2.501 g	< 20	< 25	20-40	25-50	> 40	> 50
Interpretação	17-OHP normal		17-OHP elevada		17-OHP muito elevada	
Conduta	São desnecessárias novas investigações		Repetir dosagem em papel filtro		Convocação de emergência para teste confirmatório	

Fonte: Elaborada com base em Sociedade Brasileira de Pediatria.[6]

Deve ser também realizada a determinação do sexo genético por meio de cariótipo ou polimerização em cadeia para sequências do cromossomo Y (mais rápido).[6]

Como é realizado o tratamento dos pacientes com diagnóstico confirmado?

O tratamento é realizado por meio da reposição hormonal com glicocorticoides (hidrocortisona) e mineralocorticoides (fludrocortisona) para os pacientes com as formas clássicas da doença.[8]

> **Saiba mais!**
>
> - O teste da bochechinha é um novo teste de triagem biológica realizado por meio da coleta da saliva do recém-nascido, que pode ser feita a partir do primeiro dia de vida, mas não se encontra disponível na rede pública.
> - O exame é feito por meio de um coletor bucal (haste de algodão) que absorve as células da boca do bebê, e estas são sequenciadas e analisadas pelo algoritmo de inteligência artificial.
> - Esse teste identifica cerca de 300 doenças de causa genética, entre elas distúrbios neurológicos, doenças imunes, endócrinas, hematológicas, hepáticas/gastrintestinais, renais e de erros inatos do metabolismo.
> - O exame é complementar ao teste do pezinho e não exclui a necessidade de sua realização.[7]

Triagem cardiológica ou "teste do coraçãozinho"

Como funciona a circulação fetal?

A circulação fetal é caracterizada por elevada resistência vascular pulmonar, com fluxo pulmonar reduzido, devido ao excesso de líquido nesse órgão, e baixa resistência sistêmica pela presença da placenta. Essa conformação leva a um fluxo de sangue da direita para esquerda (*shunt*) por meio do canal arterial, do forame oval e do ducto venoso. Após o nascimento, ocorre a transição da circulação fetal para a pós-natal, que envolve as ações listadas a seguir.[8]

- Aumento da resistência da circulação sistêmica com a eliminação da placenta.
- Estabelecimento da circulação pulmonar e queda da sua resistência com a reabsorção do líquido dos pulmões.
- Fechamento dos canais de mistura sanguínea (forame oral, ducto venoso e canal arterial).

O **fechamento do canal arterial** começa a ocorrer logo após o nascimento do bebê, devido a uma constrição que ocorre em resposta ao aumento dos níveis de oxigênio e à queda de prostaglandinas e óxido nítrico.

O que é o teste do coraçãozinho e qual é seu objetivo?

Também conhecido como teste da oximetria de pulso, é um exame de triagem realizado com o objetivo de detectar cardiopatias congênitas críticas que requerem cirurgia ou intervenção nos primeiros dias de vida e que são, em geral, dependentes de canal arterial (Quadro 8.6).[8]

▪ O que são cardiopatias dependentes de canal?

Em algumas cardiopatias congênitas, o canal arterial é a única fonte pela qual o sangue pode alcançar o leito vascular pulmonar para ser oxigenado, e a sua patência é essencial para a sobrevida da criança. Nesses casos, o uso de prostaglandina é necessário para manter o canal aberto até uma conduta mais definitiva ser instituída.[9]

▪ Quando o teste deve ser realizado?

Entre as primeiras 24 e 48 horas de vida, em recém-nascidos com 35 semanas ou mais, antes da alta da maternidade.[8]

▪ Como o teste é realizado?

O teste é realizado por meio da aferição da saturação do membro superior direito (pré-ductal) e de um dos membros inferiores (pós-ductal).[8]

Nas cardiopatias congênitas críticas, ocorre uma mistura de sangue entre as circulações pulmonar e sistêmica, o que acarreta uma redução na saturação periférica de oxigênio.

▪ Como interpretar os resultados e o que fazer diante deles?

A Figura 8.8 apresenta a conduta adequada.

Triagem visual ou "teste do olhinho"

▪ O que é e qual seu objetivo?

Também chamado de teste do reflexo vermelho, por refletir a vasculatura da retina, o teste do olhinho é o exame de rastreamento para anormalidades oculares, desde a córnea até o segmento posterior, com a capacidade de detectar doenças que causam opacidades dos meios transparentes do globo ocular.[10]

▪ Quais doenças podem alterar o teste do reflexo vermelho?

Catarata congênita, retinopatia da prematuridade, retinoblastoma, glaucoma congênito, descolamento de retina, hemorragia vítrea, inflamações intraoculares e vascularização fetal persistente.[10]

> **Você sabia?**
>
> As três principais causas de cegueira na infância são retinopatia da prematuridade, glaucoma congênito e catarata, e todas elas podem ser detectadas pelo teste do olhinho!

Triagem neonatal

QUADRO 8.6
Cardiopatias dependentes do canal arterial

	Circulação pulmonar dependente de canal	▪ Tetralogia de Fallot ▪ Atresia ou estenose pulmonar crítica
	Circulação sistêmica dependente de canal	▪ Atresia ou estenose aórtica crítica ▪ Hipoplasia do coração esquerdo ▪ Interrupção do arco aórtico ▪ Coarctação aórtica crítica
	Circulação em paralelo dependente de canal	▪ Transposição de grandes artérias

Fonte: Elaborado com base em Lapa.[9]

Quando o teste deve ser realizado?

- Antes da alta da maternidade.
- Na primeira consulta de puericultura.
- Com 2 meses de vida (período ideal para cirurgia de catarata).
- Com 6, 9 e 12 meses de vida.
- Duas vezes por ano após o primeiro ano de vida.

Como o teste é realizado?

O teste é realizado em ambiente escurecido com a utilização de oftalmoscópio com lente ajustada no "zero" e posicionado a uma distância de 40 a 50 cm do recém-nascido, a fim de avaliar a presença do reflexo vermelho no paciente (**Figura 8.9**).[10]

É importante que a avaliação seja feita nos dois olhos simultaneamente, a fim de detectar assimetrias.

Como interpretar os resultados e o que fazer diante deles?

A **Figura 8.10** apresenta as condutas necessárias.

Pacientes que apresentarem reflexo anormal devem ser encaminhados à avaliação oftalmológica, para a realização de biomicroscopia, retinoscopia e mapeamento de retina em busca de confirmação diagnóstica.[10]

O teste do olhinho não substitui a avaliação oftalmológica na infância, pois altera-

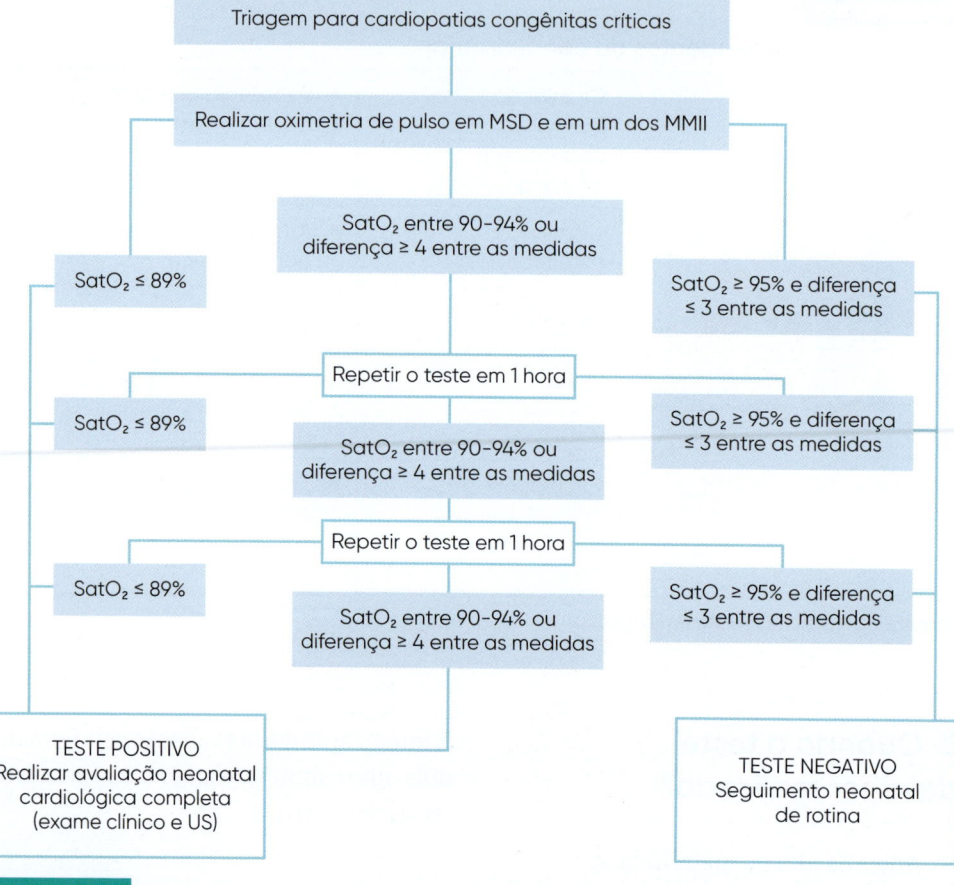

Triagem para cardiopatias congênitas críticas

```
Triagem para cardiopatias congênitas críticas
            │
Realizar oximetria de pulso em MSD e em um dos MMII
            │
   ┌────────┼────────┐
SatO₂ ≤ 89%  │  SatO₂ ≥ 95% e diferença ≤ 3 entre as medidas
   │   SatO₂ entre 90-94% ou
   │   diferença ≥ 4 entre as medidas
   │        │
   │   Repetir o teste em 1 hora
   │        │
SatO₂ ≤ 89%  │  SatO₂ ≥ 95% e diferença ≤ 3 entre as medidas
   │   SatO₂ entre 90-94% ou
   │   diferença ≥ 4 entre as medidas
   │        │
   │   Repetir o teste em 1 hora
   │        │
SatO₂ ≤ 89%  │  SatO₂ ≥ 95% e diferença ≤ 3 entre as medidas
   │   SatO₂ entre 90-94% ou
   │   diferença ≥ 4 entre as medidas
   │
TESTE POSITIVO                      TESTE NEGATIVO
Realizar avaliação neonatal         Seguimento neonatal
cardiológica completa               de rotina
(exame clínico e US)
```

FIGURA 8.8
Triagem cardiológica: interpretação de resultados e conduta.
MSD, membro superior direito; MMII, membros inferiores; SatO$_2$, saturação de oxigênio; USD, ultrassonografia.
Fonte: Elaborada com base em Sociedade Brasileira de Pediatria.[8]

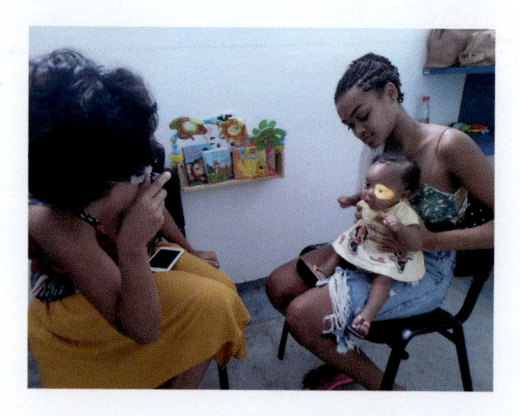

FIGURA 8.9
Teste do reflexo vermelho.

Triagem neonatal

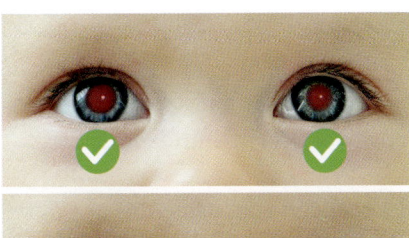

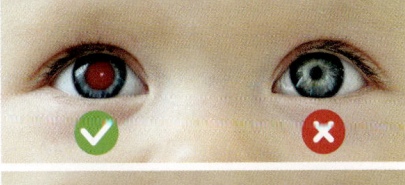

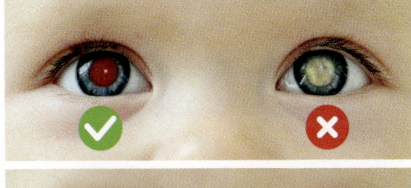

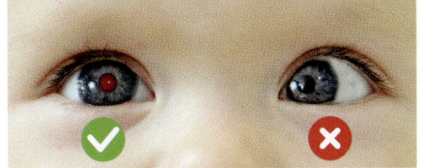

✓ Resultado normal: visualização de reflexo vermelho brilhante bilateral, que reflete a vasculatura da retina e coroide do epitélio pigmentário.

✗ Resultado anormal (ausente ou duvidoso): presença de pontos pretos, assimetria ou reflexo branco (leucocoria).

FIGURA 8.10
Interpretação dos resultados do teste do reflexo vermelho.
Fonte: Mirai Design e Comunicação.

ções mais sutis podem não ser identificadas por meio desse exame de triagem.[10]

Triagem auditiva ou "teste da orelhinha"

■ O que é e qual seu objetivo?

A triagem auditiva neonatal universal (TANU) é o exame de rastreamento para alterações auditivas. A identificação dessas alterações e a intervenção precoce até os 6 meses de vida podem garantir uma evolução da compreensão, da expressão e do desenvolvimento social da linguagem semelhante ao de crianças normais na mesma faixa etária.[11]

■ Quando o teste deve ser realizado?

A TANU deve ser realizada antes da alta hospitalar, ou até os primeiros 3 meses de vida do bebê, para que seja feita intervenção adequada antes dos 6 meses.[11]

Deve-se preconizar a meta de 1-3-6 meses:

Triagem auditiva neonatal finalizada
por volta de 1 mês de idade

⬇

Diagnóstico audiológico por volta
dos 3 meses de idade

⬇

Intervenção precoce até
os 6 meses de idade

Como o teste é realizado?

Teste de emissões otoacústicas

É o primeiro exame a ser realizado na TANU, por ser rápido, objetivo, sensível e não invasivo. Esse teste avalia a função coclear (sistema auditivo pré-neural), mas não quantifica a alteração auditiva nem detecta presença de alterações neurais. Sempre que o teste de emissões otoacústicas (EOA) for alterado, deve ser realizado novo teste para confirmação da alteração.[12]

Alterações na orelha externa (p. ex., presença de vérnix, rolha de cerume ou líquido na parte média) podem interferir no teste. Por isso, sempre que o teste for alterado, deve ser realizada otoscopia cuidadosa para corrigir esses fatores e realizar reteste após avaliação.[12]

Potencial evocado auditivo do tronco encefálico (PEATE)

Também chamado de BERA (do inglês *brainstem evoked response audiometry*), esse teste tem a capacidade de avaliar a resposta eletrofisiológica do sistema auditivo a um estímulo sonoro, desde o nervo coclear até o mesencéfalo. Dessa forma, avalia a integridade da via neural, porém é um teste mais demorado e que pode apresentar resultados falso-positivos pela imaturidade do SNC.

Deve ser realizado em pacientes que apresentarem indicadores de risco para deficiência auditiva (Quadro 8.7), teste de EOA alterado e em neonatos internados em unidade de terapia intensiva (UTI).[12]

Como interpretar os resultados e o que fazer diante deles?

Na Figura 8.11 é apresentada a conduta diante dos resultados.

Teste da linguinha

O que é e qual seu objetivo?

Teste realizado com o objetivo de detectar anquiloglossia, uma anomalia congênita que causa um frênulo curto na parte infe-

QUADRO 8.7

Quais são os indicadores de risco para perda auditiva?

- Asfixia (APGAR < 6 no 5º min)
- Espinha bífida
- História familiar de surdez congênita
- Convulsões ou doenças do SNC
- Peso de nascimento < 1.500 g
- Anomalias craniofaciais
- Defeitos cromossômicos
- Hiperbilirrubinemia (> 15 no RNT e > 12 no RNPT)
- TORCHS
- Fármacos ototóxicos
- Septicemia neonatal ou meningite
- Hemorragia intraventricular
- Ventilação mecânica por > 5 dias

RNT, recém-nascido a termo; RNPT, recém-nascido pré-termo; TORCHS, toxoplasmose, outros agentes, rubéola, citomegalovírus e herpes simples.
Fonte: Elaborado com base em Ministério da Saúde.[11]

Triagem neonatal

FIGURA 8.11
Triagem auditiva: interpretação de resultados e conduta.
EOA, emissões otoacústicas; IRDA, indicadores de risco para déficit auditivo; PAETE, potenciais auditivos evocados de tronco encefálico.
Fonte: Elaborada com base em Ministério da Saúde.[11]

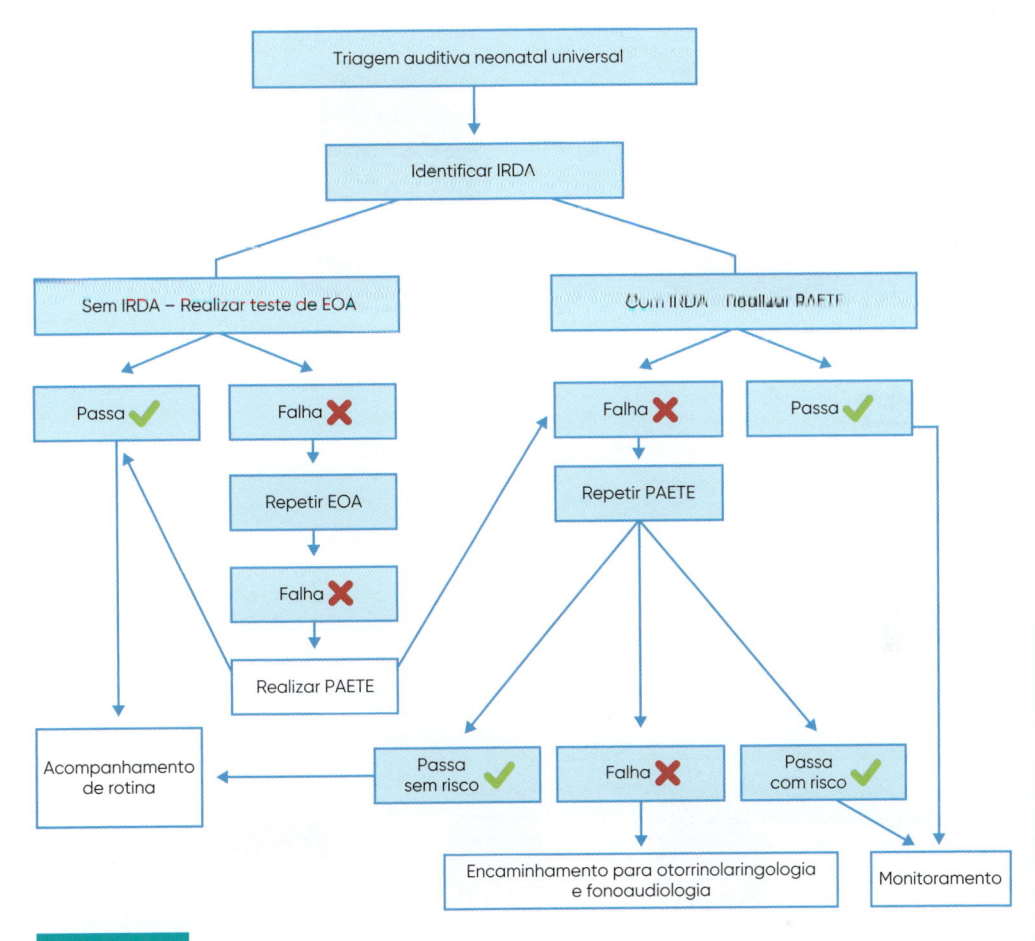

rior da língua e afeta o movimento normal dela, fator que pode dificultar no processo de amamentação.[13]

▰ Como o teste é realizado?

O teste é realizado por meio da elevação da língua do bebê para verificar se existe frênulo preso, bem como pela observação do bebê chorando e sugando (**Figura 8.12**).

A avaliação do frênulo lingual faz parte do exame físico do recém-nascido. No entanto, em 2014, por meio da Lei Federal nº 13.002/14,[14] foi instituída a aplicação do Protocolo de Avaliação do Frênulo Lingual em Bebês (Protocolo de Bristol) (**Quadro 8.8**), que se tornou obrigatória em hospitais e maternidades do Brasil.

O teste deve ser realizado por profissionais que atuem em Alojamento Conjunto,

Manual de puericultura

Anatomia normal

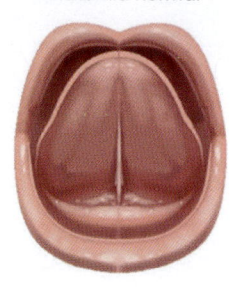

Anatomia alterada

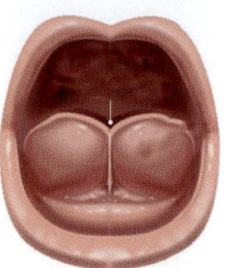

Língua em forma de coração durante o choro indica problema no frênulo.

FIGURA 8.12
Imagem comparativa da anatomia da língua do bebê.
Ilustração: Mirai Design e Comunicação.

QUADRO 8.8
Teste da linguinha: Protocolo de Bristol de Avaliação da Língua (BTAT)*

ASPECTOS AVALIADOS	1	2	3	ESCORE
Qual é a aparência da ponta da língua?	Formato de coração	Ligeira fenda/ entalhada	Arredondada	
Onde o frênulo da língua está fixado na gengiva/ assoalho?	Fixado na parte superior da margem gengival (topo)	Fixado na face interna da gengiva (atrás)	Fixado no assoalho da boca (meio)	

Triagem neonatal

> **QUADRO 8.8**
> Teste da linguinha: Protocolo de Bristol de Avaliação da Língua (BTAT)*

ASPECTOS AVALIADOS	1	2	3	ESCORE
O quanto a língua consegue se elevar (com a boca aberta durante o choro)?	Elevação mínima da língua	Elevação apenas das bordas da língua em direção ao palato duro	Elevação completa da língua em direção ao palato duro	
Projeção da língua	Ponta da língua fica atrás da gengiva	Ponta da língua fica sobre a gengiva	Ponta da língua pode se estender sobre o lábio inferior	

*Tradução do inglês para o português autorizada pela equipe de Bristol, Drs. Jenny Ingram e Alan Edmond.
Fonte: Elaborado com base em Ministério da Saúde.[13]

Banco de Leite Humano ou Unidade Neonatal, capacitados para avaliação do frênulo lingual do bebê.[13]

■ Como interpretar os resultados e o que fazer diante deles?

A Figura 8.13 apresenta a conduta a ser seguida.

■ O que fazer em caso de teste alterado?

Nos casos de teste alterado com dificuldade na amamentação, encaminhar o paciente para serviço de odontologia para realização da frenotomia lingual. O procedimento consiste na execução de um pequeno corte para separação do frênulo lingual, dando maior mobilidade à língua.[13]

Manual de puericultura

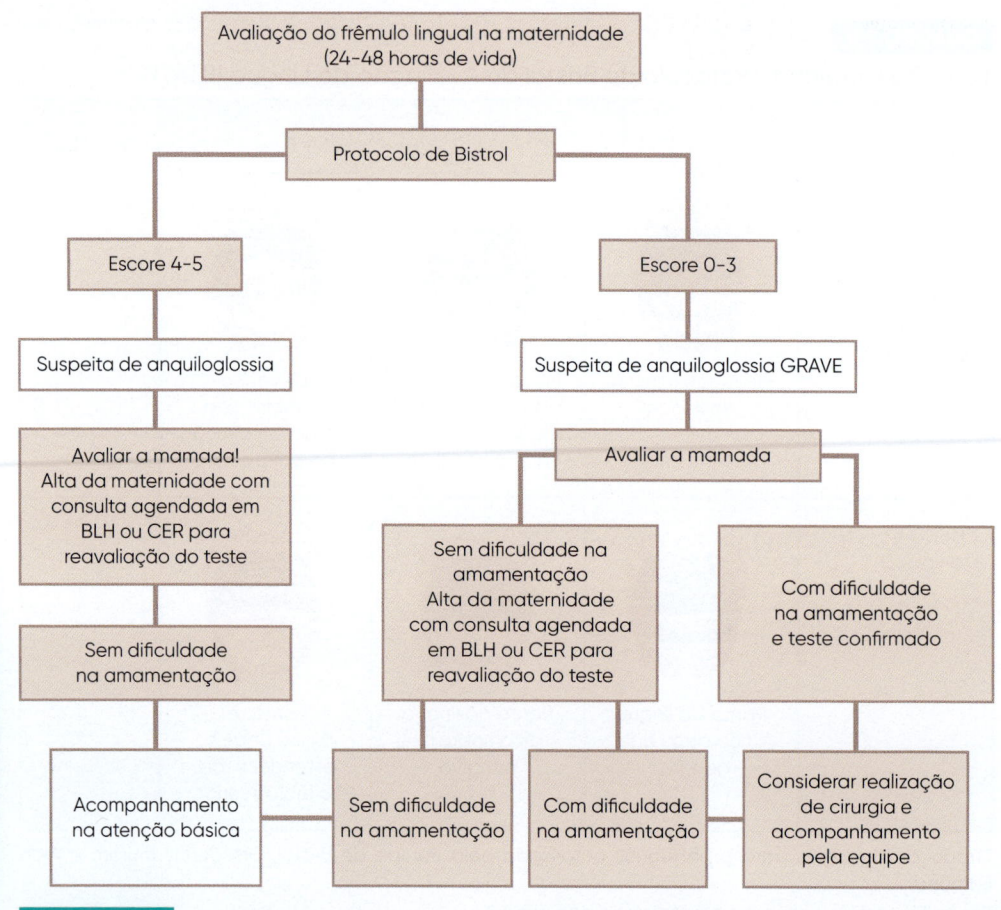

```
Avaliação do frêmulo lingual na maternidade
              (24-48 horas de vida)
                        │
              Protocolo de Bistrol
              ┌─────────┴─────────┐
         Escore 4-5            Escore 0-3
              │                     │
   Suspeita de anquiloglossia   Suspeita de anquiloglossia GRAVE
              │                     │
   Avaliar a mamada!          Avaliar a mamada
   Alta da maternidade com    ┌──────┴──────┐
   consulta agendada em    Sem dificuldade    Com dificuldade
   BLH ou CER para         na amamentação    na amamentação
   reavaliação do teste    Alta da maternidade  e teste confirmado
              │            com consulta agendada
   Sem dificuldade         em BLH ou CER para
   na amamentação          reavaliação do teste
              │                     │                │
   Acompanhamento      Sem dificuldade   Com dificuldade   Considerar realização
   na atenção básica   na amamentação    na amamentação    de cirurgia e
                                                           acompanhamento
                                                           pela equipe
```

FIGURA 8.13
Teste da linguinha: interpretação de resultados e conduta.
*BHL, Banco banco de leite humano; CER, Centro Especializado em Reabilitação.
Fonte: Elaborada com base em Ministério da Saúde.[13]

Referências

1. Brasil. Ministério da Saúde. Triagem neonatal biológica: manual técnico. Brasília: MS; 2016.
2. Brasil. Lei nº 14.154, de 26 de maio de 2021. Altera a Lei nº 8.069, de 13 de julho de 1990 (Estatuto da Criança e do Adolescente), para aperfeiçoar o Programa Nacional de Triagem Neonatal (PNTN), por meio do estabelecimento de rol mínimo de doenças a serem rastreadas pelo teste do pezinho; e dá outras providências. Brasília: Presidência da República; 2021.
3. Santos MP, Haack A. Fenilcetonúria: diagnóstico e tratamento. Com Ciências Saúde. 2012;23(4):263-70.
4. Sociedade Brasileira de Pediatria. Hipotireoidismo congênito: triagem neonatal. Brasília: MS; 2018.
5. Brasil. Ministério da saúde. Triagem neonatal: deficiência da Biotinidase. Brasília: MS; 2015.
6. Sociedade Brasileira de Pediatria. Hiperplasia adrenal congênita: triagem neonatal. São Paulo: SBP; 2019.
7. O teste da bochechinha [Internet]. São Paulo: Mendelics; 2021 [capturado em 9 jun. 2024].

Disponível em: https://testedabochechinha.com.br/o-teste-da-bochechinha/.
8. Sociedade Brasileira de Pediatria. Sistematização do atendimento ao recém-nascido com suspeita de cardiopatia congênita. São Paulo: SBP; 2022.
9. Lapa C. Persistência do canal arterial (PCA): o que eu tenho que saber? [Internet]. Afya Cardiopapers; 2020 [capturado em 9 jun. 2024]. Disponível em: https://papers.afya.com.br/blog/persistencia-do-canal-arterial-pca-o-que-eu-tenho-que-saber
10. Sociedade Brasileira de Pediatria. Teste do reflexo vermelho. São Paulo: SBP; 2018.
11. Brasil. Ministério da Saúde. Diretrizes de atenção da triagem auditiva neonatal. Brasília: MS; 2012.
12. Sociedade Brasileira de Pediatria. Triagem auditiva neonatal. São Paulo: SBP; 2017.
13. Brasil. Ministério da Saúde. Nota Técnica nº 35/2018. Anquiloglossia em recém-nascidos. Brasília: MS; 2018.
14. Brasil. Lei nº 13.002, de 20 de junho de 2014. Obriga a realização do Protocolo de Avaliação do Frênulo da Língua em Bebês. Brasília: Presidência da República; 2014.

Leitura recomendada

Brasil. Ministério da saúde. Relatório nº 115. Teste do coraçãozinho (oximetria de pulso) na triagem neonatal. Brasília: MS; 2014.

9
DESENVOLVIMENTO
JULIANA DE ALBUQUERQUE LEÃO

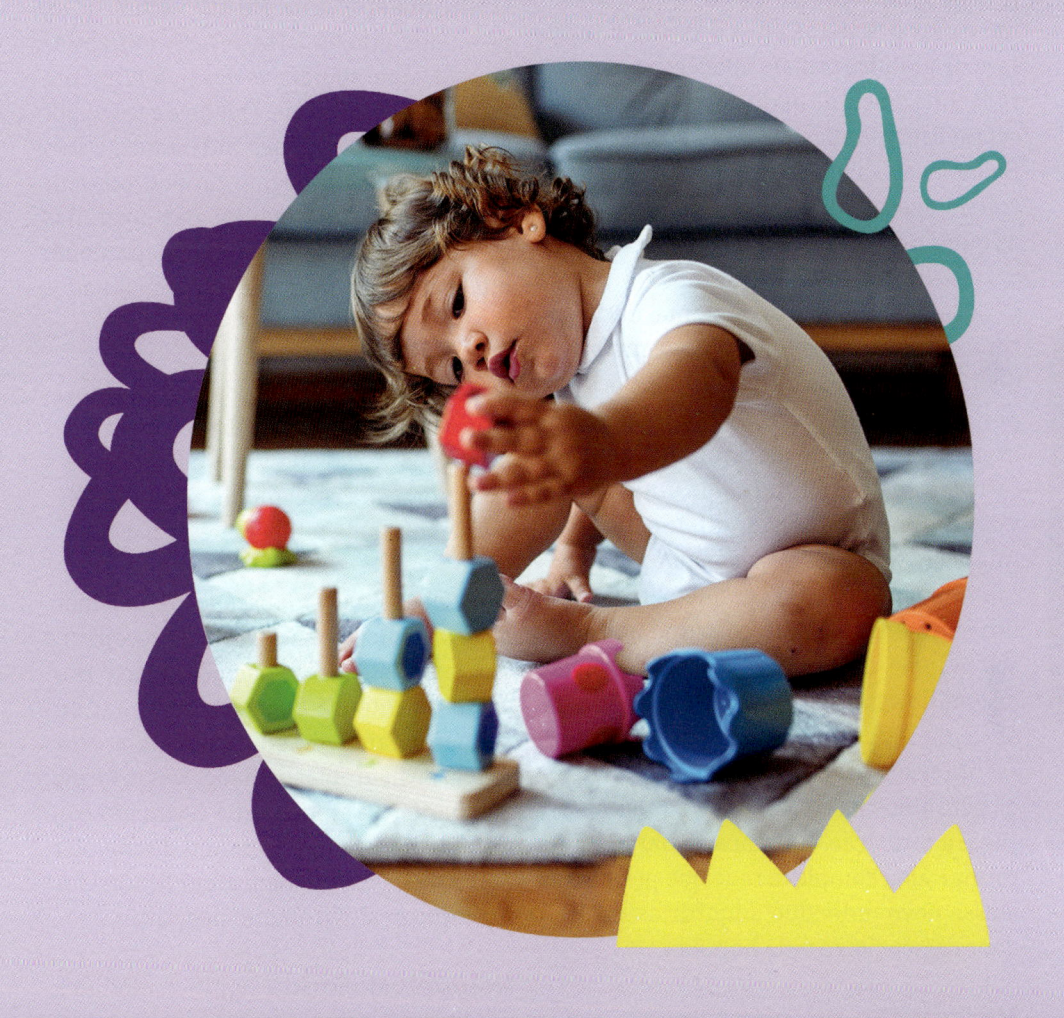

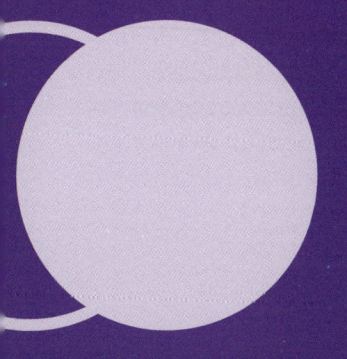

> "O afeto é como uma fita isolante das ligações entre neurônios. Uma vez que eles estão ligados, vem o afeto e faz com que aquela ligação seja tão forte que nunca mais será desfeita."
>
> **Flávio Cunha, economista, Rice University**

Como ocorre o desenvolvimento do cérebro?

Os primeiros 1.000 dias da vida de uma pessoa compreendem o período gestacional e os 2 primeiros anos de vida. É uma fase de grandes transformações, considerada uma janela de oportunidade para que sejam estruturadas as bases anatômicas, fisiológicas – com destaque para as neurofisiológicas – e psicoemocionais sobre as quais o indivíduo vai se erguer.[1]

O desenvolvimento do sistema nervoso central (SNC) intraútero começa em torno de 3 semanas após a fecundação e ocorre por meio de mecanismos coordenados e organizados que consistem em indução (ativação de uma célula por uma célula vizinha), multiplicação, diferenciação e migração celular. Ao nascimento, no entanto, o SNC não está completo, e o cérebro tem somente um terço a um quarto de seu volume adulto final, atingindo cerca de 90% do peso adulto por volta dos 3 anos de idade. A partir do nascimento, iniciam-se intensos processos de conexão entre os neurônios, destacando-se a mielinização e a formação de sinapses, para assim formar uma complexa rede que permitirá a esse novo indivíduo adquirir as habilidades essenciais à vida humana.[1]

Mielinização é um mecanismo por meio do qual os axônios são envoltos por uma camada de mielina. Essa substância é formada por proteínas e lipídeos, com destaque para o ácido docosaexaenoico (DHA, do inglês *docosahexaenoic acid*) e para o ácido araquidônico (ARA, do inglês *arachidonic acid*).[1]

A mielinização dos neurônios permite que o impulso nervoso seja transmitido com maior agilidade e rapidez, o que é imprescindível para a aquisição de habilidades, a execução de tarefas, o exercício de funções motoras e a aprendizagem. O leite materno tem, em sua composição, os ácidos graxos DHA e ARA em abundância, que apoiam o desenvolvimento cerebral das crianças. O leite de vaca, por sua vez, não tem esses nutrientes, e isso interfere negativamente no neurodesenvolvimento. Atualmente, nas fórmulas infantis, indicadas quando o aleitamento materno não é possível, são adicionados esses lipídeos.[1]

Nas **Figuras 9.1** e **9.2**, é possível percebermos o intenso crescimento do cérebro nos primeiros 2 anos de vida, assim como a incorporação crescente de DHA no SNC, mais abundante também nesse período.[1]

A formação das sinapses se dá por meio dos estímulos que as crianças recebem e das experiências vivenciadas. Esse processo de intensa conexão neuronal nos primeiros anos de vida permite a ocorrência de neuroplasticidade. Dessa forma, a experiência ambiental e o vínculo com os cuidadores determinam o desenvolvimento cerebral e podem atuar de uma forma tanto positiva quanto negativa.[1]

Neuroplasticidade significa modificabilidade do cérebro por meio da experiência. Experiências enriquecidas e repletas de afeto ajudam na construção de uma rede neuronal complexa e saudável, fortalecendo-a e favorecendo sua formação. Por isso, o papel dos puericultores é orientar as famílias e estimular o desenvolvimento com afeto.

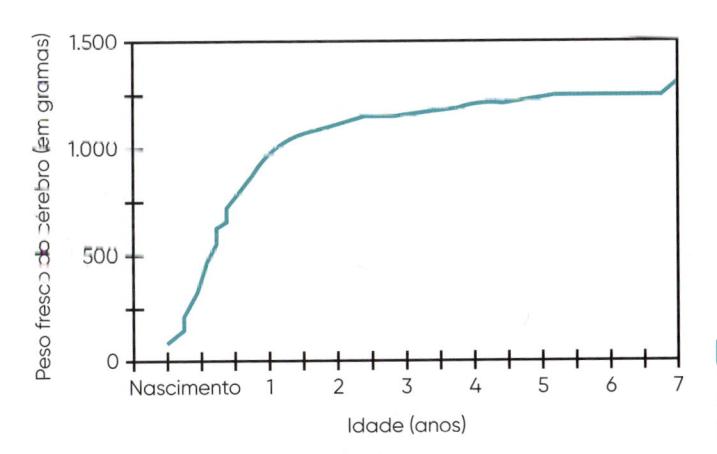

Desenvolvimento

FIGURA 9.1
Crescimento do SNC.
Fonte: Grisi e colaboradores.[1]

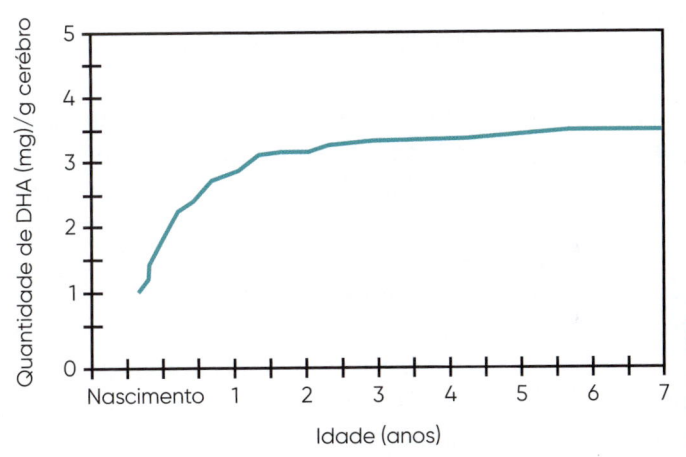

FIGURA 9.2
Incorporação de DHA no SNC.
Fonte: Grisi e colaboradores.[1]

Assim como o cérebro responde às experiências positivas (afeto, brincadeiras, contato com a natureza, entre outras), experiências negativas também moldam o processo de neuroplasticidade. Situações de estresse profundo, contínuo e prolongado, que caracterizam o estresse tóxico, levam à produção e à liberação ininterrupta de adrenalina, que pode atuar inibindo a formação de novas sinapses cerebrais e pode desfazer sinapses que já haviam sido estimuladas (processo conhecido como "poda" neuronal). Dependendo da época em que o estresse tóxico ocorre e de sua duração, as consequências podem ser irreversíveis.[1,2]

Saiba mais

A negligência e os maus tratos infantis são exemplos de estresse tóxico. Seus efeitos são muito importantes e temos o papel de preveni-los! Interessou-se pelo assunto? Que tal ler este documento sobre estresse tóxico produzido pela Sociedade Brasileira de Pediatria?

Como a criança se desenvolve em cada área?

O desenvolvimento da criança, como explorado anteriormente, é decorrente de estimulação e interação afetiva. Existem quatro domínios principais relacionados ao neurodesenvolvimento infantil: físico (motor fino e motor grosso), cognitivo, linguístico e socioemocional, os quais estão diretamente interligados, e o atraso em um pode comprometer a aquisição de uma habilidade de outro domínio. Os marcos de cada uma dessas áreas seguem um curso previsível, e as habilidades conquistadas posteriormente se baseiam nas que foram anteriormente estabelecidas.[1,3]

Os marcos do desenvolvimento são sequenciais e previsíveis. Eles ocorrem nos sentidos:

> Craniocaudal (de cima para baixo) e cubitorradial (do meio para fora).

O Quadro 9.1 explica cada domínio do neurodesenvolvimento.

O conhecimento da sequência natural de evolução das várias funções nos permite reconhecer os desvios da normalidade e torna possível uma atuação precoce e efetiva nos atrasos do neurodesenvolvimento.

Quais são os marcos do desenvolvimento?

O recém-nascido. No período neonatal, o bebê está iniciando sua vida extrauterina e se depara com uma série de desafios, sendo totalmente dependente de seus cuidadores. Toda a família está se adaptando a uma nova realidade, e o apoio do profissional de saúde é de grande importância nesse momento.

A avaliação dos reflexos neurológicos primitivos é essencial na avaliação clínica das funções neurológica e motora nessa faixa etária. No Quadro 9.2 são destacados

QUADRO 9.1
Domínios do neurodesenvolvimento

DOMÍNIOS DO NEURODESENVOLVIMENTO	HABILIDADES APRENDIDAS PELA CRIANÇA
Motor grosso	Movimentos usando grandes músculos
Motor fino	Movimentos usando músculos menores e as mãos, muitas vezes envolvendo habilidades do dia a dia
Linguagem	Fala, comunicação não verbal, comunicação receptiva e expressiva
Cognitivo	Habilidades de resolução de problemas, raciocínio e memória
Socioemocional	Apego, interação com os outros e autorregulação

Fonte: Elaborado com base em Scharf e colaboradores.[3]

Desenvolvimento

os marcos do desenvolvimento esperados para o recém-nascido.[3-6]

O bebê dos 2 meses aos 2 anos. Nos Quadros 9.3 a 9.10 são apresentados os marcos de desenvolvimento específicos para cada uma das faixas etárias desse período de acordo com o Centro de Controle e Prevenção de Doenças.[5]

QUADRO 9.2
Marcos de desenvolvimento do recém-nascido

Motor	Braços e pernas fletidos, cabeça lateralizada
Linguagem	Reage ao som
Cognitivo	Fixa o olhar
Socioemocional	Prefere a face humana

Fonte (imagem): svetlanasmirnova/AdobeStock.

QUADRO 9.3
Marcos de desenvolvimento do bebê aos 2 meses

Motor	■ Mantém a cabeça elevada quando de bruços ■ Movimenta ativamente os braços e as pernas ■ Abre as mãos brevemente
Linguagem	■ Emite sons que não sejam choro ■ Reage a sons mais altos
Cognitivo	■ Olha para o cuidador enquanto ele se movimenta ■ Observa um brinquedo por vários segundos
Socioemocional	■ Sorri para as pessoas quando elas falam e sorriem para ele ■ Consegue se acalmar rapidamente (quando conversam com ele, levando a mão até a boca...) ■ Presta atenção a rostos ■ Mostra-se feliz quando o cuidador anda até ele

Fonte (imagem): svetlanasmirnova/AdobeStock.

Manual de puericultura

QUADRO 9.4

Marcos de desenvolvimento do bebê aos 4 meses

	Motor	■ Mantém a cabeça erguida firmemente sem apoio, quando segurado ■ Apoia-se sobre os cotovelos, quando de bruços ■ Segura e chacoalha brinquedos, balança brinquedos pendurados ■ Leva as mãos até a boca
	Linguagem	■ Emite sons como "oooo", "aahh" ■ Responde com sons quando você fala com ele ■ Vira a cabeça em direção aos sons da sua voz
	Cognitivo	■ Abre a boca quando vê o seio materno ou a mamadeira se estiver com fome ■ Olha com interesse para as mãos
	Socioemocional	■ Sorri de maneira espontânea ■ Ri quando você tenta provocar risos ■ Tenta chamar a atenção do outro com movimentos e barulhos

Fonte (imagem): svetlanasmirnova/AdobeStock.

Desenvolvimento

QUADRO 9.5
Marcos de desenvolvimento do bebê aos 6 meses

	Motor	- Rola em ambas as direções - Empurra-se para cima com os braços retos quando de bruços - Começa a se sentar sem apoio, apoiando-se nas mãos quando precisa
	Linguagem	- Reveza com o cuidador enquanto emite sons - Sopra "saliva" (faz "besourinho") - Emite sons agudos, como "gritinhos"
	Cognitivo	- Leva objetos à própria boca para explorá-los - Mostra interesse nos objetos e tenta pegar aqueles que estão fora de alcance - Cerra os lábios para mostrar que não quer comer
	Socioemocional	- Reconhece rostos familiares e começa a perceber se alguém é estranho - Gosta de se olhar no espelho - Dá gargalhadas

Fonte (imagem): svetlanasmirnova/AdobeStock.

Manual de puericultura

QUADRO 9.6

Marcos de desenvolvimento do bebê aos 9 meses

	Motor	<ul><li>Consegue chegar à posição sentado sozinho</li><li>Senta sem apoio</li><li>Usa os dedos para levar comida para si mesmo</li><li>Move as coisas de uma mão para a outra</li></ul>
	Linguagem	<ul><li>Emite sons diferentes como "mamamama" e "babababa"</li><li>Levanta os braços para ser pego</li></ul>
	Cognitivo	<ul><li>Procura objetos quando estes saem do campo de visão</li><li>Bate objetos um no outro</li></ul>
	Socioemocional	<ul><li>Pode ter medo de estranhos</li><li>Mostra várias expressões faciais: alegria, surpresa, raiva</li><li>Reage quando o familiar vai embora</li><li>Pode ser "grudado" nos adultos familiares</li><li>Sorri quando você brinca de "esconde-achou"</li><li>Olha quando você o chama pelo nome</li></ul>

Fonte (imagem): svetlanasmirnova/AdobeStock.

Desenvolvimento

QUADRO 9.7

Marcos de desenvolvimento do bebê com 1 ano

	Motor	■ Segura para se levantar, podendo ficar de pé sozinho ■ Anda apoiando-se nos móveis ■ Bebe de um copo sem tampa (enquanto você segura) ■ Faz a pinça com os dedinhos para pegar objetos e alimentos
	Linguagem	■ Responde a pedidos verbais simples e entende "não" ■ Usa gestos simples como: dar tchau, soltar beijo, balançar a cabeça para dizer "não" ■ Diz "mama" ou outro nome de alguém especial
	Cognitivo	■ Coloca objetos dentro de recipientes ■ Procura objetos que ele vê o outro escondendo
	Socioemocional	■ Joga com você, com função de parceiro de jogo

Fonte (imagem): svetlanasmirnova/AdobeStock.

Manual de puericultura

> **QUADRO 9.8**

Marcos de desenvolvimento do bebê aos 15 meses

	Motor	■ Dá alguns passos sem apoiar-se ■ Usa os dedos para se alimentar com um pouco de comida
	Linguagem	■ Tenta falar 1 ou mais palavras além de "mama" e "dada" ■ Aponta para pedir algo algo ou para pedir ajuda ■ Olha para objetos familiares quando você os nomeia ■ Segue instruções que combinam gestos e palavras
	Cognitivo	■ Tenta usar os objetos com as suas funções: carro, copo, telefone ■ Empilha ao menos dois objetos como blocos
	Socioemocional	■ Copia outras crianças quando está brincando ■ Mostra a você um objeto de que gosta ■ Demonstra afeto: abraça, dá beijos ■ Bate palmas quando empolgado ■ Abraça brinquedos, como bichos de pelúcia

Fonte (imagem): svetlanasmirnova/AdobeStock.

Desenvolvimento

QUADRO 9.9
Marcos de desenvolvimento do bebê aos 18 meses

	Motor	▪ Anda sozinho ▪ Rabisca ▪ Bebe em um copo sem tampa (podendo derramar às vezes) ▪ Alimenta-se bem com os dedos ▪ Tenta usar a colher sozinho ▪ Sobe e desce de um sofá ou cadeira sem ajuda
	Linguagem	▪ Fala 3 ou mais palavras além de "mama" e "papa" ▪ Segue comandos verbais (sem necessidade de gestos)
	Cognitivo	▪ Copia você fazendo tarefas como varrer com uma vassoura ▪ Brinca com brinquedos de uma forma simples, como empurrar um carrinho
	Socioemocional	▪ Explora sozinho, mas procura garantir que o cuidador está por perto ▪ Aponta para mostrar às outras pessoas algo interessante ▪ Estende as mãos para o cuidador lavá-las ▪ Ajuda o cuidador a vesti-lo empurrando o braço pela manga da camisa ou levantando o pé ▪ Olha para algumas páginas de um livro com o cuidador

Fonte (imagem): svetlanasmirnova/AdobeStock.

Manual de puericultura

QUADRO 9.10

Marcos de desenvolvimento do bebê aos 2 anos

	Motor	- Corre - Chuta bola - Sobe alguns degraus com e sem ajuda - Come usando uma colher
	Linguagem	- Junta pelo menos 2 palavras, como "mais leite" - Conhece os nomes de pessoas familiares e partes do corpo - Aponta para coisas em um livro quando você pergunta onde estão - Aponta para pelo menos duas partes do corpo quando alguém pede para mostrar - Usa mais gestos além de apontar e acenar
	Cognitivo	- Tenta usar interruptores e botões - Segura algo em uma mão enquanto usa a outra mão (p. ex., segura um recipiente enquanto tira a sua tampa) - Brinca com mais de um brinquedo ao mesmo tempo
	Socioemocional	- Percebe quando outra pessoa está triste ou machucada, reagindo a isto - Olha para o cuidador a fim de ver como está reagindo a uma situação nova

Fonte (imagem): svetlanasmirnova/AdobeStock.

Desenvolvimento

De que precisamos para avaliar o desenvolvimento?

Com o objetivo de nos ajudar a avaliar o desenvolvimento infantil durante as consultas de puericultura, é possível, com poucos objetos de baixo custo e usados no dia a dia, construirmos um *kit* para testar marcos importantes em cada faixa etária. O uso desses objetos deve ser sempre feito sob supervisão, a fim de evitar acidentes. Confira no Quadro 9.11 uma lista dos objetos e o porquê de utilizar cada um deles.[4]

QUADRO 9.11
Objetos que podem ser utilizados para avaliar o desenvolvimento infantil

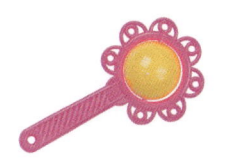

Irina Rogova/adobestock.	**CHOCALHO** - Testar: reação ao som e localização do som. - Você pode construir o seu chocalho com uma garrafa pet com grãos de arroz ou feijão!
tunedin/adobestock.com.	**OBJETOS** - Testar: busca ativa e os atos de objetos, levar objetos à boca, transferir objetos de mão. - São vários os objetos que podem ser usados, como, por exemplo, um abaixador de língua. O importante é ser seguro e que o seu uso ocorra sob supervisão.
BillionPhotos/adobestock.	**BOLA DE PAPEL** - Testar: movimento de pinça. - Podemos usar um botão no lugar da bola de papel também, por exemplo.
Ekahardiwito/adobestock.	**BLOCOS** - Testar: colocação de blocos na caneca e construção de torres. - Cubos de madeira podem ser um dos objetos para testar as habilidades supracitadas.

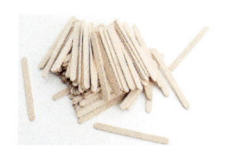

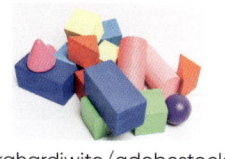

Manual de puericultura

QUADRO 9.11

Objetos que podem ser utilizados para avaliar o desenvolvimento infantil

Melissa/adobestock.	**CANECA** - Testar: colocação de cubos na caneca.
Composição com imagens de Freepik.	**GRUPO DE 5 FIGURAS** - Testar: reconhecimento de figuras quando seus nomes são mencionados, relação da figura com a ação. - Importante ter figuras como: gato, cachorro, cavalo, para relacionar com ações como latir, miar, galopar.
MercuryStudio/adobestock.	**BOLA** - Testar: chute, arremesso da bola para cima.
BillionPhotos/adobestock.	**LÁPIS** - Testar: desenho de uma linha vertical. - Usar sob supervisão.

Como avaliar o desenvolvimento na consulta de puericultura?

A avaliação do desenvolvimento é um importante ponto na consulta de puericultura. Com o objetivo de sistematizar esse processo, que ocorre do início ao fim da consulta, podemos dividi-lo em quatro passos: anamnese, exame físico, interpretação de marcos e definição de conduta (**Figura 9.3**).[4]

É importante ressaltar que todo esse processo é dinâmico e que os passos estão diretamente interligados.

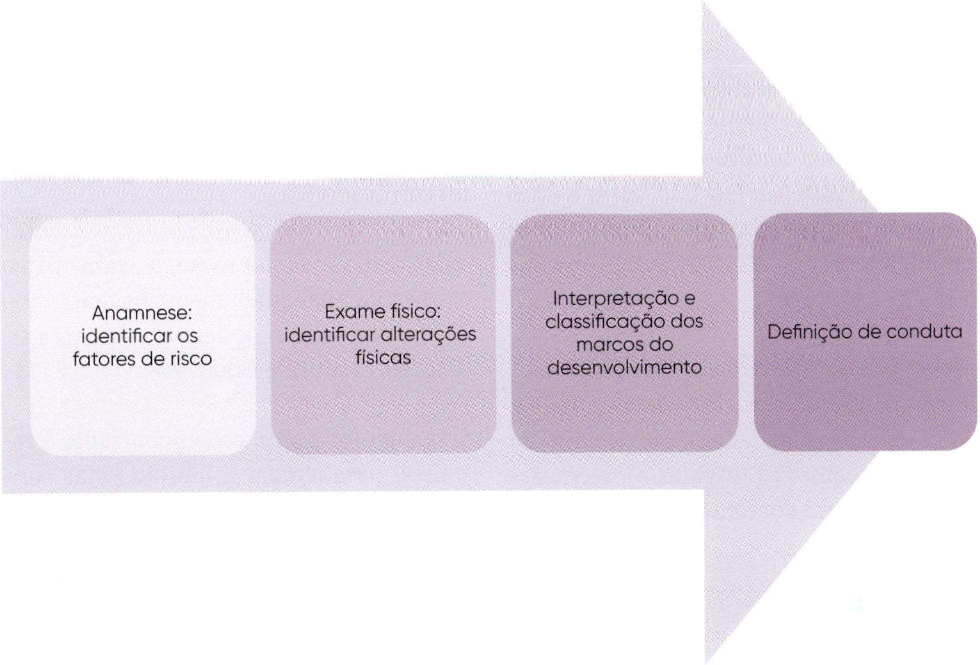

Desenvolvimento

FIGURA 9.3
Processo de avaliação do desenvolvimento na consulta de puericultura.

■ Anamnese: identificando os fatores de risco

Uma anamnese bem estruturada é essencial para a identificação de fatores de risco do neurodesenvolvimento típico. É importante prestar atenção aos fatores listados a seguir.[4]

- Riscos ambientais: violência doméstica, depressão materna, suspeita de abuso sexual, uso de drogas por parte de moradores da casa. Essas são situações de estresse tóxico.
- Presença de infecções durante o período gestacional: toxoplasmose, outros agentes, rubéola, citomegalovírus e herpes simples (TORCHS) + zika.
- Pré-natal não realizado ou incompleto (menos de seis consultas).
- Problemas na gestação, no parto ou no nascimento, como diabetes gestacional e hipóxia neonatal.
- Prematuridade (idade gestacional < 37 semanas).
- Baixo peso ao nascimento (< 2.500 gramas).
- Icterícia grave.
- Hospitalização no período neonatal (causas: distúrbios respiratórios do período neonatal, sepse neonatal etc.).
- Doenças graves, como meningite, traumatismo craniano e crises epilépticas.
- Consanguinidade (parentesco entre os pais).

A presença desses fatores de risco aumenta as chances das ocorrências de agravos no desenvolvimento cerebral e pode repercutir negativamente na conquista de habilidades nos domínios do neurodesenvolvimento infantil. Por isso, estar atento a essas informações ajudará na identificação de alterações, além de permitir a intervenção precoce.

Nesse momento, é de extrema importância perguntar aos cuidadores qual é a opinião deles sobre o desenvolvimento do lactente, acolher as dúvidas e preocupações e elogiar e comemorar em conjunto as conquistas.[4]

▪ Exame físico: identificar alterações físicas

O reconhecimento precoce de alterações físicas, relacionadas a síndromes genéticas e a outras doenças, permite ao profissional de saúde uma atuação mais precoce e direcionada às necessidades do paciente. Ao examinar a criança, fique atento às características descritas no Quadro 9.12.[4]

▪ Interpretação e classificação dos marcos do desenvolvimento

Após a realização da anamnese e do exame físico, é o momento de testar os marcos do desenvolvimento (Quadro 9.13), preenchendo a caderneta da saúde. Na caderneta, para cada faixa etária, há marcos referentes a cada domínio do neurodesenvolvimento. Eles deverão ser pesquisados e questionados aos cuidadores quando possível (só considere a informação dos cuidadores naqueles itens em que está assinalado). Em seguida, deve-se preencher os campos correspondentes, informando se o marco está presente, ausente ou não foi verificado.[4]

Após realizar a anamnese, o exame físico e preencher adequadamente os marcos do desenvolvimento, podem ocorrer três situações, conforme Figura 9.4.

Seja qual for a situação encontrada, é essencial parabenizar a família pelas conquistas, além de reforçar a importância do afeto no desenvolvimento, afinal, "a principal condição para uma criança se desenvolver bem é sentir-se amada pelas pessoas que estão próximas a ela."[4]

Independentemente da faixa etária, o Ministério da Saúde[4] sugere algumas dinâmicas para fortalecer a integração entre os cuidadores e as crianças:

- Trate a criança com muito amor e carinho.
- Converse com ela.
- Valorize e respeite o que ela tem a dizer.
- Ensine os limites com clareza, segurança e carinho, repetindo as orientações tantas vezes quantas forem necessárias.
- Leia em voz alta para ela, nem que seja por 10 minutos. Criar o hábito é essencial.
- Conte histórias a ela.
- Dê a ela livros de presente.
- Leia e escreva diante dela.
- Elogie-a e encoraje-a.
- Partilhe experiências de contato com a natureza.

Desenvolvimento

QUADRO 9.12

Exame físico: identificação de alterações físicas

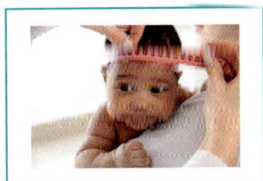	▪ Perímetro cefálico (PC) menor do que -2 escores Z ou maior do que +2 escores Z. ▪ Alteração no crescimento do perímetro cefálico. ▪ Revise a técnica de aferição do PC na avaliação do crescimento.
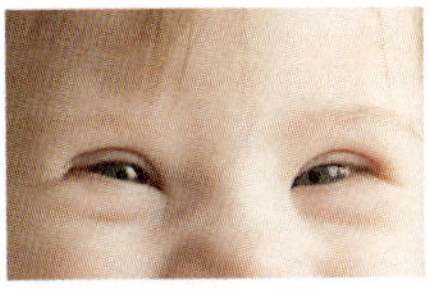	▪ Fenda palpebral oblíqua para cima.
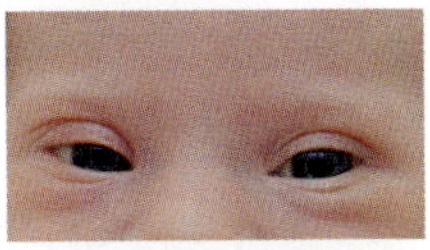	▪ Hipertelorismo ocular: aumento da distância entre os olhos.
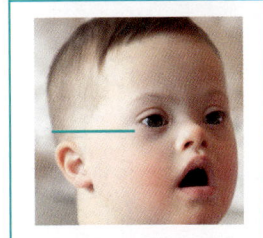	▪ Baixa implantação de orelha: parte superior do pavilhão auricular posicionada abaixo da linha horizontal que conecta os cantos externos dos olhos.
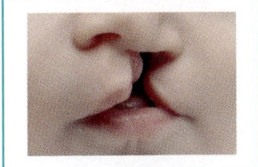	▪ Fissura labial e/ou palatina.
	▪ Pescoço curto e/ou largo.
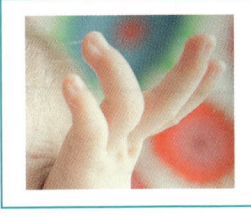	▪ Prega palmar única. ▪ Quinto dedo da mão curto e recurvado.

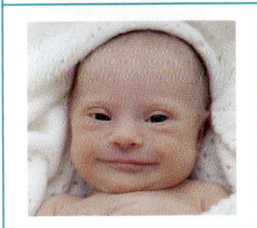

Fonte: Ministério da Saúde[7] e Sociedade Brasileira de Pediatria[8] com fotos de Pixel-Shot, Eleonora_os, Tatiana Diuvbanova, Malost (Shutterstock).

Manual de puericultura

QUADRO 9.13
Marcos do desenvolvimento do nascimento aos 2 anos

- Localize a faixa etária da criança nas colunas das idades em meses
- Localize as quatro linhas coloridas da mesma cor correspondentes aos marcos do desenvolvimento da faixa etária
- Verifique a presença dos marcos do desenvolvimento
- Preencha os espaços correspondentes com a seguinte legenda:
  P = Presente
  A = Ausente
  NV = Não verificado

MARCOS	COMO PESQUISAR	IDADE EM MESES						
		0	1	2	3	4	5	6
NASCIMENTO AOS 6 MESES								
Postura: pernas e braços fletidos, cabeça lateralizada	Deite a criança em superfície plana, de costas, com a barriga para cima; observe se seus braços e pernas ficam flexionados e sua cabeça lateralizada.							
Observa um rosto	Posicione seu rosto a aproximadamente 30 cm acima do rosto da criança. Observe se a criança olha para você, de forma evidente.							
Reage ao som	Fique atrás da criança e bata palmas ou balance um chocalho a cerca de 30 cm de cada orelha da criança e observe se ela reage ao estímulo sonoro com movimentos nos olhos ou mudança da expressão facial.							
Eleva a cabeça	Coloque a criança de bruços (barriga para baixo) e observe se ela levanta a cabeça, desencosta o queixo da superfície, sem virar para um dos lados.							

Desenvolvimento

QUADRO 9.13

Marcos do desenvolvimento do nascimento aos 2 anos

MARCOS	COMO PESQUISAR	IDADE EM MESES						
		0	1	2	3	4	5	6
Sorri quando estimulada	Sorria e converse com a criança; não lhe faça cócegas ou toque sua face. Observe se ela responde com um sorriso.		■	■				
Emite sons	Observe se a criança emite algum som, que não seja choro. Caso não seja observado pergunte ao acompanhante se faz em casa.		■	■				
Movimenta os membros	Observe se a criança movimenta ativamente os membros superiores e inferiores.	■	■					
Responde ativamente ao contato social	Fique à frente do bebê e converse com ele. Observe se ele responde com sorriso e emissão de sons como se estivesse "conversando" com você. Pode pedir que a mãe o faça.			■	■			
Segura objetos	Ofereça um objeto tocando no dorso da mão ou dedos da criança. Esta deverá abrir as mãos e segurar o objeto pelo menos por alguns segundos.			■	■			
Levanta a cabeça e apoia-se nos antebraços, de bruços	Coloque a criança de bruços, numa superfície firme. Chame sua atenção à frente com objetos ou seu rosto e observe se ela levanta a cabeça apoiando-se nos antebraços.			■	■			
Busca ativa de objetos	Coloque um objeto ao alcance da criança (sobre a mesa ou na palma de sua mão) chamando sua atenção para ele. Observe se ela tenta alcançá-lo.					■	■	■
Leva objetos à boca	Ofereça um objeto na mão da criança e observe se ela o leva à boca.					■	■	■
Muda de posição (rola)	Coloque a criança em superfície plana de barriga para cima. Incentive-a a virar para a posição de bruços.					■	■	■

Manual de puericultura

QUADRO 9.13

Marcos do desenvolvimento do nascimento aos 2 anos

MARCOS	COMO PESQUISAR	6	7	8	9	10	11	12	13	14	15	16	17	18	20	22	24
		DOS 6 MESES AOS 2 ANOS															
Brinca de esconde-achou	Coloque-se à frente da criança e brinque de aparecer e desaparecer, atrás de um pano ou de outra pessoa. Observe se a criança faz movimentos para procurá-lo quando desaparece, como tentar puxar o pano ou olhar atrás da outra pessoa.	▓	▓	▓	▓												
Transfere objetos de uma mão para outra	Ofereça um objeto para que a criança segure. Observe se ela o transfere de uma mão para outra. Se não o fizer, ofereça outro objeto e observe se ela transfere o primeiro para outra mão.	▓	▓	▓	▓												
Duplica sílabas	Observe se a criança fala "papá", "dadá", "mamã". Se não o fizer, pergunte à mãe se ela o faz em casa.	▓	▓	▓	▓												
Senta-se sem apoio	Coloque a criança numa superfície firme, ofereça-lhe um objeto para que ela segure e observe se ela fica sentada sem o apoio das mãos para equilibrar-se.	▓	▓	▓													
Imita gestos	Faça algum gesto conhecido pela criança, como bater palmas ou dar tchau, e observe se ela o imita. Caso ela não o faça, peça à mãe para estimulá-la.					▓	▓										

IDADE EM MESES

Desenvolvimento

QUADRO 9.13
Marcos do desenvolvimento do nascimento aos 2 anos

MARCOS	COMO PESQUISAR	IDADE EM MESES																	
		6	7	8	9	10	11	12	13	14	15	16	17	18	19	20	21	22	23	24
Faz pinça	Coloque próximo à criança um objeto pequeno ou uma bolinha de papel. Chame a atenção da criança para que ela o pegue. Observe se ao pegá-lo ela usa o movimento de pinça, com qualquer parte do polegar associado ao indicador.					■	■	■												
Produz "jargão"	Observe se a criança produz uma conversação incompreensível consigo mesmo, com você ou com a mãe (jargão). Caso não seja possível observar, pergunte se ela o faz em casa.						■	■												
Anda com apoio	Observe se a criança consegue dar alguns passos com apoio.						■	■												
Mostra o que quer	A criança indica o que quer sem que seja por meio do choro, podendo ser por meio de palavras ou sons, apontando ou estendendo a mão para alcançar. Considerar a informação do acompanhante.								■	■	■									

Manual de puericultura

QUADRO 9.13

Marcos do desenvolvimento do nascimento aos 2 anos

MARCOS	COMO PESQUISAR	IDADE EM MESES (6–24)
Diz uma palavra	Observe se durante o atendimento a criança diz pelo menos 1 palavra que não seja o nome de membros da família ou de animais de estimação. Considere a informação do acompanhante.	12–15
Anda sem apoio	Observe se a criança já anda bem, com bom equilíbrio, sem se apoiar.	12–15
Usa colher ou garfo	A criança usa colher ou garfo, derramando pouco fora da boca. Considere a informação do acompanhante.	15–18
Constrói torre de 2 cubos	Observe se a criança consegue colocar um cubo sobre o outro sem que ele caia ao retirar sua mão.	15–18
Fala 3 palavras	Observe se durante o atendimento a criança diz 3 palavras que não sejam nome de membros da família ou de animais de estimação. Considere a informação do acompanhante.	15–18
Anda para trás	Peça à criança para abrir uma porta ou gaveta e observe se ela dá 2 passos para trás sem cair.	15–18

QUADRO 9.13

Marcos do desenvolvimento do nascimento aos 2 anos

MARCOS	COMO PESQUISAR	IDADE EM MESES																	
		6	7	8	9	10	11	12	13	14	15	16	17	18	20	22	24
Tira a roupa	Observe se criança é capaz de remover alguma peça de roupa, tais como: sapatos que exijam esforço para sua remoção.																
Constrói torre de 3 cubos	Observe se a criança consegue empilhar 3 cubos sem que eles caiam ao retirar sua mão.																
Aponta 2 figuras	Observe se a criança é capaz de apontar 2 de um grupo de 5 figuras.																
Chuta bola	Observe se a criança chuta a bola sem apoiar-se em objetos.																

Fonte: Ministério da Saúde.[4]

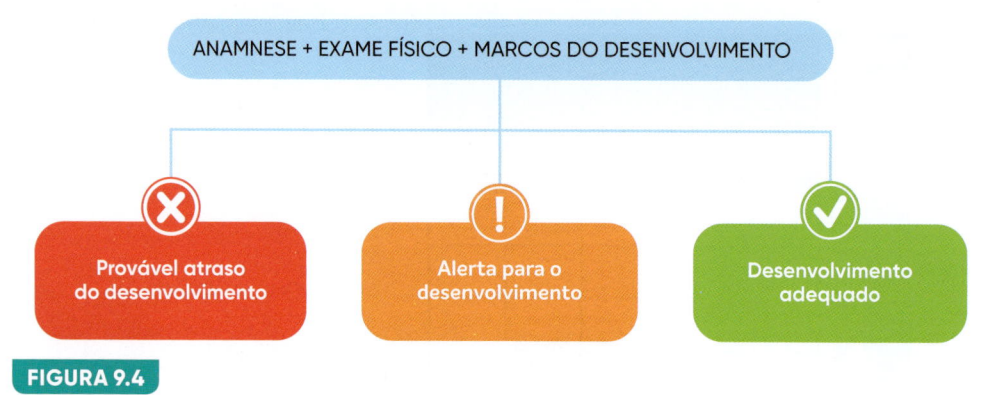

```
                    ANAMNESE + EXAME FÍSICO + MARCOS DO DESENVOLVIMENTO
                            │              │              │
                    ❌                      ⚠️                      ✅
              Provável atraso         Alerta para o          Desenvolvimento
              do desenvolvimento      desenvolvimento        adequado
```

FIGURA 9.4
Marco de desenvolvimento: resultados da avaliação.

- Realize em conjunto atividades adequadas à idade e ao interesse dela.

O detalhamento do diagnóstico, manejo e encaminhamentos relacionados a cada uma das três possibilidades de desenvolvimento da criança é apresentado nas **Figuras 9.5**, **9.6** e **9.7**.

Atenção!

São sinais de alarme para o retorno precoce: involução de algum marco do desenvolvimento previamente atingido e crises convulsivas.[4]

■ A escala M-CHAT-R e seu uso na triagem para o transtorno do espectro autista

O neurodesenvolvimento infantil é um mundo complexo e repleto de nuances. Nesse contexto, o uso de testes de triagem nos auxilia a avaliá-lo inicialmente de um modo mais objetivo. Entre as ferramentas usadas para essa finalidade, podemos destacar a escala M-CHAT-R, um instrumento que ajuda na identificação de crianças entre 16 e 30 meses com possível transtorno do espectro autista (TEA).[10]

O TEA consiste em um transtorno do neurodesenvolvimento multifatorial e poligênico, ou seja, as modificações na estrutura e na conectividade cerebral são decorrentes não só de fatores genéticos, como também de respostas individuais à exposição a fatores de risco ambientais. Caracteriza-se por atrasos e alterações no processamento e na integração multissensorial, nos marcos motores, nas funções executivas e na comunicação e no comportamento social. Nos **Quadros 9.14** e **9.15**, é possível verificar sinais clínicos precoces e sinais de alerta que auxiliam no diagnóstico desse transtorno.[1]

Na Caderneta da Criança de 2024,[4] elaborada pelo Ministério da Saúde, encontra-se a escala M-CHAT-R*. Esse instru-

---

* Para mais informações sobre essa ferramenta e seu acesso, acesse o site https://mchatscreen.com.

Desenvolvimento

Todos os reflexos/posturas/habilidades presentes para a sua faixa etária. Ausência de fatores de risco.

⬇

COMO CONDUZIR?
- Parabenize a família e explique a respeito das conquistas nos domínios do desenvolvimento.
- Oriente o(s) cuidador(es) a como manter o estímulo à criança ➔ Acesse a Caderneta de Saúde da Criança e leia nas páginas 37-52 sobre como realizar essas orientações em cada faixa etária.[9]

⬇

- Converse sobre os sinais de alarme para que se busque um retorno mais precoce.
- Mantenha o acompanhamento regular.

De acordo com a SBP:
- 5 a 30 dias de vida: 3 visitas mensais.
- Entre 2 e 6 meses: 1 visita mensal.
- Entre 7 meses a 2 anos: 1 visita a cada 2 meses.

De acordo com o Ministério da Saúde:
- 1ª semana, 1º mês, 2º mês, 4º mês, 6º mês, 9º mês, 12º mês, 18º mês e 24º mês.

FIGURA 9.5
Desenvolvimento adequado.
Fonte: Elaborada com base em Centers for Disease Control and Prevention,[5] Sociedade Brasileira de Neurologia Infantil[6] e Ministério da Saúde.[4]

Ausência de um ou mais marcos do desenvolvimento para sua faixa etária OU todos os marcos para a faixa etária estão presentes, mas há um ou mais fatores de risco.

⬇

COMO CONDUZIR?
- Parabenize a família e explique a respeito das conquistas nos domínios do desenvolvimento e sobre quais reflexos/posturas/habilidades já deveriam ter sido conquistados e, no entanto, ainda não foram.
- Oriente o(s) cuidador(es) a como realizar o estímulo à criança ➔ Acesse a Caderneta de Saúde da Criança e leia nas páginas 40-52 sobre como realizar essas orientações em cada faixa etária.
- Marque consulta de retorno para reavaliação com 30 dias. Converse sobre sinais de alarme para que o retorno seja antecipado.

⬇

Veja maneiras de estimular as principais situações de atraso/alerta no desenvolvimento na Seção Como ajudar na estimulação do desenvolvimento?

FIGURA 9.6
Alerta para o desenvolvimento.
Fonte: Elaborada com base em Centers for Disease Control and Prevention,[5] Sociedade Brasileira de Neurologia Infantil[6] e Ministério da Saúde.[4]

mento é baseado no relato dos pais e, por ser usado com o objetivo de triagem, tem alta sensibilidade e baixa especificidade, o que significa que nem todas as crianças que pontuarem como de risco terão o diagnóstico de TEA. Entretanto, essas crianças têm maior risco de distúrbios do neurodesenvolvimento, sendo necessária uma avaliação especializada para qualquer paciente com pontuação de risco. Quando na pontuação do M-CHAT-R os pacientes apresentarem risco moderado, é importante realizar a entrevista de seguimento para detalhar as respostas de risco.

Manual de puericultura

Perímetro cefálico < -2 escore Z ou > +2 escore Z;
OU
Presença de três ou mais alterações fenotípicas (descritas anteriormente).
OU
Ausência de um ou mais reflexos/posturas/habilidades para a faixa etária anterior. Se a criança estiver na faixa de 0 a 1 mês, considere a ausência de um ou mais reflexos/posturas/habilidades para a sua faixa etária suficiente para esta classificação.

COMO CONDUZIR?
- Converse com a família sobre as alterações encontradas e/ou a não conquista de marco(s) do desenvolvimento, explicando o que era esperado encontrar nesta faixa etária.
- Encaminhe a criança à rede de atenção especializada para uma avaliação mais aprofundada.

Oriente formas de estimular a criança em casa → Acesse a Caderneta de Saúde da Criança e leia nas páginas 40-52 sobre como realizar essas orientações em cada faixa etária. → Leia sobre como estimular as principais situações de atraso no desenvolvimento na seção Como ajudar na estimulação do desenvolvimento?

Atenção!

Para onde encaminhar estas crianças?
- Na suspeição de síndromes genéticas (presença de alterações fenotípicas, história de consanguinidade...): encaminhar para a avaliação de um geneticista.
- A avaliação de um neurologista infantil é essencial quando se suspeita de um transtorno do neurodesenvolvimento. Naqueles casos em que o transtorno do espectro autista é a principal hipótese diagnóstica, a avaliação pode ser realizada pelo psiquiatra infantil (no Sistema Único de Saúde existe o Centro de Atenção Psicossocial Infantil).
- Independente do diagnóstico, qualquer criança com atraso no desenvolvimento deve ser encaminhada para acompanhamento multidisciplinar (fonoaudiólogo, fisioterapeuta, terapeuta ocupacional, psicólogo, pedagogo). Desse modo, nos casos em que o comprometimento não é global, é possível encaminhá-la de maneira mais direcionada.

FIGURA 9.7
Provável atraso no desenvolvimento.
Fonte: Elaborada com base em Centers for Disease Control and Prevention,[5] Sociedade Brasileira de Neurologia Infantil[6] e Ministério da Saúde.[4]

Naqueles com pontuação de alto risco, pode-se prescindir da avaliação de seguimento e encaminhá-los diretamente para avaliação especializada.[9]

É importante estabelecer que as crianças que são avaliadas como de risco devem ter um acompanhamento especializado para diagnóstico e estimulação precoces, tendo em vista que essas medidas contribuem fortemente para melhor desenvolvimento e qualidade de vida.

Como ajudar na estimulação do desenvolvimento?

■ Estimulação da linha média

Alguns bebês precisam de estímulo para atingir uma postura da cabeça não lateralizada e explorar a linha média. A seguir, são listadas algumas medidas que podem ser adotadas para estimulá-la:[10]

- Posição em supino é ideal para essa estimulação. Oferecer objetos coloridos e luminosos para atrair a atenção do bebê e o incentivar a ficar com a cabeça na linha média.
- Ainda na posição supina e com a cabeça já posicionada, estimular a preensão de objetos na linha média (Figura 9.8).
- Pode-se elevar a pelve do bebê, aproximando os membros inferiores dos superiores. Isso acentuará a descarga de peso na região cervical e superior do tronco, além de fortalecer a musculatura abdominal e alongar a cervical e permitir o alcance dos pés (Figura 9.9).

Desenvolvimento

QUADRO 9.14

Sinais clínicos precoces no TEA

Comportamento visual	**Antes dos 6 meses** - Rastreamento visual atípico - Atenção visual atípica - Persistência visual **Aos 6 meses** - Atenção visual atípica ao estímulo - Dificuldade em desviar a atenção - Fixação visual não social
Comunicação e comportamento social	**Aos 12 meses** - Alteração do contato ocular - Rastreamento ocular pobre - Diminuição do sorriso social - Diminuição da resposta ao nome - Diminuição da resposta positiva - Diminuição da imitação - Diminuição dos gestos comunicativos
Desenvolvimento da fala	**Aos 18 meses** - Atraso no desenvolvimento da fala receptiva e expressiva
Comportamento e temperamento	**Aos 12 meses** - Irritabilidade - Aumento da resposta aos estímulos sensoriais - Diminuição da regulação às emoções negativas - Comportamentos orientados aos estímulos sensoriais
Brincar simbólico	**Aos 24 meses** - Ausência ou redução do jogo simbólico

Fonte: Elaborado com base em Grisi e colaboradores.[1]

QUADRO 9.15

Sinais precoces de alerta para TEA

IDADE	SINAIS DE ALERTA
Qualquer idade	Perda de habilidades anteriormente conquistadas.
6 meses	Não sorri, não apresenta expressão facial alegre.
9 meses	Não compartilha sons ou expressões faciais.
12 meses	Não aponta, não balbucia, não faz gestos comunicativos.
16 meses	Não fala palavras.
24 meses	Não faz frases de 2 palavras que não sejam ecolálicas.

Fonte: Elaborado com base em Grisi e colaboradores.[1]

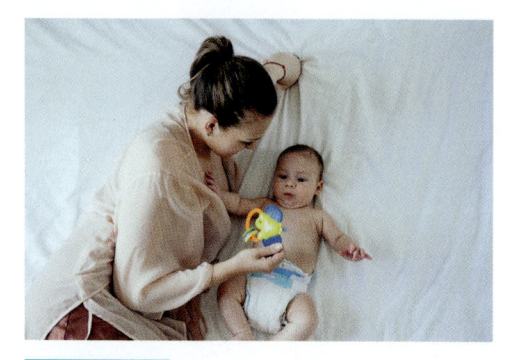

FIGURA 9.8
Estimulação do uso da linha média.
Fonte: Tijana/AdobeStock.

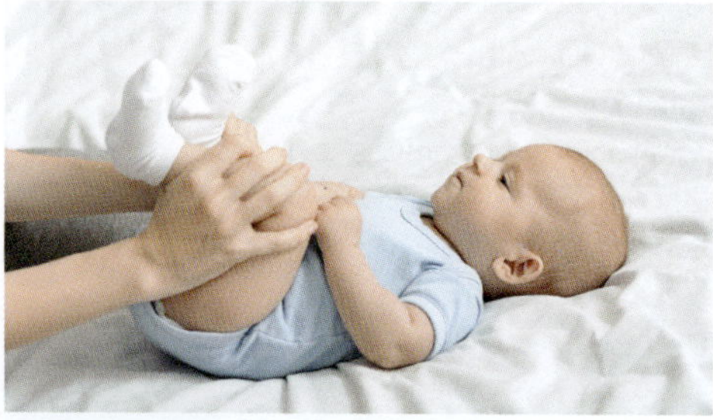

FIGURA 9.9
Elevação da pelve para auxiliar no uso da linha média.
Fonte: Prostock-studio/AdobeStock.

Estimulação do controle cervical

Para ocorrer o controle cervical, é necessária uma coesão entre a musculatura flexora e extensora do pescoço e do tronco superior. Para estimular esses grupos musculares, a posição prona é a mais ideal, pois permite um melhor controle da simetria corporal, além do uso da gravidade como fator de estimulação. Uma dica que pode ajudar é colocar um rolo de tecido ou de espuma embaixo das axilas do bebê, com os braços dele à frente desse objeto (**Figura 9.10**), pois isso ajuda no deslocamento do peso corporal e na extensão cervical.[10]

É importante que esse estímulo seja feito em um momento no qual o bebê esteja feliz e aberto para receber os estímulos. Realizar brincadeiras enquanto há estimulação do controle cervical, como cantar músicas, brincar de "esconde-achou" usando um cobertor ou as mãos, usar brinquedos coloridos e sonoros ou espelhos na frente do bebê, favorece o seguimento visual e a elevação da cabeça.[10]

Inicialmente, deve-se tornar o bebê acostumado a esse "exercício", começando com alguns minutos, algumas vezes durante o dia, até que isso se torne parte da rotina.[11]

A **Figura 9.11** ilustra algumas dicas que podem ajudar na estimulação do controle cervical do bebê, do nascimento aos 3 meses.[10,11]

Para facilitar a aceitação do bebê em ficar na posição prona e para introduzir a atividade na rotina dele, pode-se usar brin-

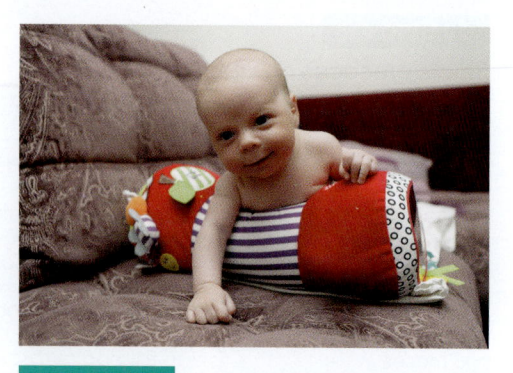

FIGURA 9.10
Estimulação do controle cervical.
Fonte: Arkady Chubykin/AdobeStock.

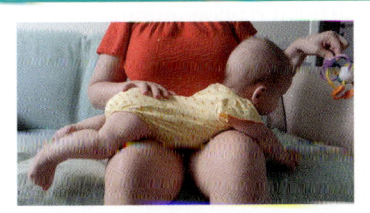

Desenvolvimento

Deite o bebê de bruços no seu colo ao segurá-lo. Colocar a mão no bumbum do bebê o ajuda a se manter calmo.	Coloque o bebê em seu peito ou em sua barriga para que ele fique cara a cara com você. Sempre o segure firmemente para mantê-lo livre de riscos.
Encoraje o contato visual ficando ao nível do bebê.	Coloque uma mão entre as pernas e a barriga do bebê, e use a outra mão para dar suporte à cabeça e ao pescoço dele. Deixe-o próximo a você para promover conforto e melhor suporte.

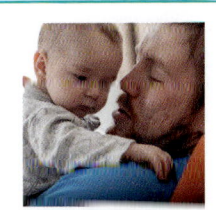

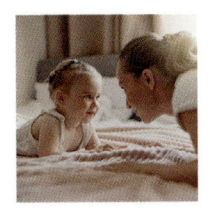

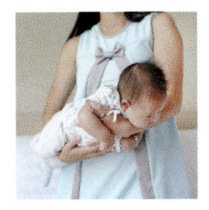

FIGURA 9.11
Dicas para estimulação do controle cervical.
Fonte: Pathways.org.[10]

quedos e iniciá-la sempre após os banhos ou trocas de fraldas. Uma vez conquistado um controle cervical inicial, o puxado para sentar pode ser utilizado para estimular o controle cervical na postura em supino (**Figura 9.12**).[10]

■ Estimulação do rolar

Em posição supina, podemos estimular a criança a rolar por meio da fixação visual em um objeto ou no rosto do próprio cuidador (**Figura 9.13**). É importante que esse objeto seja colorido e emita sons para que chame a atenção do bebê. No início, o cuidador, para auxiliar o lactente a atingir a postura, pode apoiar os ombros e a pelve e ajudá-lo na impulsão do movimento. Geralmente, será necessário também ajudá-lo na liberação do braço, tanto no movimento de rolar de supino para prono quanto no movimento contrário. Esse estímulo também pode ser realizado no colo do cuidador.[10]

■ Estimulação do sentar

Para o bebê atingir o marco motor de sentar-se, é necessário um sinergismo de musculatura de tronco e membros inferiores, além do domínio do controle cervical e das reações de retificação e proteção.[10]

A estimulação do controle do tronco pode ser feita por meio das seguintes atitudes (**Figura 9.14**):[10]

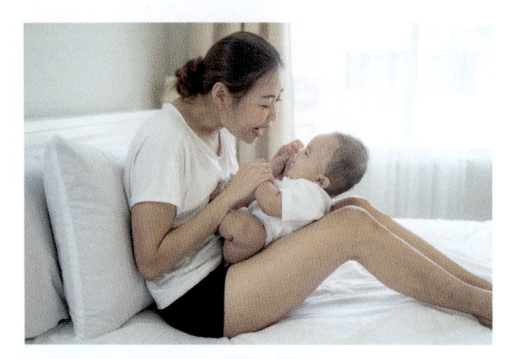

Manual de puericultura

FIGURA 9.12
Estimulação do controle cervical utilizando o puxado para sentar.
Fonte: Yingyaipumi/AdobeStock.

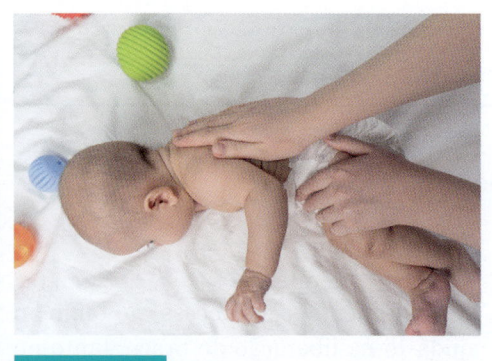

- Carregar o bebê sentado no braço, usado como cadeirinha, desencorajando a prática de carregá-lo com o seu rosto voltado para trás ou deitado no colo.
- Realizar atividades com a criança sentada no chão, incentivando-a a usar o apoio anterior das mãos no começo e, à medida que for progredindo, oferecer objetos para que ela possa alcançar, apenas para se liberar do apoio feito com uma das mãos (praticando ação de equilíbrio).
- Colocar a criança sentada em uma bola, um rolo ou no colo do estimulador, provocando desequilíbrios para a frente, para os lados e para trás, com o objetivo de ativar a musculatura do tronco e as reações de retificação.

▪ Estimulação do andar

Inicialmente, é importante que a criança tenha alcançado o ortostatismo estático.[10]

Em seguida, devemos estimular as estratégias de equilíbrio do tornozelo e do quadril para promover o desequilíbrio para frente, para trás e para os lados, com

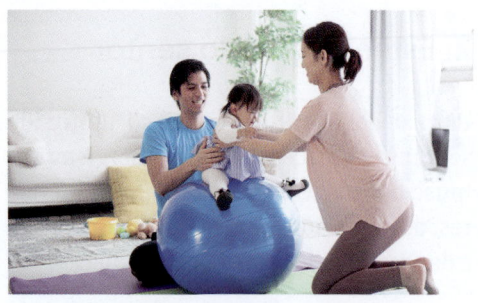

FIGURA 9.13
Estimulação do rolar.
Fonte: Larisa/AdobeStock.

FIGURA 9.14
Formas de estimular o sentar.
Fonte: Monet/AdobeStock e deagreez/AdobeStock.

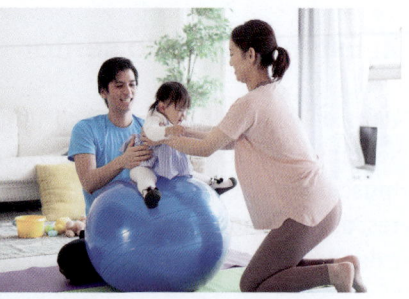

Desenvolvimento

a criança em pé e apoiada em um móvel ou em outra pessoa. Na sequência, é importante estimular a marcha lateral com apoio, progredindo para marcha para frente com apoio.[10]

Quando ocorrer a estimulação da deambulação com apoio, é essencial não realizar a extensão dos ombros da criança, pois essa posição dificulta o equilíbrio estático e dinâmico do bebê. A melhor maneira de fornecer apoio é pelo quadril.[10]

■ Estimulação da fala

O atraso nos marcos da comunicação verbal consiste em uma queixa comum no cotidiano da puericultura. Algumas orientações aos cuidadores para ajudar a estimular essa área do desenvolvimento são essenciais e devem ser fornecidas pelo puericultor, independentemente do diagnóstico.

- Desencoraje o uso de telas.
- Oriente a criação de oportunidades para interagir com crianças que usem a fala como meio de comunicação.
- Estimule o uso da linguagem oral de forma frequente e oriente para que esta seja o mais compreensível para a criança. Algumas dicas são:[11]
  - Falar com voz clara, um pouco mais devagar do que o normal, com articulação normal e sem exageros.
  - Manter intensidade normal da voz.
  - Falar de frente, no mesmo nível visual da criança.
  - Usar expressões faciais e entonações ricas.
  - Deixar os lábios descobertos.
  - Manter sempre o diálogo.
  - Respeitar as trocas de turnos.
  - Encorajar a leitura e cantar músicas.

■ Estimulação de habilidades cognitivas e sociais

A estimulação precoce é uma forma de prevenir ou atenuar possíveis atrasos ou dificuldades no contexto do neurodesenvolvimento. Dessa forma, seguem algumas orientações de como estimular a criança do ponto de vista cognitivo e socioafetivo, a depender da faixa etária (Quadro 9.16).[11]

QUADRO 9.16
Estimulação da cognição e de habilidades sociais, de 0 a 24 meses

IDADE	SOCIOAFETIVO	COGNITIVO
0 a 3 meses	■ Anunciar o momento da alimentação e manter o contato visual durante o processo; ■ Cantar, falar, conversar, manter contato físico e visual; e ■ Informar a hora de dormir e cantar músicas suaves durante o processo.	■ Usar a voz ou sons de brinquedos, de diferentes localizações, para estimular a procura e a localização pelo bebê; e ■ Manter o contato com objetos suaves e limpos para estimular a exploração oral.

QUADRO 9.16

Estimulação da cognição e de habilidades sociais, de 0 a 24 meses

IDADE	SOCIOAFETIVO	COGNITIVO
3 a 6 meses	<ul><li>Sentar com a criança em frente ao espelho e realizar gestos como fazer caretas, sorrir, jogar beijos;</li><li>Colocar uma música e dançar com a criança em seu colo; e</li><li>Ficar próximo ao bebê e permitir que ele alcance o seu rosto espontaneamente, deixando-o explorar livremente.</li></ul>	<ul><li>Deixar a criança soltar objetos no chão e permitir que ela observe a situação, dando novamente o objeto para que ela repita a ação; e</li><li>Estimular o tato e o contato com diferentes texturas.</li></ul>
6 a 9 meses	<ul><li>Sentar a criança em seu colo e cantar cantigas realizando movimentos suaves;</li><li>Tocar diferentes partes do corpo, nomeando-as;</li><li>Colocar a criança em companhia de outros bebês menores de 1 ano, permitindo que interajam entre si;</li><li>Estimular a criança a imitar gestos, como caretas e sons.</li></ul>	<ul><li>Esconder um objeto atrás de um pano ou embaixo de uma caixa e estimular que a criança o encontre;</li><li>Realizar ações que ensinem à criança reações de causa e efeito, como tocar a campainha e abrir a porta;</li><li>Mostrar figuras de animais e imitar seus sons;</li><li>Levar a criança para observar campos visuais amplos (campos abertos, paisagens);</li><li>Estimular paladar e olfato por meio da alimentação complementar;</li><li>Estimular o tato a partir do contato com objetos de diferentes texturas.</li></ul>

Fonte: Elaborado com base em Ministério da Saúde.[10]

Referências

1. Grisi SJFE, Escobar AMU, Ferrer APS. Desenvolvimento da criança. Rio de Janeiro: Atheneu, 2018.
2. Sociedade Brasileira de Pediatria. O papel do pediatra na prevenção do estresse tóxico na infância. São Paulo: SBP; 2017.
3. Scharf RJ, Sharf GJ, Stroustrup A. Developmental milestones. Pediatr Rev. 2016;37(1):25-38.
4. Brasil. Ministério da Saúde. Caderneta da criança. 5. ed. Brasília: MS; 2024.
5. Centers for Disease Control and Prevention. CDC'S developmental milestones [internet]. Atlanta: CDC; 2024 [capturado em 17 jun. 2024]. Disponível em: https://www.cdc.gov/ncbddd/actearly/milestones/.
6. Sociedade Brasileira de Neurologia Infantil. Aprenda os sinais: aja cedo. São Paulo: SBNI; 2019.
7. Brasil. Ministério da Saúde. Protocolo de vigilância e resposta à ocorrência de microcefalia e/ou alterações do sistema nervoso central (SNC). 2. ed. Brasília: MS; 2016.
8. Sociedade Brasileira de Pediatria. Diretrizes de atenção à saúde de pessoas com síndrome de Down. São Paulo: SBP; 2020.
9. Robins DL. M-Chat™ [Internet]. 2024 [capturado em 17 jun. 2024]. Disponível em: https://mchatscreen.com/mchat-rf/translations/.
10. Brasil. Ministério da Saúde. Diretrizes de estimulação precoce: crianças de zero a 3 anos com atraso no desenvolvimento neuropsicomotor. Brasília: MS; 2016.
11. Pathways.org [Internet]. Chicago: Pathways; 2023 [capturado em 17 jun. 2024]. Disponível em: https://pathways.org/.

10
DINÂMICA FAMILIAR

LUCIA HELENA GUIMARÃES RODRIGUES
SAHRA ZAICANER
THATYANA DE OLIVEIRA MARANHÃO CAVALCANTI

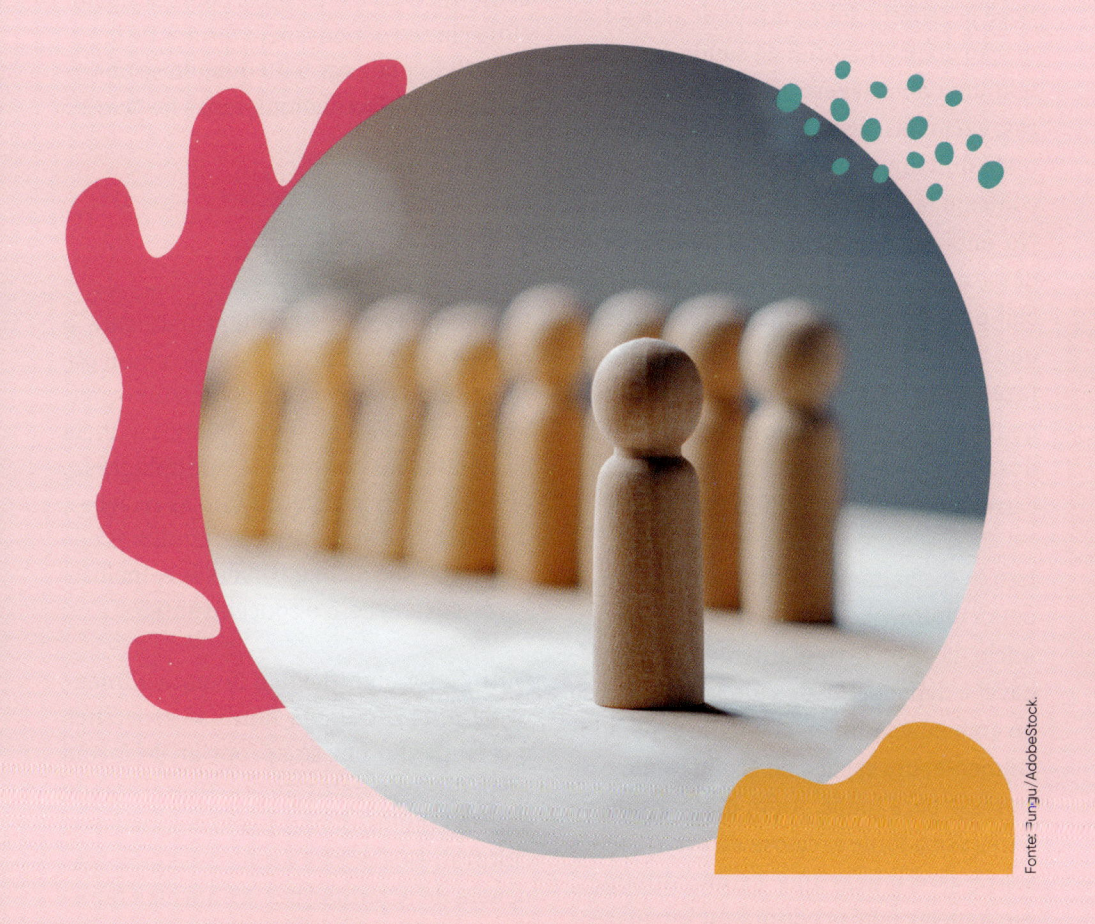

Fonte: Bungju/AdobeStock.

"Família, família
Cachorro, gato, galinha
Família, família
Vive junto todo dia
Nunca perde essa mania"

Família – Titãs

Qual é a importância de compreender a dinâmica familiar durante a consulta de puericultura?

Você já refletiu sobre o fato de que a formação do profissional de saúde ocidental tem uma abordagem centrada nas doenças, e não nas pessoas? Tal visão reducionista dificilmente foca na relação entre o contexto familiar e a saúde dos pacientes. No entanto, envolver-se e se apropriar desse aspecto pode ser o grande diferencial para uma assistência sensível, visto que a família é o primeiro grupo do qual fazemos parte na nossa existência e pelo qual seremos continuamente influenciados, para além da herança genética que carregamos dos nossos antepassados.[1]

Isso é especialmente válido no universo da puericultura, que considera a criança – no início da vida, extremamente frágil, moldável e dependente de cuidados – imersa no ambiente familiar. A família é, paradoxalmente, um espaço de acolhimento e de estresse para todos. Além disso, os familiares são a fonte preciosa de informações sobre as crianças que acompanhamos, são aqueles que as conhecem intrinsecamente. E, ainda, as ações de saúde dirigidas à criança devem ser absorvidas pelos familiares e vão refletir na própria dinâmica familiar. Sem o envolvimento desse núcleo, as ações voltadas às crianças não terão sucesso.[2]

Como avaliar a dinâmica familiar durante a consulta de puericultura?

Um exercício interessante durante os atendimentos é o de incorporar ao raciocínio clínico o "pensar em termos de família", e isso pode ser feito quando se observam as questões demonstradas no Quadro 10.1.[3]

■ Estrutura familiar

É importante ressaltar que, atualmente, o conceito de família vai além do ambiente constituído pelo casamento heteronormativo e unido pela herança genética. A ideia da família pós-moderna é múltipla. Nela, os laços afetivos determinam as relações, de forma que as estruturas familiares encontradas são as mais diversas e, inclusive, coexistem com o conceito antigo.[4]

Outro fator significativo no entendimento de uma dinâmica familiar específica é o empenho em se apropriar de forma respeitosa do fator sociocultural ligado àquela família, denominado competência cultural. Nos países ocidentais, há a tendência de acreditar que as normas familiares conhecidas são universais. No entanto, muitas das premissas ocidentais e urbanas não se aplicam a outros contextos culturais (p. ex., sociedades orientais, ou, ainda, diferentes etnias indígenas, comunidades quilombolas, rurais e periféricas). No entanto, apesar de tais normas dife-

Dinâmica familiar

QUADRO 10.1

Como avaliar a dinâmica familiar durante a consulta de puericultura?

OBJETIVO A SER AVALIADO	PERGUNTA-GATILHO
Compreender a ESTRUTURA FAMILIAR da criança	Quem compõe a família?
Estar sensível aos ESTRESSORES FAMILIARES mencionados ou não pela família, pois muitas vezes eles são a origem de sintomas trazidos nas consultas (p. ex., alimentação, sono).	Que tipos de situações estressoras permeiam a vida da família?
Conhecer as FASES DO CICLO DE VIDA vivenciadas pela família e identificar os desafios enfrentados para se adaptar às mudanças inerentes ao sistema familiar (p. ex., nascimento, envelhecimento, morte).	Essa família está passando por qual(is) fase(s) do ciclo de vida familiar?
Observar os efeitos das suas próprias ações enquanto puericultor no sistema familiar (p. ex., perceber a reação dos cuidadores ao sugerir que o pai acolha o bebê durante seus despertares noturnos).	Quão compreensivos e coesos os familiares são nas queixas apresentadas durante a consulta da criança? Parecem se apoiar mutuamente em prol do cuidado ou alguém fica sobrecarregado?
Fornecer informações de boa qualidade, mantendo-se vigilante para perceber bloqueios de comunicação entre os membros da família.	Foram fornecidas as informações necessárias de forma clara e compreensível, para que a família tenha autonomia no cuidado e nas decisões?

Fonte: Elaborado com base em McWhinney e Freman.[3]

rirem muito de uma cultura para outra, a importância das relações familiares na saúde e na doença é universal.[3,5]

Sendo assim, o ambiente familiar da criança pode ser constituído por um casal homossexual, por uma mãe solteira, por uma avó que cuida integralmente do neto porque os pais dele trabalham durante o dia. Também pode ser composto por uma família de imigrantes, de uma religião específica, da área rural de um município do interior, entre outras várias possibilidades. O nosso papel enquanto puericultores é o de conhecer a dinâmica familiar da criança e, desse modo, trabalhar de acordo com a realidade de cada família, bem como evitar a projeção de nossas expectativas sobre um modelo familiar ideal.

A seguir, é disponibilizada uma sugestão de roteiro de abordagem dos aspectos relacionados à dinâmica familiar nas consultas de puericultura.

- **Sobre o(s) pai(s), a(s) mãe(s) ou o(s) cuidador(es) da criança:** perguntar o nome, a idade, o ofício, o grau de escolaridade, o estado civil. Identificar se quem traz a criança para a consulta são pais biológicos, adotivos ou cuidadores sem vínculo parental com ela. Avaliar a relação da criança com a mãe, especialmente aquelas menores de 1 ano.

- **Sobre o núcleo familiar:** identificar quem convive diariamente com a criança, se ela tem irmãos ou outras crianças nesse núcleo, quem é o seu cuidador principal e se este comparece à consulta. Entender a relação entre os membros da família, se os pais moram juntos, se o ambiente familiar é tranquilo ou conflituoso, se alguma pessoa se sente sobrecarregada em relação aos cuidados com a criança e à casa.

- **Sobre a rede de apoio:** identificar se outras pessoas, além dos membros do núcleo familiar, ajudam nos cuidados com a criança, como é a relação com os avós, se tem babá.

Dica

A construção de um GENOGRAMA pode ser bastante útil para o registro das informações sobre o núcleo familiar e a rede de apoio. Instruções na seção "Que ferramentas podem ajudar na avaliação da dinâmica familiar?".

- **Sobre o ambiente onde vivem:** conhecer as condições de moradia, como a estrutura da casa, o número de cômodos e a divisão dos moradores nos quartos, se há espaço para brincar, acesso a saneamento básico, água potável e energia elétrica, e se o bairro tem espaço seguro para atividades ao ar livre, como praças, parques, quadras esportivas.

Estressores familiares

É uma suposição comum a ideia de que a vida familiar normal é feliz, harmoniosa e estável. Na verdade, as famílias estão constantemente lutando contra problemas e fatores estressores da vida, em um processo dinâmico e desafiador. A natureza dos desafios vividos em família é alterada conforme o estágio de vida do ciclo familiar ou as crises situacionais e pode refletir diretamente em queixas apresentadas nas consultas, como sintomas somáticos, transtornos alimentares ou do sono.[6]

Os estressores podem atingir as famílias de diversas maneiras e são divididos entre verticais e horizontais, de acordo com sua origem. Os estressores verticais são aqueles passados de geração a geração, seja pelo núcleo familiar ou até mesmo pela influência da comunidade/sociedade, como padrões emocionais familiares, de gênero ou de espiritualidade, por exemplo. Já os estressores horizontais estão intimamente associados às fases do ciclo de vida que a família enfrenta e seus desdobramentos, como uma morte ou um distanciamento de um integrante do núcleo familiar.[6]

Ciclo de vida familiar

A família é um sistema aberto e dinâmico que se transforma ao longo do tempo, no seu processo de desenvolvimento. Tais transformações exigem mudanças e adaptações em sua estrutura de organização, de acordo com os eventos no decorrer do caminho, como o nascimento de um filho ou a saída dele de casa. São as mudanças de ciclo que contribuem para o desenvolvimento e o amadurecimento das famílias, pois os vínculos familiares são consolidados ou quebrados conforme decorrem novas vivências e realidades.[6,7]

É importante ressaltar que não há caminho certo ou errado no que diz respeito ao desenrolar da história da família, visto que nem todas as famílias vivem as etapas "pré-estabelecidas". Além disso, o que a literatura ilustra para a compreensão do ciclo de vida familiar se baseia em padrões vividos no cenário ocidental do mundo, obedecendo às relações heteronormativas e aos caminhos comuns percorridos por elas. No entanto, como já abordado anteriormente, a estrutura familiar varia e pode não se encaixar perfeitamente nos padrões expostos, e é importante para o puericultor individualizar cada família e compreender as mudanças por elas vividas.[8]

E como ocorre o ciclo de vida familiar? Inicialmente, é importante compreender que, nele, não há determinação de início ou de fim, e que as fases podem ser vividas mais de uma vez ou até simultaneamente. No contexto da puericultura, vamos adentrar nas três fases iniciais, pois são as mais encontradas nas famílias atendidas, e muitas vezes são até vividas ao mesmo tempo. As demais fases estão demonstradas de maneira completa no Quadro 10.2.[9]

A origem do ciclo familiar é a formação do casal, em que duas pessoas se unem

QUADRO 10.2
Ciclo de vida familiar

FASE	MISSÃO	MUDANÇAS E DESAFIOS
Formando um casal	Viver a dois; conciliar com a família	Conciliar as formas de viver; adquirir intimidade; definir papéis
Tornando-se mãe e/ou pai	Acolher um novo membro	Reestabelecer papéis; restringir vida social; ajustar-se ao novo formato
Criando os filhos	Educar	Equilibrar a vida em casa e a externa; lidar com os conflitos dos filhos; praticar a separação entre pais e filhos
Convivendo com adolescentes	Estabelecer limites	Balancear independência e controle; estimular diferença e experimentação; lidar com problemas relacionados a álcool e drogas
Filhos saindo de casa	Desprender-se	Lidar com separação e independência; ressignificar relações; preencher o "ninho vazio"
Envelhecendo	Enfrentar perdas e mudanças de papel	Desenvolver o papel de avós; administrar a doença e a morte, ajustar-se à viuvez

Fonte: Elaborado com base em Schwarz e Lima.[9]

para formar uma família. Esse período é marcado por descobertas na vida a dois e pela vivência de padrões familiares adquiridos anteriormente por cada um, até que haja um equilíbrio e ambos encontrem a dinâmica possível para o casal. No Brasil, muitas vezes essa fase é atropelada pela seguinte: quando os indivíduos se tornam pais, o casal, comumente jovem, vive o desafio de integrar um novo membro na família e de se perceber como homem/pai/marido e mulher/mãe/esposa. Além disso, nesse momento, surgem adaptações acerca das experiências da criança no início da vida dela: choro, dificuldades alimentares e de sono. Estes podem se tornar fatores estressores para os pais, como já citado anteriormente.[8,9]

A fase seguinte é a da criação do(s) filho(s), e esse momento é marcado pela tentativa de equilíbrio entre demandas prévias da casa e a vivência das repercussões no desenvolvimento da(s) criança(s), como queixas clínicas comuns nesse período ou até mesmo atritos causados entre filhos mais velhos e mais novos. A transição entre uma fase e outra do ciclo de vida familiar é capaz de atingir três ou quatro gerações da mesma família, ou seja, a chegada de uma nova criança, por exemplo, poderá impactar tanto na vida dos irmãos dela quanto na dos tios e avós, assim como a perda da matriarca da família influenciará da mesma forma.[8,9]

Portanto, compreender a fase do ciclo de vida na qual a família da criança atendida se encontra é essencial para planejar intervenções possíveis ao contexto vivido quando for necessário, sempre acolhendo as demandas que surgirem a partir dos desdobramentos que as transições possam trazer.

Que ferramentas podem ajudar na avaliação da dinâmica familiar?

Sabe-se que a família tem grande influência sobre quem somos e sobre a forma como existimos no mundo. Contemplar a história por meio dos antepassados pode trazer à tona padrões de comportamento ou até mesmo justificar, por exemplo, o cuidado excessivo de uma mãe com seu bebê durante a consulta, com base nas vivências e relações familiares prévias dela.

O genograma é uma ferramenta de execução simples e que pode auxiliar na compreensão da estrutura familiar durante a consulta de puericultura. Ele consiste na demonstração dos componentes da família na árvore genealógica a partir de símbolos pré-definidos. Por meio da representação dos integrantes da família em até três gerações, além daquela do paciente, esse instrumento constitui uma medida tanto diagnóstica quanto terapêutica, pois é aplicado junto à família ou a algum membro dela e permite a construção de uma narrativa com base no que é exposto.[6,8]

Além de demonstrar quem compõe a família na representação das gerações, é possível destacar relações conflituosas ou vínculos estreitos e entender quem faz parte da rede de apoio daquele núcleo familiar que comparece à consulta. Por meio do genograma, é possível identificar, ainda, questões que podem impactar no cuidado da criança ou até mesmo os gatilhos para as queixas apresentadas na consulta.[6]

Por exemplo, Júlia tem 6 meses e é levada à consulta de puericultura pelos seus pais, Marta e Júlio. Ela é a primeira filha de ambos, que são casados há três anos e desejavam muito ser pais. Eles negam queixas clínicas de Júlia. No exame físico, nenhuma alteração é percebida, e os marcos de desenvolvimento para a idade estão todos presentes. Quando questionados sobre a rotina da família, Júlio conta que trabalha todos os dias como porteiro diurno de um centro empresarial, enquanto Marta trabalha como empregada doméstica, mas já que a licença-maternidade ainda não terminou, cuida de Júlia durante todo o dia. A médica questiona se já houve o retorno para o trabalho, e, nesse momento, Marta mareja os olhos e diz que voltará às atividades na próxima semana. Ela fala que está muito preocupada, pois não cuidará mais da filha durante o período de trabalho, e relata que ela ficará sob os cuidados de Vânia, sua sogra, porque seus pais, apesar de muito ligados a ela, que é filha única, moram em outro estado. Assim, é iniciada a construção do genograma, para tentar compreender a causa do sofrimento que poderá impactar na dinâmica da família. Na representação, surge a figura de Vânia, que, depois que ficou viúva, mora sozinha próximo à casa do filho, mas não tem uma relação íntima com ele e a nora. Ao ser questionada sobre o motivo da angústia, Marta chora copiosamente, em razão de ter medo de perder a filha, pois, há três anos, Vânia cuidava do seu afilhado Jonas, filho do irmão de Júlio, quando ele foi vítima de afogamento no domicílio.

No exemplo de Júlia, é possível que a questão familiar que estava gerando angústia com o retorno ao trabalho não surgisse de forma espontânea, pois envolvia membros da família de outras gerações que não estavam presentes na consulta. Ao trazer para o papel (Figura 10.1) a representação da fatalidade citada, veio à tona o motivo da angústia, e, a partir disso, foi possível intervir

Assim, sugere-se elaborar o genograma em uma das consultas e anexá-lo ao prontuário, para que, além de ser usado na compreensão da dinâmica e da estrutura familiares, possa servir como ferramenta de cuidado em momentos posteriores.

Outras ferramentas podem ser utilizadas em um contexto mais ampliado de abordagem familiar, como o ecomapa, o APGAR da família, a FIRO (do inglês Fundamental Interpersonal Relations Orientations) e a PRACTICE (do inglês *problem*; *roles and structure*; *affect*; *communication*; *time in life*; *illness in family past and present*; *coping with stress*; *environment/ ecology* – problema apresentado ou razão da entrevista; papéis e estrutura; afeto; comunicação; tempo no ciclo de vida; doenças na família, passadas e presentes; lidando com o estresse; meio ambiente/ecologia), as quais podem ser aprofundadas na seção de sugestão de leituras, ao final deste capítulo.[7]

O que fazer ao se deparar com uma dinâmica familiar disfuncional?

A avaliação da dinâmica familiar pode revelar sinais de que algo não está bem e que isso pode estar repercutindo no cuidado com a criança. Os motivos do desequilí-

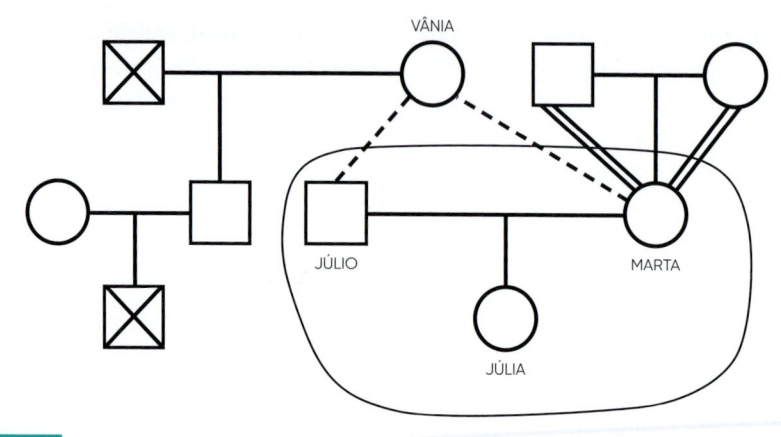

FIGURA 10.1
O genograma de Júlia.

brio podem ser desde uma família que não apresenta uma boa comunicação entre os membros, o que traz um conflito familiar/divórcio, até a dificuldade em lidar com um novo membro.

Por isso, cabe ao puericultor identificar esses sinais durante as consultas, por meio da linguagem não verbal entre os membros ou de perguntas acerca da dinâmica, caso elas não tenham surgido espontaneamente. Para o apoio das famílias, é sugerida a presença da equipe multiprofissional do serviço, como a da psicologia, para tratar as questões mais sensíveis relacionadas aos laços familiares. Outro caminho seria o serviço social, pois quando a disfuncionalidade é reflexo de vulnerabilidade social, o profissional dessa área tem ferramentas para conseguir articular a inclusão em programas de complementação de renda, por exemplo.

Apesar de a consulta de puericultura ser frequentemente centrada em médicos e/ou enfermeiros, é interessante incluir outras pessoas da equipe no cuidado, de forma a conseguir acolher a criança e sua família de forma holística.

Como o puericultor pode estimular a paternidade ativa e a parentalidade positiva?

▎Paternidade ativa

Durante o atendimento materno-infantil, no qual o foco quase sempre foi direcionado às mulheres/gestantes/mães e às crianças, devemos estimular e criar estratégias para que, sempre que possível, os homens/parceiros/pais sejam incluídos integralmente. A seguir, algumas dicas de como isso pode ser feito.[9]

- Considerar os pais ou as figuras paternas interlocutores importantes para as

Dinâmica familiar

QUADRO 10.3

Dicas de como exercer parentalidade positiva

AÇÃO DA CRIANÇA	RESPOSTA POSITIVA
Fazer algo que desagrade os pais	Corrigir sem ofensas, explicar o motivo da reclamação e dar exemplo de como ela não deve se portar. Nunca xingar ou gritar.
Bagunçar os brinquedos	Organizar os brinquedos junto com a criança e incentivá-la a fazer sozinha da próxima vez.
Começar a chorar sem motivo aparente	Questionar o motivo do choro e oferecer ajuda de alguma forma. Evitar dizer "Pare de chorar".
Derrubar algo por acidente	Oferecer apoio: procurar ajudar e socorrer, em vez de culpar a criança.
Comportar-se bem em alguma situação	Não dar prêmios para que a criança se comporte bem ou ajude nas tarefas de casa.

discussões sobre saúde, cuidado e criação. Assim, ao fazer perguntas ou dar orientações, dirija-se a ambos.

- Promover a participação ativa do pai ou da figura paterna no cuidado diário de seus filhos(as), assim como nas consultas de saúde e outras ações promotoras de saúde.
- Confrontar e questionar preconceitos e ideias machistas ou sexistas que possam ser trazidas durante o atendimento e que provocam o distanciamento das figuras masculinas do cuidado das crianças.
- Detectar vínculos frágeis entre os pais ou mães e seus filhos(as) e buscar promover interações cooperativas, de diálogo e apoio.
- Reforçar os aspectos positivos e as habilidades dos cuidadores e dos pais ou das figuras paternas, das mães e da família.
- Convidar e motivar os pais ou as figuras paternas a participarem de oficinas e grupos sobre habilidades parentais nas unidades de saúde.

Parentalidade positiva

A parentalidade positiva se baseia na promoção do respeito mútuo na relação entre pais e filhos e na educação construtiva. Trata-se de uma filosofia que propicia que os pais percebam seus filhos com mais humanidade, como pessoas em formação e que precisam de orientação, e não apenas de um comando.[10]

O objetivo é combinar firmeza e gentileza e promover a evolução da criança por meio do preparo e do reconhecimento, com fixação de limites e sem violência, tanto física quanto verbal. Nesse sentido, a prática da parentalidade positiva ignora velhos padrões de educação, como o castigo, a punição e o poder, e se baseia na ajuda e no respeito (Quadro 10.3).

Referências

1. Muniz JR, Eisenstein E. Genograma: informações sobre família na (in)formação médica. Rev Bras Educ Méd. 2009;33(1):72-9.
2. Del Ciampo LA, Ricco RG, Daneluzzi JC, Del Ciampo IRL, Ferraz IS, Almeida CAN. O programa de saúde da família e a puericultura. Ciênc Saúde Coletiva. 2006;11(3):739-43.
3. McWhinney IR, Freeman T. Manual de medicina de família e comunidade. 3. ed. Porto Alegre: Artmed; 2010.
4. Garcia ACBBF, organizadora. Terapia familiar na prática. Curitiba: Appris; 2020.
5. Gouveia EAH, Silva RO, Pessoa DIIS. Competência cultural: uma resposta necessária para superar as barreiras de acesso à saúde para populações minorizadas. Rev Bras Educ Méd. 2019;43(1):82-90.
6. Gusso G, Lopes JMC, Dias LC. Tratado de medicina de família e comunidade: princípios, formação e prática. 2. ed. Porto Alegre: Artmed; 2012.
7. Duncan BB, Schmidt MI, Giugliani ERJ, Duncan MS, Giugliani C. Medicina ambulatorial: condutas de atenção primária baseadas em evidências. 5. ed. Porto Alegre: Artmed; 2022.
8. Asen E, Tomson D, Young V, Tomson P. 10 minutos para a família: intervenções sistêmicas em atenção primária à saúde. Porto Alegre: Artmed; 2012.
9. Schwarz E, Lima DC. Paternidade e cuidado. Florianópolis: UFSC; 2018.
10. Barros AC. Já ouviu falar em parentalidade positiva? Saiba o que considerar! Vitória: Luma Ensino; 2022.

Leituras recomendadas

Castoldi L, Lopes RCS, Prati LE. O genograma como instrumento de pesquisa do impacto de eventos estressores na transição família-escola. Psicol Reflex Crít. 2006;19(2):292-300.

Issler H, Leone C, Marcondes E. Pediatria na atenção primária. São Paulo: Sarvier; 1999.

11
AMAMENTAÇÃO

JULIANA DE ALBUQUERQUE LEÃO
LUCIA HELENA GUIMARÃES RODRIGUES
MARINA TENÓRIO MACIEL DA CUNHA PEDROSA

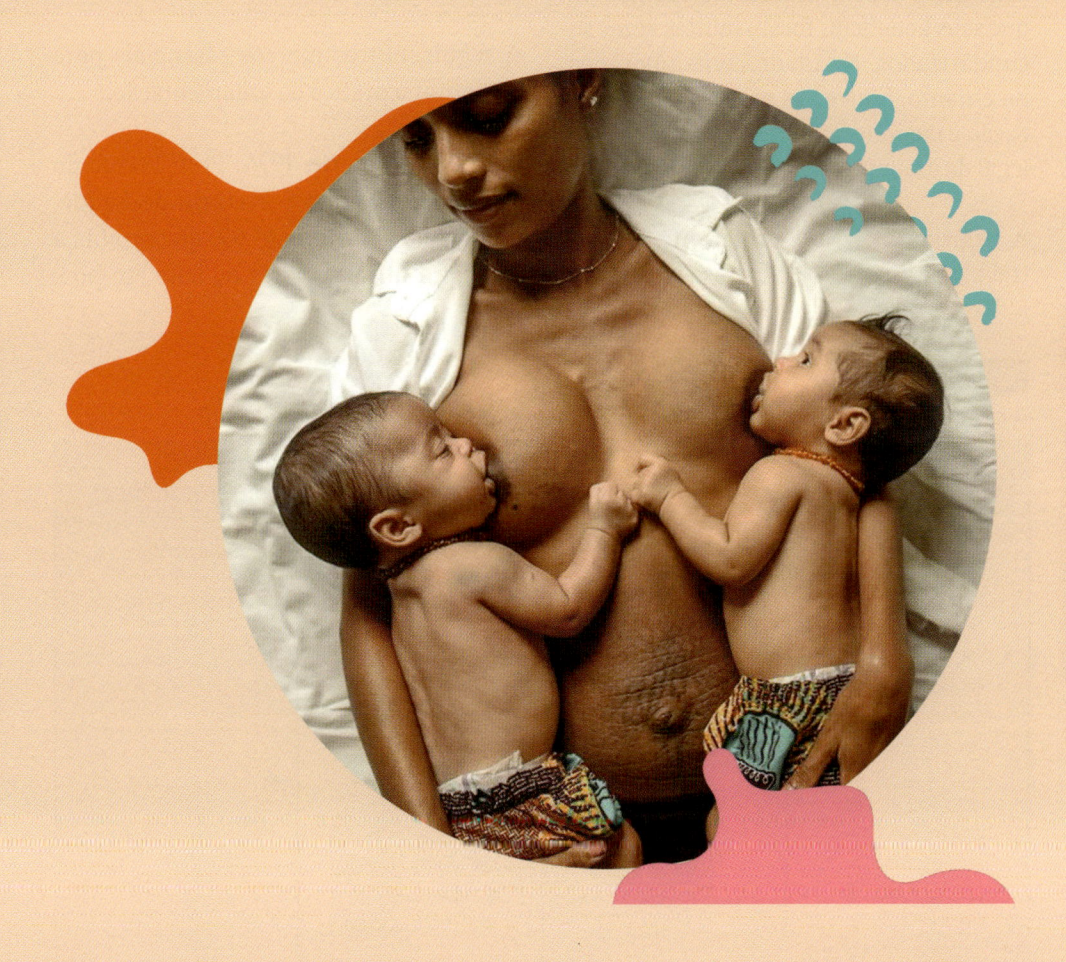

"Sou seu alimento, você é meu alento, vai ser pelo tempo que a gente quiser... E o que vem do peito não tem fim, vive para sempre em você e em mim..."

Vem do peito – Elisa Gatti

Como a amamentação se transformou ao longo da história?

Ao longo do tempo, a amamentação e o seu papel na sociedade sofreram diversas mudanças e percorreram momentos em que seus benefícios foram muitas vezes secundarizados. Na Idade Contemporânea, no entanto, houve um processo de valorização e reconhecimento científico, social e legal da amamentação (Quadro 11.1).

A Legislação Brasileira garante direitos trabalhistas para as mulheres empregadas com contrato de trabalho formal durante o período de gestação e amamentação, mas ainda é, infelizmente, uma parcela pequena da população. Para melhor conhecimento dessas leis, leia a "Cartilha para a mulher trabalhadora que amamenta", do Ministério da Saúde.[1]

A seguir, outros marcos essenciais para assegurar a prática da amamentação.[2]

- **Dezembro de 1974:** Prof. Fernando Figueira, então Secretário de Saúde, decreta a portaria nº 99, que proibia a distribuição de latas de leite em pó e

QUADRO 11.1
A amamentação ao longo da história

ANTIGUIDADE	IDADE MÉDIA	IDADE MODERNA	IDADE CONTEMPORÂNEA
▪ Código de Hammurabi: regulamenta amas de leite. ▪ Bíblia: "Desejai ardentemente como crianças recém-nascidas o leite genuíno, não falsificado, para que por ele vades crescendo." (I Pedro, 2:2). ▪ Esparta: genitora amamentava apenas o primogênito. ▪ Hipócrates: "[...] somente o leite da própria mãe é benéfico, (sendo) o de outras, perigoso".	▪ No século XII, criança é considerada um "miniadulto". ▪ No século XIII, crianças são consideradas anjos.	▪ XVI a XVII: "a descoberta da infância". ▪ XVII: normas médicas e religiosas de amamentação: 18 a 24 meses. ▪ XVIII: doenças das amas: oferece leite de vaca diluído em pequenos chifres furados.	▪ Legislação em defesa da amamentação.

mamadeiras nos hospitais e Casas de Saúde do Estado.

- **Maio de 1981:** Regulamentação do Código de Substitutos do Leite Humano, na Assembleia Mundial de Saúde.
- **1992:** Iniciativas como Hospital Amigo da Criança (Quadro 11.2) e criação dos Bancos de Leite.

Por que amamentar é importante?

De acordo com a Aliança Mundial para Ação em Amamentação, "[...] em um mundo repleto de desigualdades, crises e pobreza, a amamentação é o alicerce da boa saúde ao longo da vida para crianças e mães". Além disso, os benefícios da amamentação vão além do binômio mãe-filho e atingem as esferas econômica e ambiental.[3]

Então, quando perguntarem a nós, puericultores, sobre a importância da amamentação, podemos fornecer os inúmeros motivos descritos a seguir.

Porque faz bem à saúde da criança

- Ajuda no desenvolvimento neuropsicomotor (essencial na mielinização e no processo de neuroplasticidade).
- Ajuda no desenvolvimento do sistema imune, protegendo contra infecções, além de fornecer anticorpos maternos.
- Previne doenças no futuro (como o diabetes, a obesidade, a asma, entre outras).

QUADRO 11.2
Os dez passos para o sucesso do aleitamento materno

1. Ter uma política de aleitamento materno escrita que seja rotineiramente transmitida a toda equipe de cuidados de saúde.
2. Capacitar toda a equipe de cuidados de saúde nas práticas necessárias para implementar esta política.
3. Informar todas as gestantes sobre os benefícios e o manejo do aleitamento materno.
4. Ajudar as mães a iniciar o aleitamento materno na primeira meia hora após o nascimento.
5. Mostrar às mães como amamentar e como manter a lactação, mesmo se vierem a ser separadas dos filhos.
6. Não oferecer a recém-nascidos bebida ou alimento que não seja o leite materno, a não ser que haja indicação médica.
7. Praticar o alojamento conjunto – permitir que mães e recém-nascidos permaneçam juntos – 24 horas por dia.
8. Incentivar o aleitamento materno sob livre demanda.
9. Não oferecer bicos artificiais ou chupetas a crianças amamentadas.
10. Promover a formação de grupos de apoio à amamentação e encaminhar as mães a esses grupos na alta da maternidade.

Fonte: Fundo das Nações Unidas para a Infância.[4]

- Promove a saúde bucal: a sucção do seio materno possibilita o desenvolvimento orofacial do bebê e previne problemas de fala, mastigação, deglutição, respiração e alinhamento dos dentes.
- Supre todas as necessidades nutricionais que o bebê a termo tem até os 6 meses de idade.

Porque faz bem à saúde da mulher

- Reduz a chance de desenvolver, no futuro, cânceres de mama, de ovário e de endométrio e diabetes tipo 2.
- Age de forma contraceptiva e aumenta o intervalo entre os partos.
- Diminui os riscos de sangramento no pós-parto.
- Auxilia na perda de peso.
- Protege contra doenças cardiovasculares.

Porque promove o vínculo afetivo

- Auxilia no desenvolvimento afetivo da criança.
- Fortalece o vínculo com a mãe.

Porque é econômico

- Economiza tempo e dinheiro, já que é produzido pela própria mulher.

Porque faz bem à sociedade

- Previne o adoecimento e diminui o absenteísmo escolar e laboral dos pais.
- Aumenta as chances de a criança alcançar seu potencial máximo de inteligência.

Porque faz bem ao planeta

- Reduz o impacto ambiental, por não gerar poluição ou causar prejuízos aos recursos da natureza durante sua produção.

Como avaliar o binômio mãe-bebê e a amamentação?

A avaliação da amamentação é um importante pilar na consulta do puericultor (**Figura 11.1**). Olhar para o binômio mãe-bebê e enxergá-lo com todas as suas particularidades nos ajuda a entender as principais dificuldades e como podemos ajudar a promover o aleitamento materno de maneira saudável.

Identificando e solucionando as principais dificuldades

"Baby blues"

- **O que é "baby blues"?** O "baby blues", ou "tristeza puerperal", é caracterizado por uma melancolia transitória intercalada com períodos de alegria e satisfação que ocorrem no período do puerpério imediato, e é ocasionado pelas mudanças hormonais características do pós-parto. Sua fisiopatologia ainda não foi completamente elucidada, mas estudos sugerem que as alterações hormonais levam a uma desregulação da atividade e/ou dos níveis dos neurotransmissores. Os sintomas tendem a normalizar no final da segunda semana pós-parto, quando também já está consolidada a apojadura.

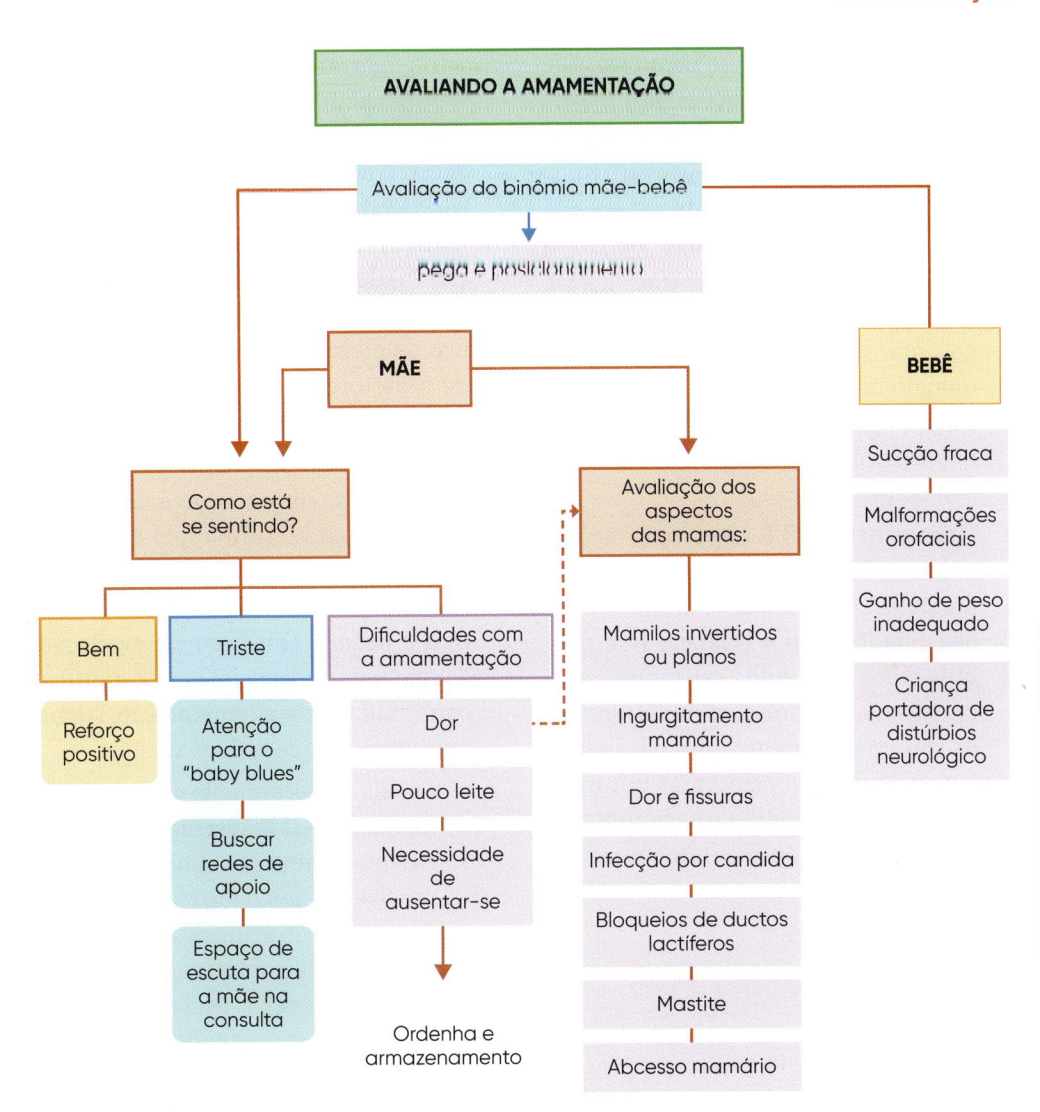

Amamentação

```
                    AVALIANDO A AMAMENTAÇÃO
                              │
                   Avaliação do binômio mãe-bebê
                              ↓
                      pega e posicionamento
```

FIGURA 11.1
Avaliação da amamentação pelo puericultor.

Depressão pós-parto

- **O que é depressão pós-parto?** É um transtorno de humor de início na gestação até a sexta semana do pós-parto. Acomete cerca de 9% das mulheres. Enquanto esse é um distúrbio do humor, de caráter mais persistente, a tristeza puerperal se caracteriza por ser transitória.[5]

- **Como ela interfere na amamentação?** A depressão pós-parto e a tristeza puerperal são fatores de risco importantes para o desmame precoce. Ainda, a manutenção da amamentação é um importante elo entre a mãe e o bebê, inclusive atuando como fator de proteção para as alterações do humor.

- **Quando suspeitar?** Deve-se suspeitar sempre que persistirem os sintomas de tristeza por mais de 2 semanas. Um instrumento de grande valia é o questionário de autoaplicação "Escala de Depressão Pós-Parto de Edimburgo", que sugere depressão pós-parto quando os valores estão acima de 10, e quando estão acima de 13, resguarda boa sensibilidade e especificidade com o diagnóstico.
- **Como intervir?** É importante acompanhar a família de perto durante esse período e recrutar a rede de apoio para os cuidados com a criança. Isso permite que a mãe tenha seus momentos de descanso. Caso sejam identificados os sintomas de depressão, ou mesmo a persistência dos sintomas por mais de 2 semanas, orientar e encaminhar a mãe para um acompanhamento especializado.

▌Dor e fissura

- **A dor é normal?** Durante a primeira semana de amamentação, a dor e as fissuras mamilares são esperadas, devido à forte sucção do bebê e à pele sensível do seio nesses primeiros dias. A intensidade da dor é de leve a moderada e melhora ao longo da primeira semana. No entanto, uma dor intensa e/ou persistente necessita de avaliação e intervenção.
- **Por que o mamilo fica machucado?** As causas mais comuns de trauma no mamilo são o posicionamento e a pega inadequados. Outras causas são: variações anatômicas dos mamilos (curtos, planos ou invertidos), disfunções orais da criança, frênulo lingual excessivamente curto, sucção não nutritiva prolongada, uso inadequado de bombas de extração de leite, interrupção inadequada da sucção da criança quando necessário retirá-la do peito, uso de cremes e óleos irritativos, uso de protetores de mamilo e exposição prolongada a forros úmidos.
- **O que pode ser feito para ajudar?** Nesse momento, é essencial reforçar com a família que a dor e a fissura são dificuldades comuns e transitórias que serão superadas. Corrigir a pega, a educação e a avaliação da mamada é essencial para garantir a continuidade da amamentação. Algumas medidas que podem auxiliar:
  - Corrija a pega e oriente iniciar a amamentação pela mama menos afetada.
  - Oriente manter os mamilos secos, se possível evitando forros e tecidos.
  - Peça para não utilizar produtos que retirem a barreira natural da pele, evitar lavagens excessivas com sabão, uso de pomadas e cremes. O próprio leite atua como protetor.
  - Oriente a amamentação sob livre demanda e evite deixar a criança com fome, para que ela não sugue o leite com força excessiva.
  - Se a mama estiver ingurgitada, oriente a ordenha manual antes da mamada. A mama ficará mais flexível, e isto facilitará a sucção, além disso, desencadeará a ejeção reflexa do leite.
  - Oriente a introdução do dedo mínimo pela comissura labial da boca do bebê, a fim de interromper a

mamada e evitar que ele continue a sucção na retirada do seio, o que pode acarretar lesão.

- **Como orientar a técnica da amamentação?** Inicialmente, é importante entender que o recém-nascido a termo e saudável tem reflexos primitivos que auxiliam na amamentação. Entre eles, podemos destacar os reflexos de busca/procura e de sucção. O bebê apreende um mamilo como uma resposta reflexa a um estímulo. Quando o mamilo toca a face, os lábios ou a região perioral do lactente, ele vira a cabeça em direção, com a boca aberta, permitindo-o abocanhar o mamilo e a aréola. Ao encostar na parte posterior da língua, o mamilo desencadeia o processo de sucção, e assim ocorre a ordenha do leite nos seios lactíferos. Apesar desses reflexos primitivos, amamentar não é uma ação fácil e instintiva, e muitas mulheres e bebês apresentam dificuldades nesse início, sendo essencial o apoio do profissional de saúde.

Inicialmente, quanto a esse binômio, é importante que a mãe esteja em uma posição confortável e relaxada, assim como o bebê também deve estar confortável e bem apoiado, com os quadris sustentados. Em seguida, os seguintes aspectos devem ser avaliados (**Figura 11.2**):

- Cabeça e corpo do bebê alinhados.
- O corpo do bebê deve estar posicionado bem próximo e voltado ao corpo da mãe (barriga com barriga). O contato pele a pele no início da vida durante a amamentação ajuda no processo de regulação térmica.

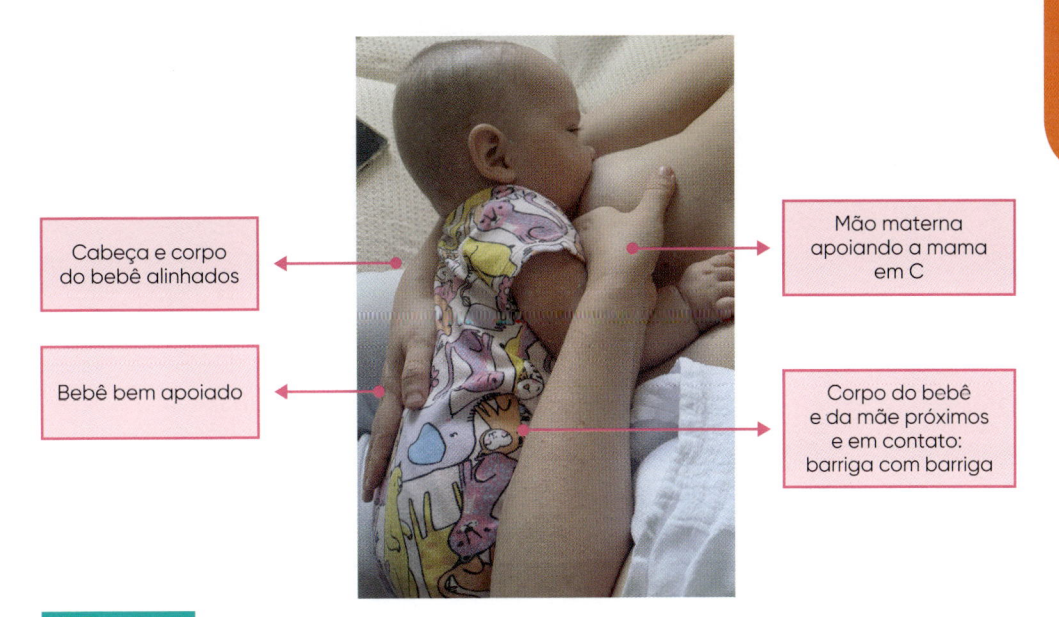

FIGURA 11.2
Posição adequada mãe-bebê na amamentação.
Fonte: Elaborada com base em Ministério da Saúde.[3]

Manual de puericultura

- O braço do bebê não deve estar entre o seu corpo e o da mãe.
- A mama precisa estar bem apoiada. Nos casos de mamas mais volumosas, é feito um "rolo" com uma fralda, que deve ser colocado no sulco inframamário, ajudando nesse apoio. A mão materna deve estar apoiada na mama em formato de um "C", com o polegar posicionado acima da parte superior da aréola. Nunca deixar a mão em tesoura e sempre deixar a aréola livre.
- A cabeça do bebê deve ficar posicionada, de modo que o nariz dele fique na altura do mamilo, e, em seguida, a mãe estimula o lábio do bebê com este mesmo mamilo, o que provocará a abertura de sua boca e o levará ao peito para abocanhá-lo.

Após o bebê estar bem-posicionado e abocanhar o mamilo, devemos observar a pega dessa mama e ficar atentos aos seguintes aspectos (**Figura 11.3**):[6,7]

- Deve-se deixar uma parte maior da aréola visível acima do lábio superior do bebê.
- A boca do bebê deve estar bem aberta e o lábio inferior evertido, formando um lacre.
- O queixo do bebê deve estar tocando o seio da mãe.

No **Quadro 11.3** é exemplificado um formulário de observação da mamada desenvolvido pela Organização Mundial de Saúde (OMS),[8] que pode ser usado pelo puericultor para avaliar se o processo de amamentação está ocorrendo satisfatoriamente e identificar possíveis dificuldades.

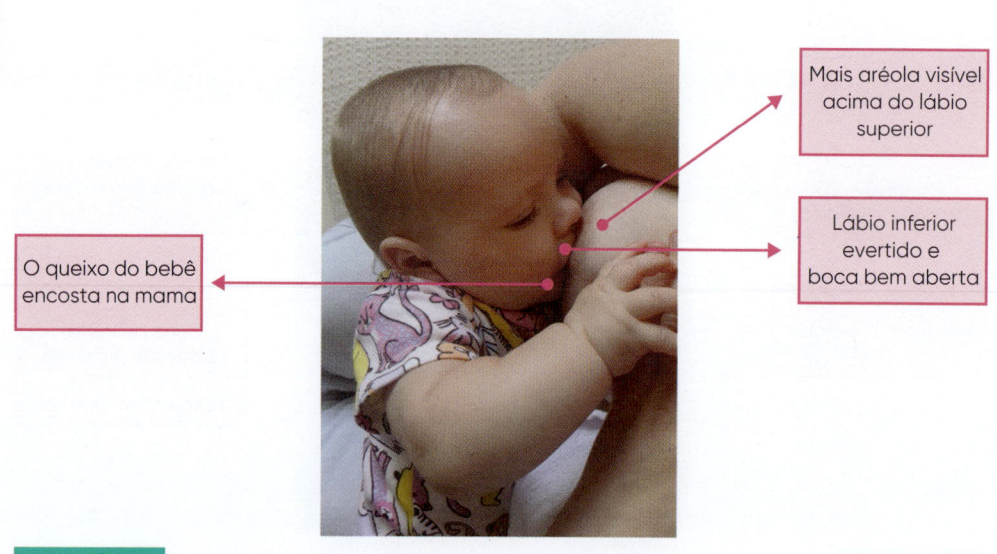

FIGURA 11.3
Pega adequada na amamentação.
Fonte: Elaborada com base em Ministério da Saúde.[3]

Amamentação

QUADRO 11.3

Formulário de observação de mamadas

SINAIS DE QUE A AMAMENTAÇÃO ESTÁ INDO BEM	SINAIS DE POSSÍVEIS DIFICULDADES
Geral – Mãe ( ) Mãe aparenta estar saudável. ( ) Mãe relaxada e confortável. ( ) Sinais de vínculo entre mãe e bebê.	**Geral – Mãe** ( ) Mãe aparenta estar doente ou deprimida. ( ) Mãe aparenta estar tensa e desconfortável. ( ) Ausência de contato visual entre mãe e bebê.
Geral – Mãe ( ) Bebê aparenta estar saudável. ( ) Bebê calmo e relaxado. ( ) Bebê alcança ou procura a mama se tem fome.	**Geral – Mãe** ( ) Mãe aparenta estar doente ou deprimida. ( ) Mãe aparenta estar tensa e desconfortável. ( ) Ausência de contato visual entre mãe e bebê.
Mamas ( ) Mamas com aparência saudável. ( ) Ausência de dor ou desconforto. ( ) Mama bem apoiada com dedos longe do mamilo. ( ) Mamilo proeminente, protátil.	**Mamas** ( ) Mamas vermelhas, edemaciadas, doloridas. ( ) Dor na mama ou no mamilo. ( ) Mama apoiada com os dedos na aréola. ( ) Mamilo plano, não protátil.
Posição do bebê ( ) Cabeça e corpo do bebê alinhados. ( ) Bebê mantido perto do corpo da mãe. ( ) Todo o corpo do bebê apoiado. ( ) Bebê se aproxima da mama, nariz em frente ao mamilo.	**Posição do bebê** ( ) Pescoço e cabeça do bebê torcidos. ( ) Bebê afastado do corpo da mãe. ( ) Bebê apoiado pela cabeça e pescoço. ( ) Bebê se aproxima da mama, lábio inferior em frente ao mamilo.
Pega do bebê ( ) Mais aréola visível acima do lábio superior do bebê. ( ) Boca do bebê bem aberta. ( ) Lábio inferior virado para fora. ( ) Queixo do bebê toca a mama.	**Pega do bebê** ( ) Mais aréola visível abaixo do lábio superior do bebê. ( ) Boca do bebê pouco aberta. ( ) Lábios voltados para a frente ou para dentro. ( ) Queixo do bebê não toca a mama.
Sucção ( ) Lenta, sugadas profundas com pausas. ( ) Bochechas arredondadas durante a sucção. ( ) Bebê larga a mama quando termina. ( ) Mãe nota sinais do reflexo da ocitocina.*	**Sucção** ( ) Sugadas rápidas e superficiais. ( ) Bochechas encovadas durante a sucção. ( ) Mãe retira o bebê da mama. ( ) Mãe não nota sinais do reflexo da ocitocina.*

*O reflexo da ocitocina consiste no reflexo da ejeção do leite materno, quando a lactante pode sentir formigamento, as mamas enchendo rapidamente e o leite escorrendo do seio.

Fonte: Elaborado com base em World Health Organization.[9]

"Eu tenho pouco leite"

As queixas de "eu tenho pouco leite" e/ou "meu leite é fraco" são comuns e refletem uma percepção da mulher acerca do aleitamento. Na maioria das vezes, essa percepção é reiterada por um discurso sociocultural, equivocado, de que a amamentação é insuficiente para a nutrição do bebê. Ainda, sabe-se que o lactente jovem necessita de mamadas mais frequentes, e que o choro é uma de suas únicas formas de comunicação com o ambiente, e não necessariamente significa fome. Por consequência, há um cenário que acaba reforçando aquela ideia de que a amamentação está sendo insuficiente, quando a criança chora e mama com frequência e a família fica aflita por não estar correspondendo às necessidades desse novo ser. O estresse gerado nessas situações é sentido pelo bebê, e este pode ficar ainda mais choroso. Quando a família introduz a fórmula infantil, o alívio gerado pelo "controle da situação" tranquiliza a mãe e o bebê, que passa a chorar menos, e reitera a ideia de que a amamentação o estava deixando com fome.

Uma vez introduzida a fórmula infantil, a criança diminui a sucção, e, com isso, a produção de leite é reduzida. Percebemos que esse é um ciclo vicioso e que, se não interrompido, pode resultar no desmame precoce.[6,7]

Então, vamos lá! O primeiro passo é acolher essa família. É importante que a mãe não esteja sozinha, visto que, como mencionado anteriormente, essa queixa perpassa todo o contexto familiar. A escuta atenta pode revelar quais são os principais fatores que estão influenciando negativamente nesse cenário, o que ajudará no desenlace dessa situação adversa ao final da consulta. Após a escuta, devemos avaliar se existem sinais e sintomas de que a criança esteja realmente se alimentado pouco.

Primeiro, avaliaremos os sinais de saciedade. Observe se a criança solta espontaneamente o seio, se sua face é plácida e o corpo é relaxado. Prossiga questionando se a criança esvazia a mama antes de ser ofertada a ela a outra mama. O esvaziamento mamário atua como *feedback* positivo para a produção do leite. Avalie também se a pega e o posicionamento estão corretos, e se a mama tem alguma lesão.

Questionar sobre a frequência e as características da diurese e da evacuação é essencial. A criança em aleitamento materno exclusivo urina de 6 a 8 vezes por dia. Quanto às evacuações, devem ter uma regularidade e serem pastosas. A diminuição da diurese e/ou fezes ressecadas ou com frequência irregular devem chamar atenção para pouca ingesta de leite. Devemos ressaltar, no entanto, que a diminuição isolada da frequência de evacuações não é uma variável muito específica, visto que a criança em aleitamento materno exclusivo pode ficar até 10 dias sem evacuar.

O próximo passo é avaliar a antropometria. O fato de a criança ganhar peso adequadamente tranquiliza a todos. É um dado objetivo que nos permite avaliar se o aporte calórico está apropriado para as demandas daquela criança, a fim de resultar em um crescimento adequado.

Por fim, teremos duas possíveis situações: na primeira, a mãe se queixa de pouco

Amamentação

leite, mas a criança demonstra saciedade, está hidratada, com evacuações regulares, com ganho satisfatório de peso; e, na segunda, ocorre a mesma queixa, mas observa-se que a criança não termina a mamada saciada, pode estar desidratada, além de apresentar diminuição da diurese o da frequência de evacuações – estas, mais suscetíveis ao ressecamento – e com ganho insatisfatório de peso. Ressaltamos que a desidratação deve ser avaliada pelo turgor da pele, pelas mucosas, pela fontanela, bem como pelo padrão de diurese e evacuações.

Percebemos como a escuta atenta e a avaliação minuciosa são essenciais. Na primeira situação, vamos reforçar a importância do aleitamento e tranquilizar a família, assegurando-lhe de que tudo está indo bem e ressaltando que o choro pode ter outros motivos, como dor, sono ou incômodo com o barulho. Parabenize, utilize afirmações positivas, demonstre empatia com a dificuldade e evite comentários negativos ou autoritários.

Na segunda situação, teremos que propor uma intervenção. Seja parceiro da família, demonstre empatia, mantenha retornos precoces (1 semana) durante a evolução. Veja a seguir as possibilidades de intervenção.

Dificuldades na apojadura

Primeiro, devemos entender o que é apojadura. A apojadura, ou "descida do leite", é o início da atividade secretora da mama, que ocorre entre o 3º e o 5º dia pós-parto, mas pode ocorrer antes ou depois. Clinicamente, observa-se o aumento súbito do volume das mamas. Esse evento decorre do estímulo hormonal e não depende da sucção do bebê. A partir desse momento, a produção do leite vai ser determinada pelo número de mamadas capazes de esvaziar com eficiência a mama. Em média, o volume produzido por uma lactante é de 800 mL/dia, que é, na maioria das vezes, superior às necessidades do seu bebê, o que permite que uma mãe consiga doar/estocar seu leite ou até mesmo amamentar exclusivamente gêmeos.[6]

Situações que podem diminuir a produção de leite

Alguns fatores podem, no entanto, retardar a apojadura e/ou diminuir a produção láctea. São eles: primiparidade, cesariana, diabetes, obesidade, pré-eclâmpsia, parto vaginal estressante, nicotina, uso de contraceptivos, etanol e/ou anti-histamínicos em altas doses.[6]

Como estimular a lactação?

O acolhimento da lactante e da família é essencial. Você deve escutar atentamente, identificar os principais problemas que estão influenciando na lactação e corrigi-los. Se houver um baixo fluxo real, com dificuldade de ganho ponderal, pode-se indicar uma nutrição suplementar, cujo método mais apropriado para o estímulo da amamentação é a translactação.

A translactação (Figura 11.4) consiste em oferecer nutrição suplementar (leite humano pasteurizado, de preferência, ou fórmula infantil adequada para a idade do bebê) por meio de uma sonda, com uma das extremidades em um recipiente com o leite e a outra ao lado do mamilo. Dessa forma, a mama é estimulada e é garantido

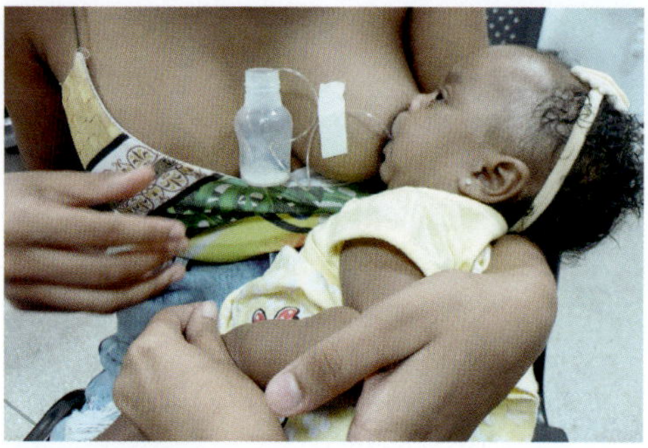

FIGURA 11.4
Translactação.

A ordenha do leite materno pode ser manual ou por meio do uso de bombas manuais e elétricas. Nesses casos, é importante tomar cuidado com a higienização e a utilização desses instrumentos, para evitar contaminação do leite e para prevenir rachaduras e outros traumas na mama.

O processo de ordenha e armazenamento do leite materno envolve uma série de passos (**Figura 11.5**).[6]

o suprimento adequado nesse período de adaptação do binômio mãe-bebê. É uma técnica que não só aumenta o vínculo entre os dois, mas também o fluxo de leite, e, ao ser uma alternativa, a introdução da fórmula por meio de mamadeiras evita problemas futuros de "confusão de bicos" e até da descontinuidade do aleitamento materno exclusivo.

Como realizar a ordenha e o armazenamento do leite materno?

A retirada do leite materno do peito pode ser necessária em algumas situações, listadas a seguir.

- Mama muito cheia e inchada, pois causa desconforto na mãe e dificulta a pega do bebê.
- Retorno ao trabalho ou necessidade de se separar da criança por algumas horas.
- Impossibilidade de amamentar temporariamente.

■ Como preparar o frasco para armazenamento?

O frasco escolhido deve ser de vidro e com tampa de plástico de rosca, e não deve ter qualquer tipo de cola ou papel de rótulo (**Figura 11.6**).

■ Como se preparar e organizar o ambiente para a ordenha do leite materno?

O local para realizar a ordenha do leite materno deve ser seguro, tranquilo, limpo e longe de animais. Durante esse processo, a mãe precisa tomar alguns cuidados, como prender e cobrir os cabelos com uma touca ou lenço, evitar falar durante a retirada e usar máscara, retirar qualquer adorno que esteja nas mãos ou nos braços e, por fim, lavar as mãos e os antebraços com água e sabão e secá-los com uma toalha limpa ou papel-toalha (**Figura 11.7**).[6]

Amamentação

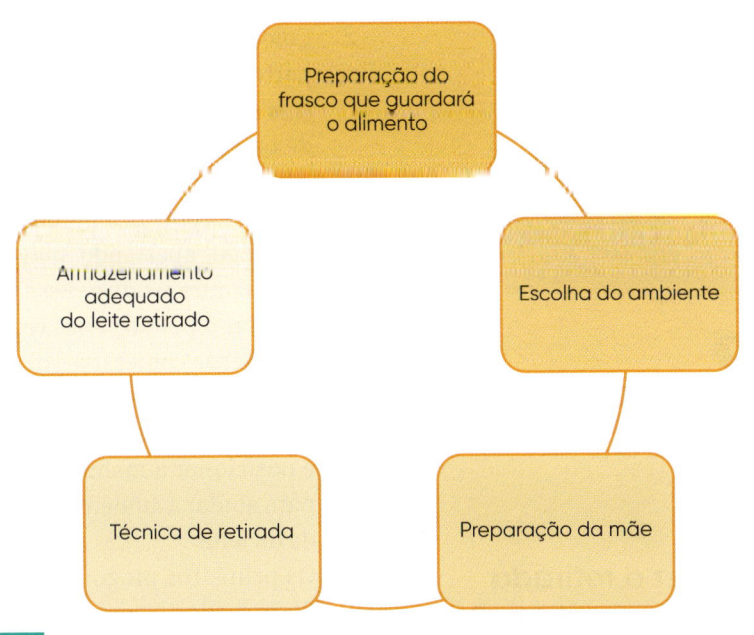

- Preparação do frasco que guardará o alimento
- Escolha do ambiente
- Preparação da mãe
- Técnica de retirada
- Armazenamento adequado do leite retirado

FIGURA 11.5
Processo de ordenha e armazenamento do leite materno.

- Lavar o recipiente com água e sabão
- Colocar o recipiente em uma panela, cobrindo-o totalmente com água
- Deixar por 15 minutos após a água iniciar a ferver
- Colocar o frasco e a tampa para secar, de boca para baixo, em um pano limpo
- Deixar a água escorrer e não enxugar!
- Guardar em um recipiente com tampa quando o frasco e a tampa estiverem secos

FIGURA 11.6
Preparação de recipiente para armazenamento de leite materno.

Manual de puericultura

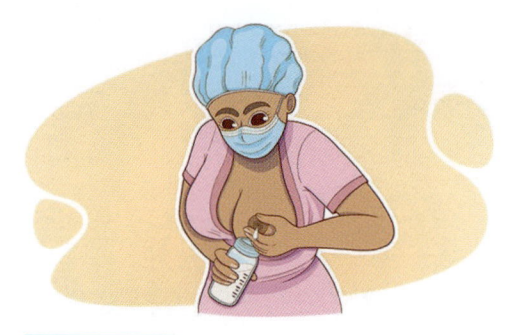

FIGURA 11.7
Demonstração do preparo para a ordenha.
Fonte: Karyne Almeida/Mirai Design e Comunicação.

■ Como fazer a retirada manual do leite materno?

A ordenha do leite materno deve ser feita preferencialmente após a criança mamar, ou quando as mamas estão cheias e gerando incômodo. Para realizar a retirada manual, é importante seguir alguns passos (**Figura 11.8**):[6]

1. Massagear a mama com a palma da mão ou as pontas dos dedos, realizando movimentos leves, depois rotacionando nos eixos vertical e horizontal.
2. Colocar o polegar perto da aréola, na parte de cima da mama, e com os outros dedos sustentar o seio pela parte de baixo. Os dedos devem formar um "C". Após posicionar os dedos, firmá-los e empurrar a aréola em direção ao corpo, apertando suavemente um dedo contra o outro. Esse movimento deve ser repetido várias vezes até o leite materno começar a sair.
3. Após o leite começar a pingar, a mulher deve curvar o corpo para frente e posicionar a mama sobre a barriga, para ajudar a aumentar o fluxo e a saída do leite.
4. Os primeiros pingos/jatos devem ser desprezados.
5. Posicionar o recipiente de armazenamento próximo à mama (**Figura 11.9**).
6. Iniciar a coleta e repetir o seguinte movimento: pressionar > soltar. Lembrar de mudar a posição dos dedos ao redor da aréola para esvaziar todas as áreas.
7. Quando o fluxo do leite começar a diminuir, deve-se alternar a mama e, assim, repetir o ciclo.
8. No início, o esvaziamento de cada mama dura em média 20 a 30 minu-

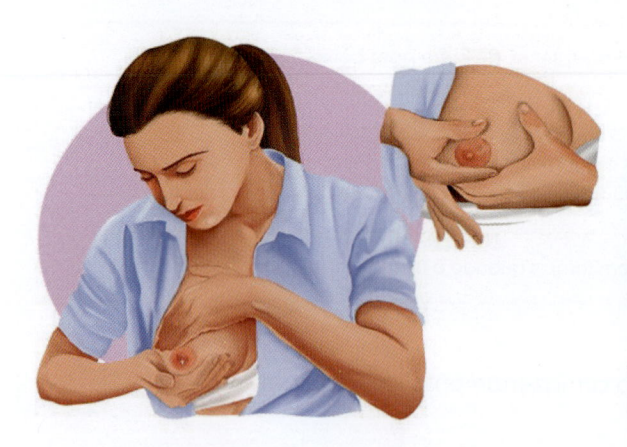

FIGURA 11.8
Massagem da mama e posicionamento da mão para ordenha do leite materno. Firmando os dedos e empunhando a aréola para trás, em direção ao corpo.
Fonte: Diego Santos/Mirai Design e Comunicação.

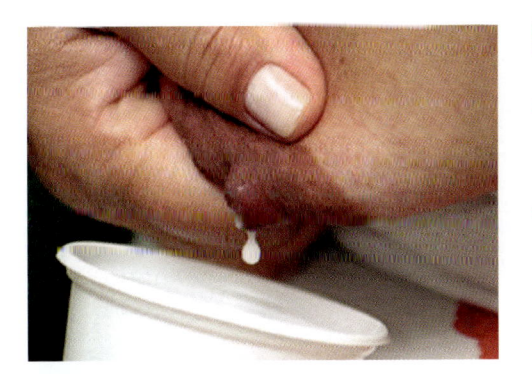

Amamentação

FIGURA 11.9
Ordenha do leite materno.

Algumas dicas

- O recipiente deve ser preenchido a um nível até 2 dedos abaixo da tampa!
- O leite pode ser coletado em momentos diferentes e armazenado no mesmo frasco. Nesses casos, a validade deve ser baseada na data da primeira coleta.
- Os frascos devem ser organizados em ordem, com os mais antigos na frente, para serem utilizados primeiro.

tos. É importante frisar que o processo não deve doer.

Após retirada do leite materno, como armazená-lo?

Após terminar o processo de ordenha do leite materno, deve-se tampar bem o frasco e anotar a data e a hora da retirada em uma etiqueta e colá-la no frasco. O recipiente pode ser armazenado no *freezer* ou na geladeira (Quadro 11.4).[6]

Como ofertar o leite ordenhado ao bebê?

Para oferecer ao bebê o leite materno ordenhado, é necessário, primeiro, descongelá-lo, o que deve ser feito em banho-maria, com o fogo desligado. Após descongelado, o frasco deve ser agitado com cuidado, para misturar bem o leite, e, em seguida, deve ser colocado no recipiente que será usado para ofertar o leite ao bebê (Figura 11.10).

O leite materno descongelado que não foi colocado no recipiente para ser ofertado ao bebê pode ser guardado na geladeira (desde que ainda não tenha sido aquecido). Caso não tenha sido consumido em até 12 horas, deve ser descartado. O leite materno não deve ser congelado uma segunda vez.

QUADRO 11.4
Acondicionamento do leite materno

LEITE MATERNO ORDENHADO EM RECIPIENTE ADEQUADO	
***FREEZER* OU CONGELADOR**	**GELADEIRA**
Tem duração de até 15 dias	Validade: até 12 horas
Se for usado para doação, o leite congelado deve ser armazenado por até 10 dias	Colocar na prateleira mais próxima do congelador da geladeira

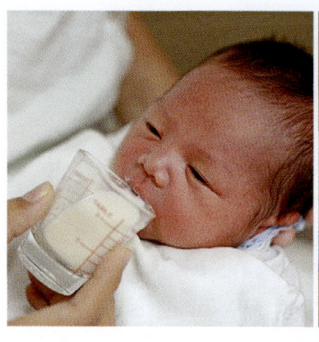

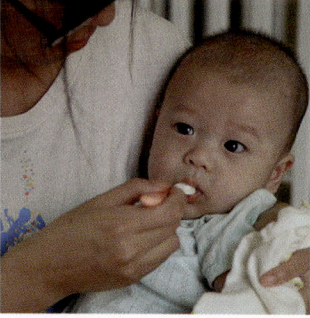

FIGURA 11.10
Oferta, no copo e na colher, de leite materno ordenhado.
Fonte: zilvergolf/AdobeStock e hhsinhsin/AdobeStock.

A Caderneta da Criança, elaborada pelo Ministério da Saúde,[10] possui uma seção destinada apenas a esse tema, e é uma importante fonte de informação, acessível a qualquer família e puericultor.

▪ Mamilos planos e invertidos

Mamilos planos ou invertidos impossibilitam o aleitamento?

Não! Eles podem dificultar o início da amamentação, mas não a impossibilitam. O bebê acaba desenvolvendo o "bico" com a aréola, logo, o mamilo exerce a função sensorial de estímulo e facilita essa conformidade de formação do bico.

O ideal é que essa variante anatômica seja identificada ainda na consulta do pré-natal e que seja transmitida a confiança de que esse não será um empecilho para o aleitamento. Os mamilos invertidos serão diagnosticados ao fazer uma pinça com os dedos indicador e polegar. Se o mamilo retrai, é invertido; caso contrário, ele não é invertido (**Figura 11.11**).[6,7]

O que podemos orientar às lactantes para favorecer o aleitamento nesses casos?

- Transmitir confiança e enfatizar à mãe que é uma dificuldade superável.
- Instruir a mãe a ajudar o bebê na pega e a favorecer que ele abocanhe tanto o mamilo quanto boa parte da aréola.

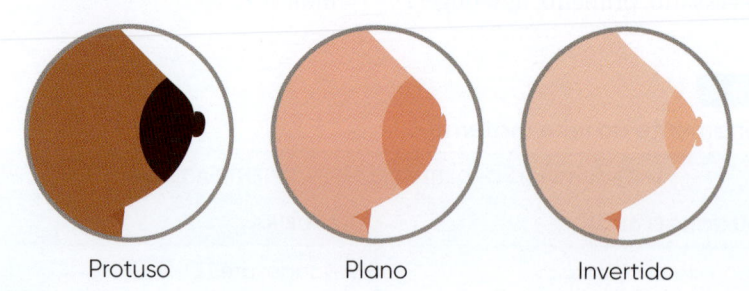

Protuso   Plano   Invertido

FIGURA 11.11
Tipos de mamilos.
Fonte: Mirai Design e Comunicação.

Amamentação

- Tentar diferentes posições, para encontrar as que favoreçam tanto a mãe quanto o bebê.
- Ordenhar um pouco de leite antes das mamadas se as mamas estiverem cheias ou se o bebê não estiver sugando efetivamente. Isso vai garantir que a mama fique mais macia e facilita a pega, além de estimular a produção do leite.
- Estimular os mamilos com toque ou compressa fria.

▌ Ingurgitamento mamário

O que é?

Ocorre devido a uma cadeia de eventos, que fazem parte da fisiologia da mama lactante, mas que, quando desregulados, ocasionam dor e desconforto. O aumento da vascularização da mama gera uma congestão que vai ocasionar tanto a retenção de leite nos alvéolos quanto a drenagem linfática, gerando edema. Com o tempo, o leite estagnado começa a ser reabsorvido e se torna mais viscoso, e é coloquialmente chamado de "leite empedrado".

O processo de ingurgitamento das mamas é fisiológico, típico do momento da apojadura. No entanto, quando o edema se torna importante, pode levar à estase de leite. Nesse caso, sua reabsorção e a dor são caracterizadas como patológicas e necessitam de intervenção. Tal situação ocorre normalmente em primíparas, ainda no estabelecimento da amamentação, quando o fluxo aumentado da apojadura não encontra o caminho para escoar. Isso acontece devido à sucção ainda inconsistente, às mamadas infrequentes e à restrição da duração das mamadas.[6,7]

Quais medidas podemos adotar?

Primeiro, vamos prevenir! Orientar a amamentação ainda na sala de parto, quando possível, de livre demanda, com a técnica correta. No entanto, caso o ingurgitamento mamário tenha sido inevitável, podemos adotar as seguintes medidas para ajudar:

- A aréola deve estar macia, para facilitar a sucção do bebê. Caso esteja tensa, oriente uma ordenha gentil, antes de oferecer a mama ao bebê.
- A amamentação deve ser sob livre demanda, sem horários pré-estabelecidos.
- Caso necessário, oriente analgésicos e anti-inflamatórios, como paracetamol e ibuprofeno, respectivamente.
- O uso de bombas de extração de leite deve ser minimizado, deixando apenas para aqueles casos com indicação médica. O uso excessivo desses utensílios predispõe à disbiose e a traumas do parênquima mamário e complexo areolar.
- O uso de sutiãs com alças largas e firmes ajuda a aliviar a dor e a manter os ductos lactíferos em posição anatômica.
- No caso de hiperlactação, maneje adequadamente.
- Massagens profundas e prolongadas na mama lactante devem ser evitadas, devido à sua associação com o aumento do processo inflamatório, além de lesão microvascular. A massagem dos seios, entretanto, pode aliviar a dor. Dessa forma, a técnica de maior sucesso consiste na varredura leve da pele, semelhante à drenagem linfática

manual, em vez de massagem tecidual profunda (Figura 11.12).
- Crioterapia em intervalos regulares, com um intervalo mínimo de 2 horas, a depender da gravidade, não ultrapassando 20 minutos por sessão. A compressa fria diminui o fluxo sanguíneo e a produção láctea, facilitando a reabsorção do sistema linfático e reduzindo o edema.
- Caso o bebê não sugue a mama, deve-se prosseguir com a ordenha manual, para não comprometer a produção do leite.

■ Infecção por *Candida*

O que é?

O diagnóstico da infecção mamária por *Candida* é um desafio, pois há controvérsias sobre a sua associação com a dor durante a amamentação. No entanto, em geral, o diagnóstico clínico dessa entidade é determinado na presença dos seguintes sintomas: dor mamária (caracterizada muitas vezes como pontadas profundas e ardência) desproporcional ao exame físico; história de monilíase e/ou dermatite de fralda com infecção secundária por fungo no bebê; e presença de pele brilhante ou escamosa no mamilo afetado.[7,11]

Quais medidas podemos adotar?

Naquelas lactantes que apresentam apenas dor mamária, pode-se realizar o tratamento tópico inicialmente. Quando a resposta não é efetiva, ou nos casos em que há outros sinais clínicos de infecção materna por *Candida*, deve-se iniciar o tratamento sistêmico.

O bebê também deve ser tratado para candidíase mucocutânea oral com suspensão oral de nistatina, na dose de 0,5 mL em cada canto da boca, de 6/6 horas, por 7 dias.

■ Bloqueio dos ductos lactíferos

O que é?

Os ductos lactíferos são canais através dos quais o leite passa dentro da mama. O seu

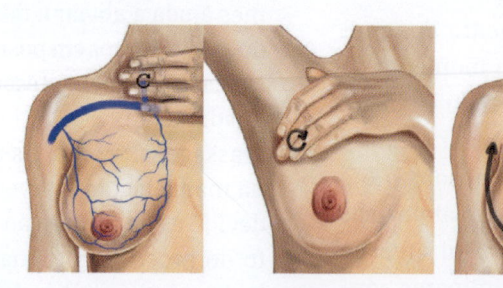

FIGURA 11.12
Técnica de massagem no ingurgitamento mamário.
Realizar movimentos leves e gentis. Iniciar com pequenos movimentos circulares na junção da veia jugular interna e da veia subclávia; após, na axila; e, por fim, da aréola em direção à clavícula e à axila.
Fonte: Elaborada com base em Mitchell e colaboradores.[11]

Amamentação

bloqueio pode ser causado pelo esvaziamento inadequado das mamas, por pressão indevida em uma região (p. ex., sutiã muito apertado) ou pela obstrução dos poros de saída do leite, devido ao uso de cremes e pomadas nos mamilos. Clinicamente, o bloqueio vai se apresentar como um caroço esbranquiçado na extremidade do mamilo ou, no caso de ductos lactíferos maiores, como um nódulo palpável sob a aréola ou mama proximal, que pode estar associado a sinais flogísticos bem delimitados (dor a palpação, vermelhidão e calor), sem presença de sinais sistêmicos (**Figura 11.13**).[7,11]

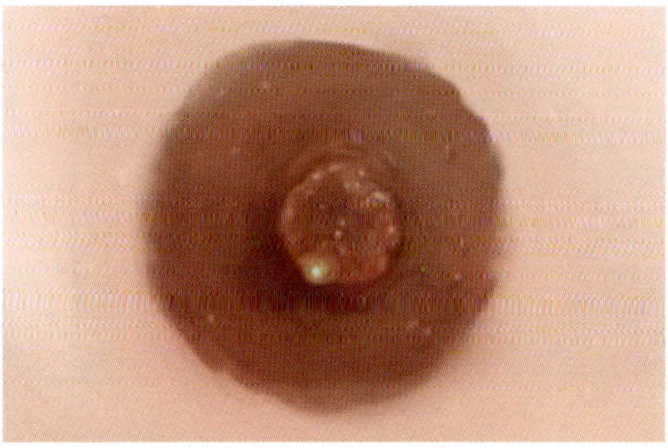

FIGURA 11.13
Bloqueio de ductos lactíferos.
Fonte: Diego Santos/Mirai Design e Comunicação.

Quais medidas podemos adotar?

Inicialmente, deve-se evitar a obstrução dos ductos lactíferos. Qualquer medida que leve ao esvaziamento adequado da mama impedirá essa obstrução, ou seja, uma técnica de amamentação adequada com mamadas frequentes. Além disso, o uso de sutiãs que não comprimam a mama e o não uso de pomadas e cremes nos mamilos ajudam na drenagem adequada dos ductos lactíferos.

Quando o bloqueio já está presente, as medidas adotadas devem auxiliar a abertura do bloqueio e promover a drenagem do leite por trás da obstrução. Orienta-se:

- Avaliar a técnica de amamentação, otimizando-a e corrigindo inadequações. As mamadas devem ser frequentes, em livre demanda, e a lactante deve usar posições distintas na hora de oferecer a mama (**Figura 11.14**), assim como ofertar sempre primeiro a mama afetada, com o queixo do bebê direcionado para a região acometida, pois isso facilita a drenagem do leite do local obstruído.
- O esvaziamento manual das mamas, a massagem do seio (área afetada em direção ao mamilo) e o uso de compressas mornas podem ajudar na desobstrução.
- O uso de anti-inflamatórios permitidos na lactação, como cetoprofeno e ibuprofeno, pode auxiliar a diminuir o desconforto.
- É importante encorajar a mulher a manter a amamentação, tendo em vista que sua interrupção pode piorar o problema.

Após adotar tais técnicas, espera-se que a desobstrução ocorra em cerca de 48 horas. Caso a evolução siga um curso mais lento, ou ocorra o aparecimento de sinais sistêmicos e piora dos sintomas, é necessário prosseguir com a investigação.

■ Mastite

O que é?

A mastite consiste em uma inflamação local da mama, que pode ter origem infec-

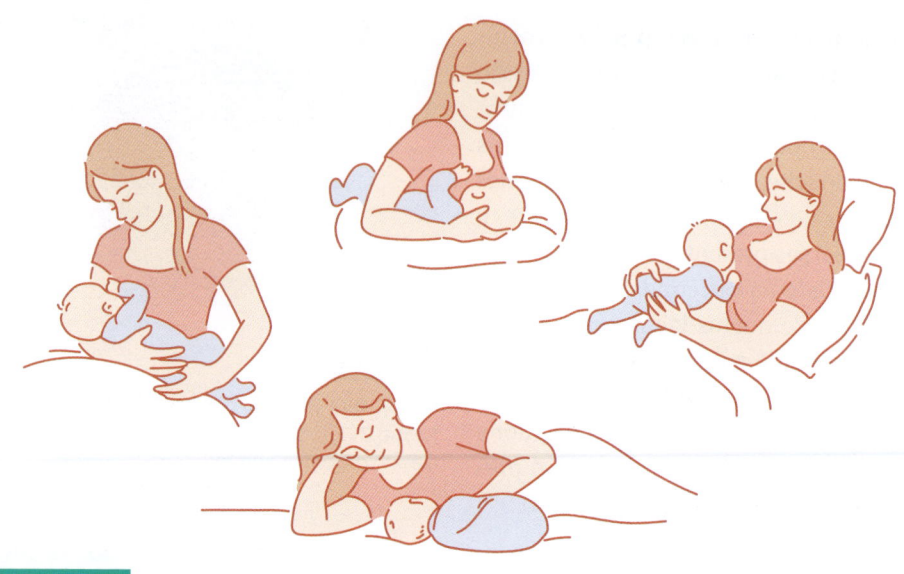

FIGURA 11.14
Posições para amamentar.
Fonte: Natalia Zelenina/AdobeStock.

ciosa e não infecciosa. Apresenta-se como uma região da mama avermelhada, com sensação de calor, edema e dor ao manuseio, associada ou não a sinais sistêmicos como febre, mialgia e mal-estar. Pode ser decorrente de uma amamentação não efetiva ou outros problemas que levam a um ingurgitamento prolongado ou drenagem ineficiente. Rachaduras no mamilo podem servir como porta de entrada para infecções, provocando a mastite. O diagnóstico de mastite é clínico e não necessita de exames laboratoriais e de imagem (**Figura 11.15**).[7,11]

Quais medidas podemos adotar?

No primeiro momento, é importante estabelecer medidas que diminuam o incômodo causado pelo edema e pela dor, como anti-inflamatórios e compressas frias, além de tentar manter a mama o mais esvaziada possível. Não há indicação de parar a amamentação.

Naqueles casos em que os sintomas se mantenham por mais de 24 horas, além da associação com febre, é necessário iniciar antibioticoterapia, com cobertura

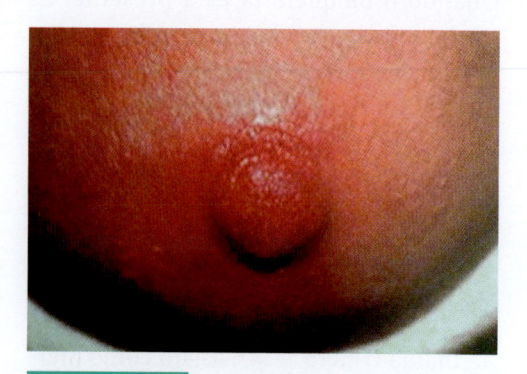

FIGURA 11.15
Mastite em mama direita.

para *Staphylococcus aureus* (principal agente infeccioso envolvido).

Abscesso mamário

O que é?

O abscesso mamário é um acúmulo de pus localizado no tecido mamário, em geral precedido por uma mastite. Clinicamente, apresenta-se de forma semelhante à mastite, diferenciando-se pela presença de uma massa palpável, flutuante e sensível (**Figura 11.16**).[7,11]

FIGURA 11.16
Abscesso mamário.

Quais medidas podemos adotar?

O tratamento de um abscesso mamário primário consiste na sua drenagem e no uso de antibioticoterapia. É importante que a conduta seja estabelecida após avaliação clínica de um médico.

> Os bancos de leite são formados por equipes especializadas em amamentação. Assim, ao identificar dificuldades relacionadas ao processo de amamentar, o apoio um conjunto desses profissionais é de grande relevância.

Por quanto tempo o aleitamento materno deve ser mantido?

Não existe um limite máximo de tempo estabelecido para a amamentação. Em geral, a própria criança desmama de forma gradual e espontânea entre 2 e 4 anos de idade, o chamado desmame natural. Em algumas situações, entretanto, a mãe deseja desmamar antes que o autodesmame ocorra e solicita orientações ao puericultor de como conduzir esse processo.[12]

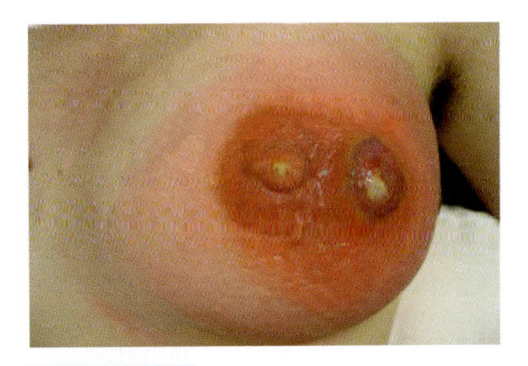

Como apoiar o desmame em caso de desejo materno?

Primeiro, é preciso que o puericultor seja sensível aos aspectos da subjetividade da mulher que amamenta e acolha seus desejos, dificuldades e frustações. O retorno ao trabalho – seja doméstico ou no mercado de trabalho formal –, a não participação do pai ou companheiro(a) na amamentação e no cuidado com o(a) filho(a) e a exaustão causada pela privação de sono são alguns dos motivos que podem influenciar na motivação para o desmame.[13]

Portanto, deve-se sempre ser valorizada a decisão da mulher nesse processo, pois além de exercer a função materna, ela é a protagonista do próprio corpo, é preocupada com sua vaidade e sexualidade e é uma profissional em busca de realização no trabalho.[13]

Durante o diálogo com a mãe, é importante esclarecer que o aleitamento materno continua sendo benéfico para a criança mesmo após os 6 meses, uma vez que existem mitos que desvalorizam o papel do leite materno a partir da introdução alimentar. Além disso, vale lembrar que o bebê que mama não está apenas se alimentando, mas se sentindo aconchegado e seguro ao perceber o cheiro, o calor e os batimentos cardíacos da mãe. Por isso, o ideal é que o desmame se dê de forma gradual, com diálogo e afeto. O desmame abrupto pode trazer consequências danosas para ambos, desde mastite e depressão maternas até o sentimento de rejeição por parte da criança, o que pode afetar o seu desenvolvimento emocional.

Ao apoiar a mãe no processo de desmame gentil, o profissional precisa orientar que não é apenas a idade da criança que vai determinar esse momento, mas também os sinais de que ela está pronta para essa evolução.[14]

Sugerimos algumas perguntas que podem auxiliar o profissional a investigar esses sinais:

- O bebê tem mais de 1 ano?
- Demonstra menos interesse em mamar?
- Dá preferência a outras atividades com a mãe em alguns momentos?
- Mostra-se seguro na relação com a mãe?
- Aceita diferentes alimentos?
- Consola-se de outras formas, além das mamadas?
- Aceita limites quanto à amamentação em alguns momentos?
- Dorme alguns dias sem mamar?

Se as respostas a essas perguntas forem afirmativas, o processo de desmame possivelmente se dará de forma tranquila, com menos estresse para a mãe e o filho.[14]

▌ Qual é a forma de orientar o desmame?

Diversas técnicas podem ser adotadas e devem sempre respeitar o protagonismo materno. A depender da idade, a criança já pode participar do planejamento para o fim do aleitamento materno, inclusive combinando uma data (p. ex., aniversário, viagem de família etc.).

Algumas dicas podem ser dadas para a mãe ao longo do processo de desmame:

- Retirar uma mamada do dia a cada semana.
- Passar a não oferecer o seio espontaneamente, ainda que não negue quando solicitado.
- Encurtar ou adiar as mamadas quando possível.
- Evitar amamentar em certos horários e locais.
- Distrair a criança, substituindo as mamadas por brincadeiras.
- Incentivar a participação do(a) companheiro(a) no processo.

▌ O que não fazer?

Idealmente, não seria recomendado iniciar o desmame simultaneamente a outras mudanças que estejam ocorrendo na vida da criança, como desfralde, falecimento de parente próximo, mudança de residência, nascimento de irmãos, separação conjugal dos pais, entre outras.

Algumas famílias podem adotar técnicas radicais para desencorajar as mamadas, como o uso de pimenta ou medicamentos com gosto amargo nos mamilos. Entretanto, esses métodos devem ser desencorajados pelos puericultores, pois podem induzir a um desmame abrupto e às suas consequências.[14]

E quando não for possível amamentar?

Como já abordado anteriormente, a amamentação tem inúmeros benefícios e é mundialmente recomendada como fonte de nutrição exclusiva até os 6 meses de idade, assim como parte da alimentação da criança até, no mínimo, 2 anos de idade. No entanto, por diferentes razões, alguns bebês não podem ser amamentados, e cabe ao puericultor acolher essa mãe e orientá-la sobre a melhor forma de alimentar o seu bebê.[6,7,12]

Quais são as contraindicações permanentes para a amamentação?

Existem situações em que a amamentação é contraindicada permanentemente, pois traz um risco à saúde da criança. Torna-se, pois, importante destacar:[7,8,10]

- Infecção materna pelo vírus da imunodeficiência humana (HIV, do inglês *human immunodeficiency virus*).
- Infecção materna pelo vírus linfotrópico de células T humanas 1 (HTLV1, do inglês *human T-cell lymphotropic virus 1*) e vírus linfotrópico de células T humanas 2 (HTLV2, do inglês *human T-cell lymphotropic virus 2*).
- Crianças portadoras de galactosemia: neste caso, é recomendado o uso de fórmula especial isenta de galactose.
- Crianças portadoras de doença da urina do xarope de bordo: é necessário o uso de fórmula especial livre dos aminoácidos leucina, isoleucina e valina.

Quais são as contraindicações temporárias para a amamentação?

Em algumas outras condições clínicas, como as descritas a seguir, a amamentação está contraindicada temporariamente, com o objetivo de preservar a saúde do binômio mãe-filho até sua resolução.[6,7,12]

- Doenças maternas graves.
- Infecção herpética: quando as vesículas estão localizadas na mama, até que estejam curadas. O aleitamento deve ser mantido na mama não atingida.
- Varicela: se a genitora apresentar lesões na pele 5 dias antes do parto ou até 2 dias após o parto, é recomendado isolamento da mãe até que as lesões se tornem crostas. O recém-nascido deve receber imunoglobulina humana antivaricela-zóster (IGHAVZ) até 96 horas após o nascimento.
- Doença de Chagas: na fase aguda da doença ou se houver sangramento mamilar evidente.

- Uso materno de medicamentos incompatíveis com a amamentação: para saber se determinado medicamento é compatível com a amamentação, o *site* e-lactancia é uma ótima fonte de consulta.
- Uso de radiofármacos, como o iodo-131 radioativo: a genitora pode retornar a amamentar cerca de 2 meses após seu uso.
- Uso em excesso de iodo ou iodo tópico: está associado a alterações eletrolíticas ou à supressão da tireoide na criança, sendo recomendadas alternativas mais seguras para manter a amamentação.
- Uso de medicamentos antineoplásicos: a amamentação deve ser suspensa durante o tratamento.
- Uso de substâncias (nicotina, álcool, *ecstasy*, anfetaminas, opiáceos, benzodiazepínicos, cocaína, estimulantes) pela mãe: deve-se incentivá-la a abandonar essas substâncias e dar apoio à abstinência. Os efeitos estimulantes dessas substâncias podem ser negativos para o bebê.
- Álcool, opiáceos, benzodiazepínicos e maconha (*cannabis*): essas substâncias podem causar sedação tanto na mãe quanto no bebê. Deve-se incentivar a mulher a não usá-las, apoiando-a na abstinência.

Quais condições maternas indicam um maior cuidado com a amamentação?

É importante destacar que existem algumas condições maternas que não contraindicam a amamentação, mas o puericultor deve ficar atento ao binômio mãe-filho e tomar alguns cuidados.

- Abscesso mamário: manter a amamentação na mama não afetada e retornar à amamentação na mama afetada após drenagem do abscesso e início de antibioticoterapia.
- Mastite: manter a amamentação na mama sadia e realizar ordenha na mama afetada.
- Hepatite B: realização simultânea da vacina e da imunoglobulina específica contra hepatite B nas primeiras 12 horas de vida do bebê.
- Hepatite C: é prudente interromper temporariamente a amamentação no caso de fissuras mamilares, tendo em vista a falta de confirmação se o contato do bebê com o sangue materno favorece a transmissão da doença.
- Tuberculose: recomenda-se que as mães não tratadas ou ainda bacilíferas (2 primeiras semanas após início do tratamento) amamentem com o uso de máscaras e restrinjam o contato próximo com a criança devido ao risco de contaminação. Consulte as orientações para seguimento do Ministério da Saúde.
- Covid-19: não contraindica a amamentação, mas é importante que a genitora utilize máscara para evitar a transmissão.

Quando não for possível amamentar, o que fazer?

Naqueles casos em que a amamentação não for possível ou desejada, é necessário utilizar seus substitutos, principalmente no primeiro ano de vida da criança, fase em que o crescimento é bastante acelerado, o que exige um aporte adequado de proteínas e cálcio, tendo a nutrição um papel extremamente relevante.[12,13]

Nesses casos, a primeira alternativa para substituir o leite materno consiste nas fórmulas infantis de partida (para recém-nascidos até 6 meses de idade) e de seguimento (para lactentes entre 6 meses e 1 ano). Essas fórmulas infantis seguem diversas exigências criteriosas da Agência Nacional de Vigilância Sanitária (Anvisa), e as suas composições são as mais adequadas para o crescimento e a nutrição do bebê e da criança quando a amamentação não for possível. É importante sempre salientar a quantidade de pó e água para reconstituição indicada no rótulo dos produtos, a fim de evitar comprometimento no crescimento.

Apesar disso, sabemos que essas fórmulas não são financeiramente acessíveis para uma parcela significativa da população. Assim, o leite de vaca integral, em pó ou líquido, é o substituto do leite materno geralmente escolhido, mas só deve ser ofertado a crianças maiores de 1 ano, pois tem, em sua composição:[15]

- Alto teor de ácidos graxos saturados.
- Baixos teores de ácidos graxos essenciais, oligoelementos e vitaminas D, E e C.
- Menor biodisponibilidade de micronutrientes, como ferro e zinco.
- Elevadas taxas de sódio.
- Alto teor proteico.
- Inadequação da relação caseína/proteínas do soro.

Quando o leite de vaca é a opção possível para a família, é necessário dilui-lo antes de ser ofertado para bebês menores de 4 meses de idade. Nesses casos, entre o 2º e o 4º mês de vida (quando será iniciada a alimentação complementar), deve-se oferecer suplementação de vitamina C (30 mg/dia).

No Quadro 11.5 são apresentadas as instruções para a reconstituição e a diluição do leite para crianças menores de 4 meses não amamentadas.[6]

Após a criança completar 4 meses de idade, o leite integral em pó deve ser diluído conforme o orientado no rótulo (1 colher de sopa – 15 g para 100 mL de água fervida). Se for leite integral fluido, não é necessário dilui-lo com água. Nesses casos, o óleo não é adicionado.

Outros substitutos do leite materno erroneamente utilizados são os compostos lácteos, que só devem ser ofertados a crianças maiores de 1 ano de idade. Assim como o leite de vaca integral, eles são regulamentados pelo Ministério da Agricultura, Pecuária e Abastecimento (MAPA), diferentemente das fórmulas infantis. Podemos definir os compostos lácteos como produtos em que os ingredientes lácteos devem representar no mínimo 51% da massa/massa (m/m) do total de ingredientes (obrigatórios ou matéria-prima) do produto. Geralmente, em sua composição, apresentam quantidades excessivas de proteínas, sódio e gordura saturada. Infelizmente, são produtos que apresentam um estímulo substancial de *marketing*, com aumento considerável do seu consumo pela população brasileira.

A seguir, no Quadro 11.6, são apresentadas as regulamentações elaboradas pela Sociedade Brasileira de Pediatria, que explica as principais diferenças entre as fórmulas infantis, o leite de vaca integral e os compostos lácteos.[15]

QUADRO 11.5
Orientações para reconstituição e diluição do leite em pó para bebês com menos de 4 meses não amamentados

RECONSTITUIÇÃO DO LEITE EM PÓ INTEGRAL

- 1 colher de sobremesa (10 g) rasa para 100 mL de água fervida.
- 1½ colher de sobremesa rasa para 150 mL de água fervida.
- 2 colheres de sobremesa rasas para 200 mL de água fervida.

Preparo do leite em pó: primeiro, diluir o leite em pó em um pouco de água tratada, fervida e filtrada e, em seguida, adicionar a água restante necessária.

Após, acrescentar óleo vegetal cru (soja, milho ou girassol):
1 colher de chá de óleo para cada 100 mL.
Essa preparação deve ser ofertada até a criança completar 4 meses de idade.

DILUIÇÃO DO LEITE INTEGRAL FLUIDO

- 2/3 de leite fluido + 1/3 de água fervida.
- 70 mL de leite + 30 mL de água = 100 mL.
- 100 mL de leite + 50 mL de água = 150 mL.
- 130 mL de leite + 70 mL de água = 200 mL.

O leite diluído deve ser acrescido de óleo vegetal cru (soja, milho ou girassol): 1 colher de chá de óleo para cada 100 mL.

Essa formulação deve ser ofertada até a criança completar 4 meses de idade!

Amamentação

QUADRO 11.6

Características de regulamentação e composição de nutrientes dos substitutos do leite materno[13]

	TIPO DE SUBSTITUTO			
	Fórmulas infantis e/ou de seguimento para lactentes	Fórmula infantil de seguimento para crianças de 1ª infância	Composto lácteo	Leite de vaca integral
FAIXA ETÁRIA	0 A 12 MESES	1 A 3 ANOS	SEM RECOMENDAÇÃO DE FAIXA ETÁRIA ESPECÍFICA. NÃO INDICADOS PARA CRIANÇAS MENORES DE 1 ANO DE IDADE.	
REGULAMENTAÇÃO	ANVISA		MAPA	
Resumo das características nutricionais e de composição	<ul><li>Seguem exigências do Codex Alimentarius (quantidade mínima e máxima)</li><li>Exigência de requisitos específicos da formulação de acordo com a necessidade nutricional de cada faixa etária</li><li>Composição comprovada por análise</li><li>Há necessidade de estudos que comprovem adequação</li><li>Sua composição nutricional deve conter apenas nutrientes que também estão presentes no leite materno</li><li>Obrigatoriedade de adequação de aminoácidos, vitaminas e minerais</li><li>Poucos aditivos são permitidos, e a adição de corantes é proibida</li></ul>		<ul><li>Seguem apenas as exigências mínimas de proteínas</li><li>Mínimo de 51% de ingredientes lácteos</li><li>Adição opcional de vitaminas e minerais, gorduras vegetais e fibras</li><li>Pode ter adição de açúcares e aditivos alimentares (emulsificantes e estabilizantes)</li></ul>	<ul><li>Sem exigências nutricionais</li><li>100% de ingredientes lácteos</li><li>O leite de vaca pode receber apenas a adição de nutrientes essenciais</li><li>Permite poucos aditivos e proíbe a adição de corantes</li></ul>

Fonte: Sociedade Brasileira de Pediatric.[15]

Referências

1. Brasil. Ministério da Saúde. Cartilha para a mulher trabalhadora que amamenta. 2. ed. Brasília: MS; 2015.
2. Bosi MLM, Machado MT. Amamentação: um resgate histórico. Cadernos ESP/CE. 5º 2019;1(1):14-22.
3. Brasil. Ministério da Saúde. Guia alimentar para crianças brasileiras menores de dois anos. Brasília: MS; 2019.
4. Fundo das Nações Unidas para a Infância. Iniciativa hospital amigo da criança: revista, atualizada e ampliada para o cuidado integrado: módulo 1: histórico e implementação. Brasília: MS; 2008.
5. Viguera A. Postpartum blues [Internet]. Waltham: UpToDate; 2023 [capturado em 17 jun. 2024]. Disponível em: https://www.uptodate.com/contents/postpartum-blues/print.
6. Brasil. Ministério da Saúde. Saúde da criança: aleitamento materno e alimentação complementar. 2. ed. Brasília: MS; 2015.
7. Spencer J. Common problems of breastfeeding and weaning [Internet]. Waltham: UpToDate; 2022 [capturado em 17 jun. 2024]. Disponível em: https://www.uptodate.com/contents/common-problems-of-breastfeeding-and-weaning.
8. World Health Organization. Positioning a baby at the breast. In: World Health Organization. Integrated infant feeding counselling: a training course: trainer's guide. Geneva: WHO; 2004.
9. World Health Organization. Formulário de observação da mamada. Geneva: WHO; 2004.
10. Brasil. Ministério da Saúde. Caderneta da criança [Internet]. Brasília: MS; 2024 [capturado em 18 jun. 2024]. Disponível em: https://www.gov.br/saude/pt-br/assuntos/saude-de-a-a-z/s/saude-da-crianca/caderneta.
11. Mitchell KB, Johnson HM, Rodríguez JM, Eglash A, Scherzinger C, Zakarija-Grkovic I, et al. Academy of breastfeeding medicine clinical protocol #36: the mastitis spectrum, revised 2022. Breastfeed Med. 2022;17(5):360-76.
12. Silva LR, Ferreira CT, Carvalho E. Aleitamento materno. In: Silva LR, Ferreira CT, Carvalho E. Manual de residência em gastroenterologia pediátrica. Barueri: Manole; 2018. p. 3-45.
13. Kalil IR, Aguiar AC. Aquilo que a amamentação retira e o desmame restaura: relatos maternos sobre tensionamentos e materiais de comunicação e informação em saúde. RCIIS. 2021;15(3):597-613.
14. Sociedade Brasileira de Pediatria. Aleitamento materno continuado versus desmame. São Paulo: SBP; 2017.
15. Sociedade Brasileira de Pediatria. Fórmulas e compostos lácteos infantis: em que diferem? São Paulo: SBP; 2021.

Leitura recomendada

Elisa Gatti, a Mãe Musical: vem do peito: a canção em homenagem a amamentação [Internet]. Mãe Musical; 2021 [capturado em 17 jun. 2024]. Video: 2:49 min. Disponível em: https://www.youtube.com/watch?v=8cfDXov0Djw.

12

ALIMENTAÇÃO COMPLEMENTAR

CECILIA COELHO MORAES DE BRITO
JULIANA DE ALBUQUERQUE LEÃO

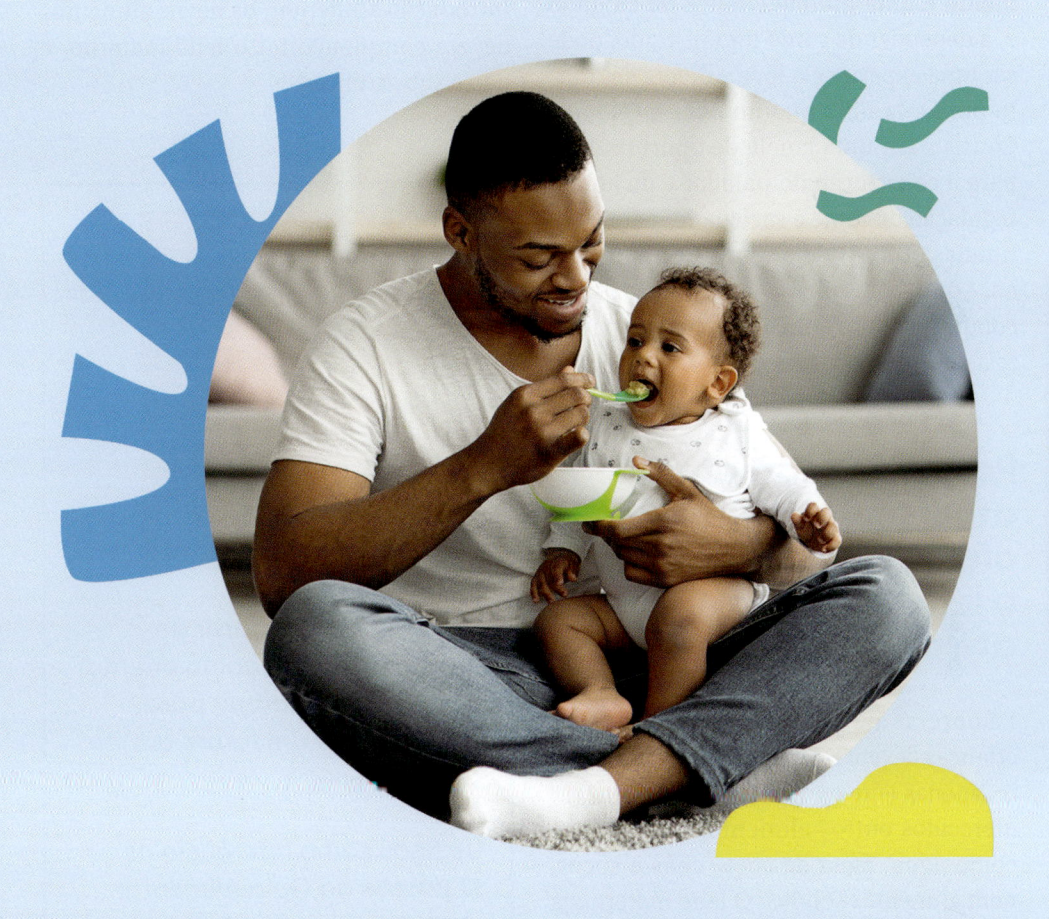

"Na nossa horta tudo é transformação, é do trigo que se faz o pão, as raízes são delícias enterradas pelo chão. Levar legumes para a sopa no jantar, arroz com feijão para almoçar. Generosa nossa terra tem tanto para ofertar..."

Gostosuras naturais – Canção de Mundo Bita

Quando as crianças completam 6 meses de idade, se inicia a desafiadora tarefa de introduzir e de ensiná-las a incluir alimentos sólidos nas suas refeições, diferentes da alimentação láctea. Em algumas situações específicas, a introdução alimentar pode ser iniciada antes ou após os 6 meses. Apesar de desafiador, esse momento é uma grande chance de cuidado e, a depender de como for encarado, pode ser uma experiência leve e divertida, tanto para a família quanto para a criança. Consiste em uma janela de oportunidade para a construção do paladar e da autorregulação da fome e saciedade, para a estimulação do sistema sensório-motor global e oral, bem como para a criação de um comportamento alimentar positivo para o resto da vida.

Passo 1: Amamentar até 2 anos ou mais, oferecendo somente o leite materno até os 6 meses

Lembre-se de que, até os 6 meses, as crianças devem receber, preferencialmente, apenas leite materno, e não devem ser oferecidos outros alimentos ou líquidos, como água, água de coco, chás e sucos, nem alimentos sólidos. O leite materno já possui toda a água que a criança necessita para sua hidratação.

O ideal é que a mãe continue amamentando o bebê pelo menos até os 2 anos, pois o leite ainda fornece propriedades importantes para a criança, além de o aleitamento ser muito positivo para o vínculo entre mãe e lactente. No início da transição, a aceitação dos alimentos pode ser mais lenta. É importante explicar aos pais que eles não precisam se preocupar com a quantidade que a criança consome, pois o leite materno (ou fórmula infantil, se não for possível a amamentação) continua sendo o principal alimento. No início da introdução alimentar, os novos alimentos devem complementar o leite materno, e não o substituir.

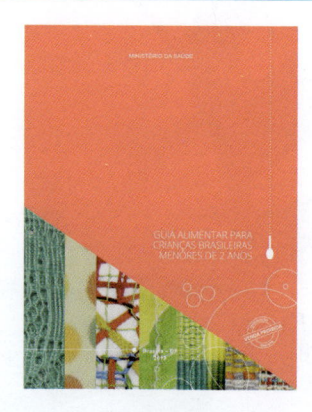

Vamos juntos, a partir de agora, descobrir como orientar a família e contribuir para a formação de um futuro adulto saudável!

Usamos como referência os 12 passos do Guia Alimentar para Crianças Brasileiras Menores de 2 anos (você pode acessá-lo na íntegra pelo *QR code* ao lado).[1]

Alimentação complementar

> **Atenção!**
>
> O leite materno deve continuar a ser oferecido após o início da introdução alimentar até, pelo menos, os 2 anos de idade de acordo com o Ministério da Saúde.[1]

Após os 2 anos, costuma ocorrer naturalmente o processo de desmame (término da amamentação). O momento do desmame varia entre os binômios, mas deve, sempre que possível, ser gradual – com muita paciência, compreensão e cuidado. Mais informações sobre o desmame podem ser encontradas no Capítulo 11, Amamentação.

> **Saiba mais**
>
> A Sociedade Brasileira de Pediatria também discute o assunto. Confira o *site* (restrito a pediatras cadastrados).

Passo 2: Oferecer alimentos *in natura* ou minimamente processados, além do leite materno, a partir de 6 meses

Nos primeiros 2 anos de vida do bebê, seus hábitos alimentares são formados. A alimentação tem papel essencial no crescimento e no desenvolvimento da criança, e a fase de introdução alimentar é de grande importância para estimulá-la a ter uma alimentação saudável e variada ao longo da vida.

Devem ser oferecidos novos sabores, cheiros e texturas, especialmente no primeiro ano de vida, para aproveitar a oportunidade desse período. O atraso ou a antecipação da introdução da alimentação complementar é um relevante fator de risco para o desenvolvimento de dificuldades alimentares no futuro.

Nos **Quadros 12.1** a **12.4**, encontram-se os cardápios por faixa etária conforme o preconizado pelo Guia Alimentar para Crianças Brasileiras Menores de 2 anos.[1]

■ E quando a criança é prematura?

No caso de crianças que nasceram prematuras, nem sempre a introdução alimentar se inicia aos 6 meses de idade cronológica. A idade corrigida para a idade gestacional ao nascimento pode ser usada como referência. Para que a criança possa iniciar a introdução alimentar, ela deve ter atingido alguns marcos do desenvolvimento que demonstrem que ela está pronta para esse momento (**Quadro 12.5**).

Esses sinais podem ser observados na **Figura 12.1**.

■ E quando a criança faz uso de leite de vaca ainda no primeiro ano de vida?

Em alguns casos em que a amamentação não é possível e as condições financeiras

Manual de puericultura

QUADRO 12.1
Cardápios por faixa etária: crianças brasileiras aos 6 meses de idade

Café da manhã	Leite materno
Lanche da manhã	Fruta e leite materno
Almoço	É recomendado que o prato da criança tenha: - 1 alimento do grupo dos cereais - 1 alimento do grupo dos feijões - 1 ou mais alimentos do grupo dos legumes e verduras - 1 alimento do grupo das carnes e ovos Junto à refeição, pode ser dado um pedaço pequeno de fruta (quantidade aproximada: 2 a 3 colheres de sopa no total. Essa quantidade serve apenas para a família ter alguma referência e não deve ser seguida de forma rígida, uma vez que as características individuais da criança devem ser respeitadas).
Lanche da tarde	Fruta e leite materno
Jantar	Leite materno
Antes de dormir	Leite materno
O leite materno pode ser oferecido sempre que a criança quiser.	

QUADRO 12.2
Cardápios por faixa etária: crianças brasileiras entre 7 e 8 meses de idade

Café da manhã	Leite materno
Lanches da manhã e da tarde	Fruta e leite materno
Almoço e jantar	É recomendado que o prato da criança tenha: - 1 alimento do grupo dos cereais - 1 alimento do grupo dos feijões - 1 ou mais alimentos do grupo dos legumes e verduras - 1 alimento do grupo das carnes e ovos Junto à refeição, pode ser dado um pedaço pequeno de fruta (quantidade aproximada: 3 a 4 colheres de sopa no total. Essa quantidade serve apenas para a família ter alguma referência e não deve ser seguida de forma rígida, uma vez que as características individuais da criança devem ser respeitadas).
Antes de dormir	Leite materno
O leite materno pode ser oferecido sempre que a criança quiser.	

Alimentação complementar

QUADRO 12.3

Cardápios por faixa etária: crianças brasileiras entre 9 e 11 meses de idade

Café da manhã	Leite materno
Lanches da manhã e da tarde	Fruta e leite materno
Almoço e jantar	É recomendado que o prato da criança tenha: - 1 alimento do grupo dos cereais ou raízes e tubérculos - 1 alimento do grupo dos feijões - 1 ou mais alimentos do grupo dos legumes e verduras - 1 alimento do grupo das carnes e ovos Junto à refeição, pode ser dado um pedaço pequeno de fruta (quantidade aproximada: 4 a 5 colheres de sopa no total. Essa quantidade serve apenas para a família ter alguma referência e não deve ser seguida de forma rígida, uma vez que as características individuais da criança devem ser respeitadas).
Antes de dormir	Leite materno
O leite materno pode ser oferecido sempre que a criança quiser.	

QUADRO 12.4

Cardápios por faixa etária: crianças brasileiras entre 1 e 2 anos de idade

Café da manhã	- Fruta e leite materno ou - Cereal (pães caseiros ou processados, aveia, cuscuz de milho) e leite materno ou raízes e tubérculos (aipim/macaxeira, batata-doce, inhame) e leite materno
Lanches da manhã	Fruta e leite materno
Almoço e jantar	É recomendado que o prato da criança tenha: - 1 alimento do grupo dos cereais ou raízes e tubérculos - 1 alimento do grupo dos feijões - 1 ou mais alimentos do grupo dos legumes e verduras - 1 alimento do grupo das carnes e ovos Junto à refeição, pode ser dado um pedaço pequeno de fruta (quantidade aproximada: 5 a 6 colheres de sopa no total. Essa quantidade serve apenas para a família ter alguma referência e não deve ser seguida de forma rígida, uma vez que as características individuais da criança devem ser respeitadas).
Lanches da tarde	- Leite materno e fruta ou - Leite materno e cereal (pães caseiros ou processados, aveia, cuscuz de milho) ou raízes e tubérculos (aipim/macaxeira, batata-doce, inhame)
Antes de dormir	Leite materno
O leite materno pode ser oferecido sempre que a criança quiser.	

Manual de puericultura

QUADRO 12.5
Marcos do desenvolvimento da criança

DESENVOLVIMENTO MOTOR E NEUROLÓGICO – CAPACIDADE DE:
■ Sentar-se sozinha ou com o mínimo de apoio ■ Sustentar a cabeça e o tronco ■ Segurar objetos com as mãos ■ Explorar estímulos ambientais
DESENVOLVIMENTO ORAL
■ Desaparecimento do reflexo de protrusão da língua ■ Aparecimento dos movimentos voluntários e independentes da língua

não permitem a substituição do leite materno pela fórmula infantil, o uso de leite de vaca integral acaba sendo a única opção viável. Nesses casos, para reduzir os riscos nutricionais, podemos antecipar a introdução alimentar para os 4 meses, desde que o bebê apresente os sinais de prontidão.

Aos 4 meses, a alimentação complementar contará com os dois lanches e uma refeição principal (almoço ou jantar), pro-

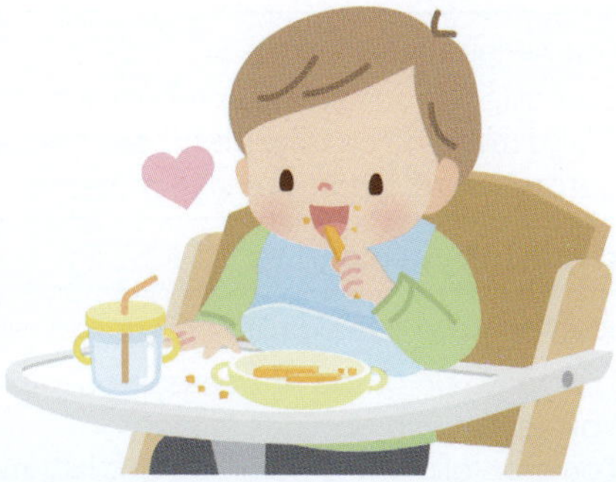

- Consegue sentar sem apoio ou com o mínimo de apoio
- Leva objetos à boca
- Demonstra interesse pela comida
- Há diminuição do reflexo de protrusão da língua
- Consegue mastigar e engolir sem engasgar

FIGURA 12.1
Sinais de prontidão do bebê para iniciar a oferta da alimentação complementar.
Fonte: Elaborada com foto de Tofuneko/Shutterstock, utilizando informações do Ministério da Saúde.[1]

gredindo para as duas refeições principais no 5º mês. A composição das refeições deve seguir as mesmas recomendações daquelas crianças amamentadas ou que usam fórmula infantil.

Passo 3: Oferecer água própria para o consumo à criança, em vez de sucos, refrigerantes e outras bebidas açucaradas

Como orientar a oferta de água?

Para crianças que estavam em aleitamento materno exclusivo, devemos começar a oferecer água a partir dos 6 meses, no intervalo das refeições. Para aquelas que fazem uso de fórmula infantil ao longo do primeiro semestre, a oferta de água não é obrigatória, e a sua necessidade deve ser individualizada de acordo com o clima da região e a consistência das fezes. Nas situações em que o leite de vaca integral é a única alternativa disponível, o consumo de água nos intervalos entre as refeições lácteas é fundamental.

Muitas vezes, a criança não percebe que está com sede e não pede água. Por isso, é importante oferecer a ela várias vezes ao dia e sempre deixar acessível um copo ou uma garrafa com água.

É necessário tomar cuidado para que a água oferecida seja própria para consumo e que seja adequadamente tratada. O uso da água mineral tem sido cada vez mais comum nas áreas urbanas. Entretanto, é importante alertar às famílias quanto à integridade do lacre do recipiente e à certificação do selo da Agência Nacional de Vigilância Sanitária (Anvisa). Em caso de uso de outras fontes de água, a **Figura 12.2** mostra alguns cuidados que devem ser orientados.

E os sucos?

O suco não é a forma ideal de oferta da fruta para a criança. Recomenda-se que seja oferecida a fruta em pedaços, em vez de em sua forma líquida.

Quando oferecemos a fruta ao bebê, ele mastiga, exercita a musculatura orofacial e conhece as diferentes texturas. Por outro lado, o suco é líquido, tem pouca fibra e maior concentração de açúcar. Seu consumo em excesso pode fazer o bebê diminuir a aceitação de outros alimentos e aumentar o risco de obesidade.

A recomendação é a de que sucos não sejam oferecidos aos menores de 1 ano, mesmo quando feitos apenas com frutas. Entre 1 e 3 anos, o consumo de suco não é necessário, mas podem ser oferecidos cerca de 120 mL de suco por dia, desde que sem adição de açúcar. Lembre-se de que não é recomendado que crianças menores de 2 anos consumam açúcar!

- **Menores de 1 ano:** Não consumir sucos.
- **Entre 1 e 3 anos:** Podem consumir até 120 mL/dia.

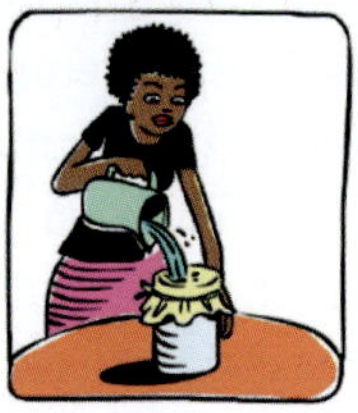

Manual de puericultura

OPÇÃO 01

Filtre a água fornecida pela rede pública utilizando um filtro doméstico. Caso não seja possível, pode-se utilizar coador de papel ou pano limpo.

OPÇÃO 03

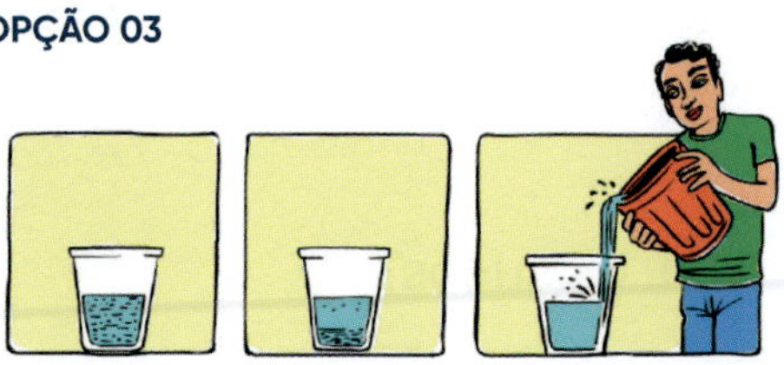

Na impossibilidade de filtrar ou coar a água, reserve ou coloque a água em um vasilhame limpo e deixe a sujeira decantar (descer até o fundo do vasilhame) até que a água fique transparente. Em seguida, separe com cuidado a água limpa, coloque em outra vasilha limpa e realize a desinfecção com solução de hipoclorito de sódio a 2,5%.

OPÇÃO 02

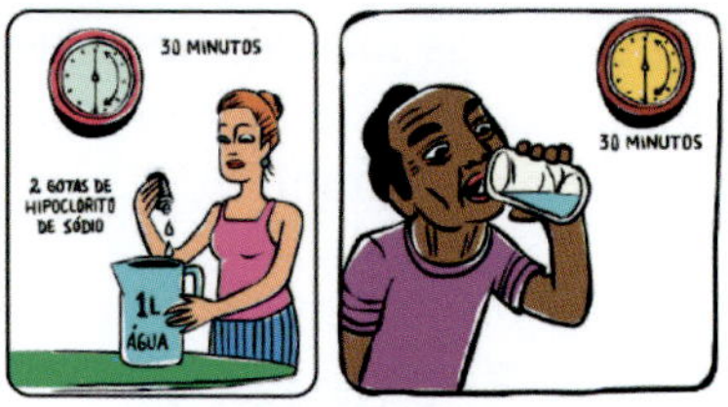

Coloque 2 gotas da solução de hipoclorito de sódio a 2,5% para um litro de água para inativação/eliminação de microrganismos que causam doenças.

Aguarde 30 minutos para beber a água, tempo necessário para o hipoclorito eliminar os microrganismos presentes na água.

A solução de hipoclorito de sódio a 2,5% distribuída pelo Ministério da Saúde em frascos de 50 mL deve ser utilizada somente para desinfetar a água para consumo humano.

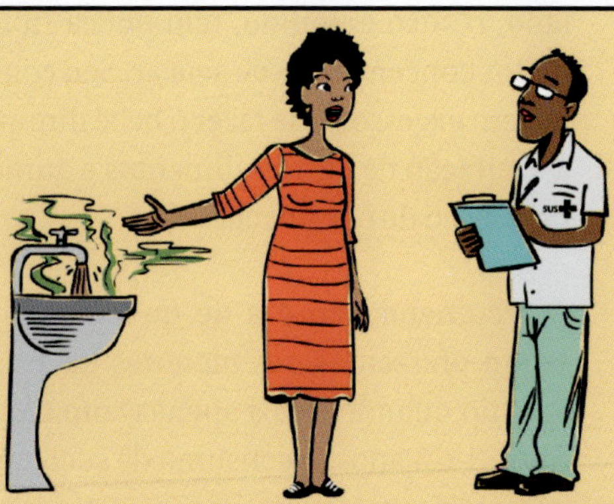

Caso observe alguma alteração na água da torneira (como odor e/ou coloração diferente do habitual), entre em contato com a empresa de saneamento responsável pela distribuição da água e/ou a secretaria de saúde do seu município.

OPÇÃO 04

Na falta da solução de hipoclorito de sódio a 2,5%, filtre a água com filtro doméstico, coador de papel ou pano limpo e ferva-a durante 5 minutos. Marque os 5 minutos após o início da fervura/ebulição.

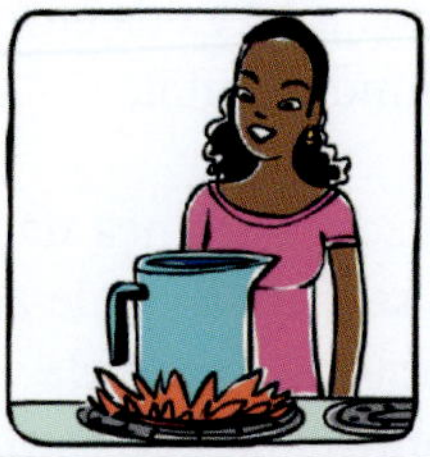

FIGURA 12.2

Cuidados que devem ser tomados com a água para beber.
Fonte: Elaborada com base em Ministério da Saúde.[1]

Alimentação complementar

Passo 4: Oferecer a comida amassada quando a criança começar a comer outros alimentos além do leite materno

res: legumes e verduras; leguminosas; cereais, raízes e tubérculos; e carnes e ovos. Deve-se respeitar a proporção de cada um, e não os misturar entre si, oferecendo separadamente para que o bebê conheça as características de cada componente (**Figuras 12.3 e 12.4**).

▎Como montar o prato?

O prato do almoço e do jantar deve conter alimentos dos principais grupos alimenta-

▎Que quantidade oferecer?

Além de conversarmos com os cuidadores sobre a composição do prato e a con-

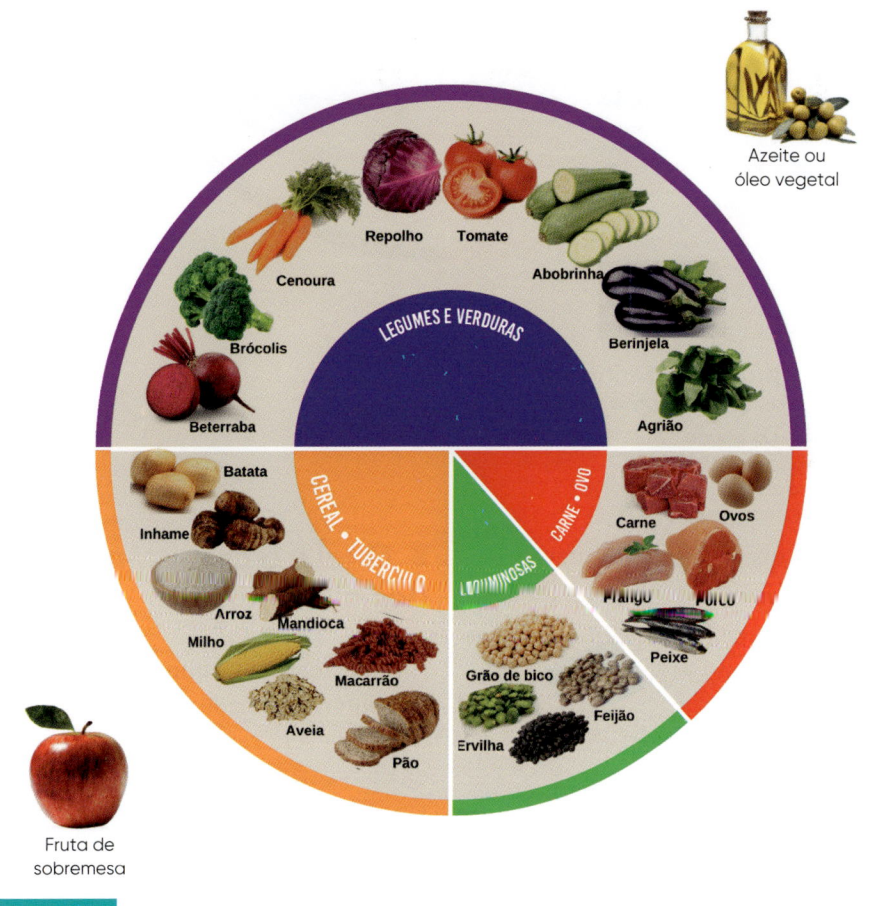

FIGURA 12.3
Esquema de prato com a composição recomendada.
Fonte: Ministério da Saúde.[1]

Manual de puericultura

FIGURA 12.4
Esquema de prato para crianças vegetarianas com a composição recomendada.
Fonte: Ministério da Saúde.[1]

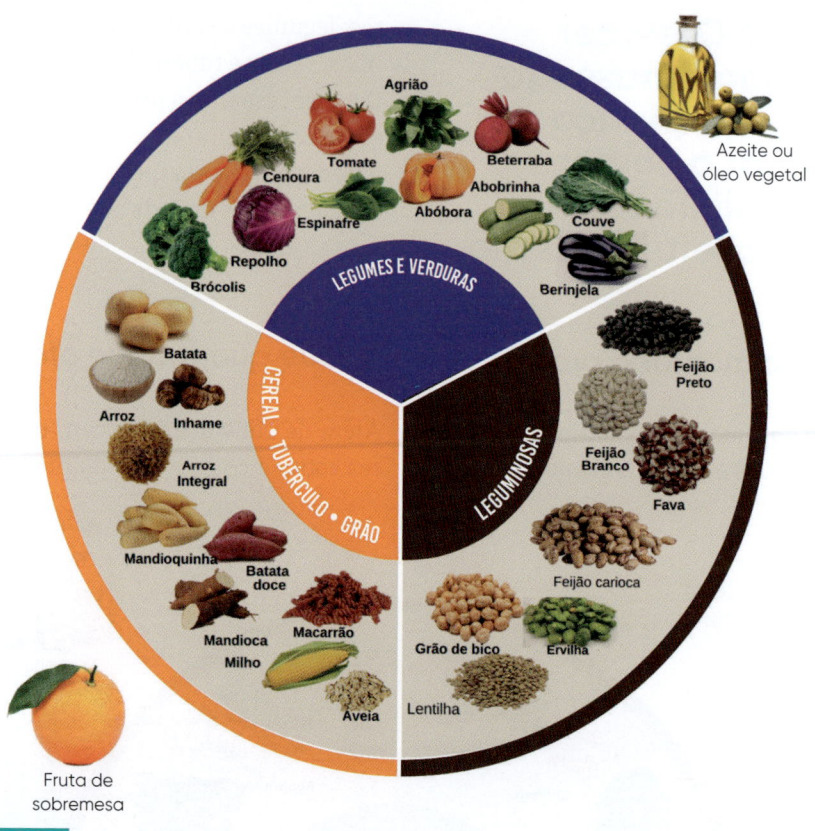

sistência em que os alimentos devem ser oferecidos à criança, é essencial esclarecer dúvidas a respeito da quantidade a ser ofertada e o quanto é esperado que o bebê aceite. Não é incomum o pensamento de que a criança está "comendo pouco". Contudo, é importante entender que as crianças têm uma capacidade gástrica menor quando comparada àquela dos adultos. Por isso, a quantidade de alimento necessária para se sentirem saciados também será menor (Quadro 12.6).

Qual é a consistência dos alimentos?

A consistência dos alimentos é modificada conforme a idade da criança. No início, o bebê deverá receber a comida amassada com garfo. Por volta dos 8 meses, deve-se evoluir para alimentos picados em pedaços pequenos, raspados, ralados ou desfiados, para que a criança aprenda a mastigá-los. Também podem ser oferecidos alimentos macios em pedaços grandes, para que ela os pegue com a mão e os

Alimentação complementar

QUADRO 12.6

Quantidade necessária de alimento para o bebê

6 meses	2 a 3 colheres de sopa no total
7 a 8 meses	3 a 4 colheres de sopa no total
9 a 11 meses	4 a 5 colheres de sopa no total
1 e 2 anos	5 a 6 colheres de sopa no total

leve à boca (**Figura 12.5**). A partir de 1 ano, o bebê já pode se alimentar com a mesma comida da família, cortando-se os pedaços grandes, quando necessário.

É importante, durante as consultas, orientar os cuidadores sobre o reflexo de *gag* e diferenciá-lo dos engasgos. Nos engasgos, ocorre um bloqueio completo das vias aéreas, e, dessa forma, o bebê que estiver sufocando emitirá pouco barulho, pois o ar não passa pelas vias aéreas. Assim, deve-se realizar a manobra de Heimlich, conforme o descrito na seção de Prevenção de acidentes. Diferente do engasgo, o reflexo de *gag* (**Figura 12.6**) é uma reação reflexa normal para um bebê que está iniciando a introdução alimentar, lidando com novas texturas. Esse reflexo ocorre quando a comida se move para a parte de trás da boca e o lactente tosse, balbucia, abre a boca e traz a comida novamente para a frente da língua. Após isso, o bebê continua a comer normalmente.

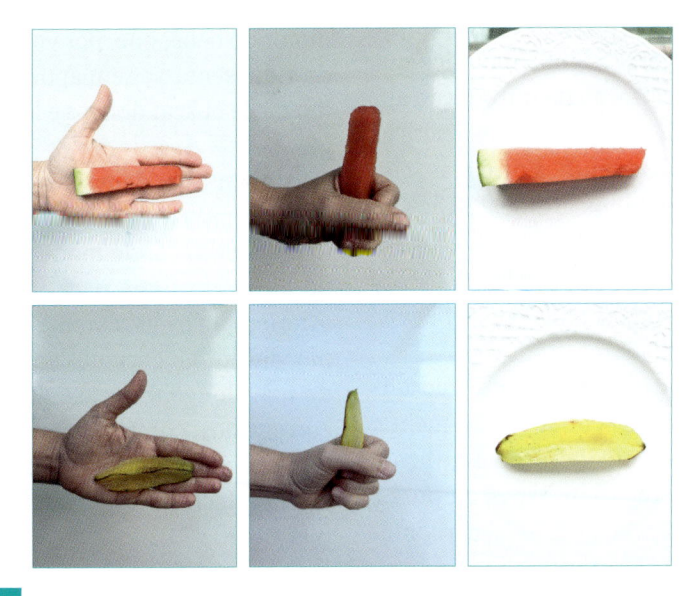

FIGURA 12.5

Exemplos de cortes para oferecer alimentos aos bebês.

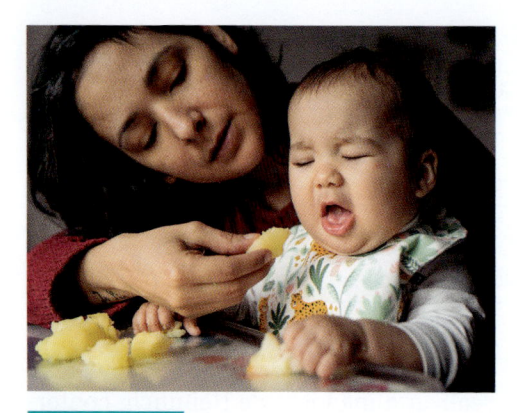

FIGURA 12.6
Reflexo de *gag*.
Fonte: david bonaldo/AdobeStock.

> **Atenção!**
>
> Não oferecer preparações líquidas, nem usar liquidificador, *mixer* ou peneira. Se a criança continuar acostumada com a consistência líquida, terá dificuldade em aceitar alimentos mais sólidos no futuro e poderá apresentar engasgo e ânsia de vômito. Alimentos líquidos como sopas, sucos e caldos, por conterem mais água, fornecem menos energia e nutrientes do que a criança precisa. A consistência adequada é aquela que não escorre da colher, que é firme, que dá trabalho para mastigar, ajuda no desenvolvimento orofacial e colabora para a respiração adequada e o aprendizado da mastigação.

Veja, na **Figura 12.7**, a evolução na consistência dos alimentos no decorrer do tempo.

▌ Quais são os métodos de oferta dos alimentos?

A introdução alimentar vai ser realizada de forma diferente por cada família. Têm ganhado força alguns métodos que estimulam a realização da introdução alimentar considerando as características próprias de cada criança. Entre elas, têm destaque os métodos BLISS (*Baby-Led Introduction to SolidS* – introdução aos sólidos guiada pelo bebê) e BLW (*Baby-Led Weaning* – o desmame guiado pelo bebê).

Ambos são métodos de introdução alimentar nos quais o bebê se autoalimenta, de modo que os cuidadores não utilizam colheres nem preparam papas ou purês. As vantagens desses métodos são o contato com diferentes texturas, a maior autonomia e independência da criança e o menor risco de ganho de peso excessivo. Para utilizar o BLISS e o BLW, é preciso levar em conta o desenvolvimento neuropsicomotor do bebê, que, por volta dos 6 meses de vida, senta-se sem apoio e tem a habilidade de buscar objetos e levá-los à boca.

Os alimentos podem ser cozidos ou *in natura*, cortados em tiras maiores do que a mão da criança, de modo que uma parte do alimento fique para fora. Alimentos esféricos ou ovais, como a uva, por exemplo, devem ser cortados ao meio no sentido mais longo. Em caso de alimentos escorregadios, como a banana ou a manga, pode-se deixar a casca em uma parte, de modo a facilitar a preensão pela criança (ver **Figura 12.5**).

A maior diferença entre o BLW e o BLISS é a seleção dos alimentos ofertados à crian-

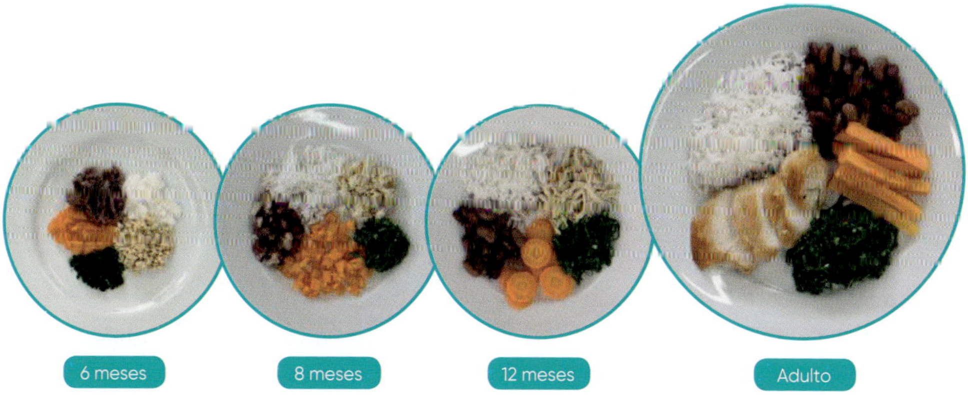

Alimentação complementar

FIGURA 12.7
Evolução da consistência dos alimentos: almoço e jantar.
Fonte: Ministério da Saúde.[1]

As imagens trazem as texturas dos alimentos para diferentes faixas etárias. As refeições para crianças de 6, 8 e 12 meses estão servidas em pratos de sobremesa e a refeição para adulto, em prato grande e raso.

(6 meses / 8 meses / 12 meses / Adulto)

ça. No BLW, devem ser ofertados lanches com frutas *in natura* cortadas em tiras. Já o almoço e o jantar devem ter a seguinte composição: cereais ou tubérculos + leguminosas ou grãos + legumes ou verduras + frango, carne vermelha (inclusive miúdos), peixe, ovos ou derivados de leite. A criança decide qual alimento e qual quantidade quer comer a partir do que foi disponibilizado a ela pelo cuidador.

Por outro lado, o BLISS gera uma preocupação em relação à quantidade de calorias e ferro ingeridas pela criança. No almoço e no jantar do BLISS, é necessário que o prato, dentro da mesma proporção da composição proposta pelo BLW, tenha sempre um alimento de alto teor energético e um alimento rico em ferro. Além disso, o BLISS propõe oferecer alimentos preparados de uma forma que reduza o risco de engasgo, a fim de evitar alguns alimentos listados como aqueles que propiciam alto risco de aspiração.

O lactente também pode receber os alimentos amassados oferecidos na colher, mas também deve experimentar com as mãos, explorar as diferentes texturas dos alimentos como parte natural de seu aprendizado sensório-motor. Deve-se estimular a interação dele com a comida, para que haja evolução de acordo com seu tempo de desenvolvimento. Esse método é denominado alimentação responsiva e é recomendado pela Organização Mundial de Saúde (OMS).[2]

A alimentação responsiva, por sua vez, tem como princípios:

1. Alimentar a criança pequena diretamente e assistir as crianças mais velhas quando elas já comem sozinhas. Alimentar lenta e pacientemente e

encorajar a criança a comer, mas não forçá-la.
2. Se a criança recusar muitos alimentos, experimentar diferentes combinações de alimentos, de gostos, texturas e métodos de encorajamento.
3. Minimizar distrações (televisão, brinquedos, celular, entre outros) durante as refeições para a criança não perder interesse facilmente.
4. Lembrar que as horas da alimentação devem ser períodos de aprendizado e amor. É importante falar com a criança durante a alimentação, manter contato olho a olho.

Passo 5: Não oferecer açúcar nem preparações ou produtos que contenham açúcar à criança até 2 anos de idade

Nos 2 primeiros anos de vida da criança, não deve ser oferecido a ela nenhum tipo de açúcar, e as frutas e as bebidas não devem ser adoçadas. Isso inclui os seguintes tipos de açúcar: branco, mascavo, cristal, demerara, de coco, xarope de milho, mel, melado ou rapadura. Também não devem ser oferecidas preparações que tenham açúcar como ingrediente, como bolos, biscoitos, doces e geleias. Deve-se ficar atento à presença de açúcar em alimentos ultraprocessados, como refrigerantes, achocolatados, bolos prontos, biscoitos, iogurtes, sucos de caixinha, entre outros, que devem ser evitados. Atenção especial deve ser dada às farinhas de cereais adoçados (p. ex., Mucilon, Farinha Láctea, Neston, Cremogema), cujos rótulos sugerem o uso a partir de 6 meses, porém são igualmente produtos industrializados e ricos em açúcar. Não é recomendado usar adoçantes no lugar do açúcar, pois eles têm substâncias químicas que não são adequadas para essa fase da vida.

O consumo de açúcar aumenta o risco de obesidade e de outras doenças na infância e na vida adulta, provoca placa bacteriana e cárie nos dentes. A criança já tem preferência pelo sabor doce desde o nascimento, devido a suas papilas gustativas, e pode ter dificuldade em aceitar verduras, legumes e outros alimentos saudáveis. Dessa forma, se ela for exposta frequentemente a preparações açucaradas, poderá acentuar essa adversidade.

■ E o mel, pode?

Por conter os mesmos componentes do açúcar, o mel não deve ser oferecido a crianças menores de 2 anos. Além disso, há risco de contaminação por uma bactéria associada ao botulismo. O bebê menor de 1 ano tem maior risco de desenvolver essa grave doença, que causa sintomas gastrintestinais e neurológicos.

Passo 6: Não oferecer alimentos ultraprocessados para as crianças

Os alimentos podem ser divididos em quatro categorias de acordo com o Guia

Alimentação complementar

Alimentar para a População Brasileira[3] (Quadro 12.7).

Observe, na Figura 12.8, como esses alimentos se apresentam no nosso cotidiano.

Os alimentos processados devem ser consumidos em pequenas quantidades, como ingredientes de preparações culinárias ou como parte de refeições baseadas em alimentos *in natura* ou minimamente processados. O consumo em excesso desses tipos de alimentos está relacionado a várias doenças na vida adulta, como hipertensão, diabetes, obesidade, doenças cardiovasculares e câncer.

Quanto aos alimentos ultraprocessados, estes não devem ser oferecidos às crianças menores de 2 anos e devem ser evitados nas outras faixas etárias. Estão relacionados a várias doenças de origem metabólica, têm baixo valor nutricional e quantidades excessivas de calorias, sal, açúcar, gorduras e aditivos.

As formulações dos produtos ultraprocessados buscam torná-los muito saborosos, o que induz seu consumo frequente e é algo crítico no início da vida, levando em conta que, nos primeiros 2 anos de vida, a criança desenvolve seus hábitos alimentares. Além disso, os alimentos ultrapro-

> **Atenção!**
>
> Nos alimentos ultraprocessados, o açúcar pode estar presente de diferentes formas. Por isso, fique atento aos rótulos! As formas mais comuns são: maltodextrina, dextrose, xarope de milho, xarope de malte e açúcar invertido.

QUADRO 12.7
Categorias dos alimentos segundo o Guia Alimentar para a População Brasileira

INGREDIENTES CULINÁRIOS PROCESSADOS	IN NATURA OU MINIMAMENTE PROCESSADOS
▪ Produtos utilizados para preparar a alimentação (p. ex., sal, açúcar, mel, óleos, azeite, manteiga, amido). – Usar com moderação! ▪ Não usar: açúcar e mel.	▪ Devem ser a base da alimentação! ▪ Não envolvem adição de substâncias ao alimento (p. ex., leguminosas, cereais, tubérculos, legumes, verduras, frutas, carnes, ovo, leite, castanha). ▪ Não são recomendados: café, erva-mate, chá preto, chá verde.
ALIMENTOS PROCESSADOS	**ALIMENTOS ULTRAPROCESSADOS**
▪ Elaborados a partir de alimentos *in natura* mais sal/açúcar/outros ingredientes (p. ex., conservas, extrato de tomate, queijos, pães).	▪ Alimentos com adição de vários ingredientes e aditivos alimentares OU alimentos *in natura* com aditivos que alterem cor e sabor (p. ex., iogurte com corantes). – Não podem ser oferecidos.

Fonte: Ministério da Saúde.[3]

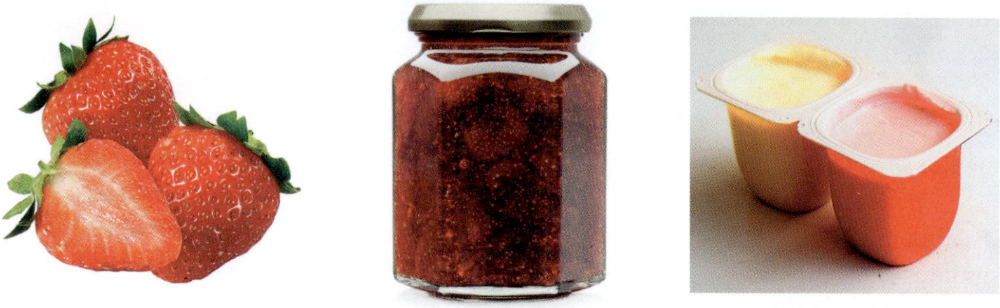

Manual de puericultura

Morango:
alimento *in natura*

Geleia de morango:
alimento processado

Queijo *petit suisse* sabor morango:
alimento ultraprocessado

FIGURA 12.8
Graus de processamento de um alimento.
Fonte: Elaborada com base em Ministério da Saúde[1] com fotos de WP!/AdobeStock, pegonici/AdobeStock e guy/AdobeStock.

cessados são fabricados para um consumo rápido e paralelo a outras atividades, que, muitas vezes, não exigem o ato de sentar-se à mesa e o uso de talheres. Essa prática desfavorece a atenção plena à alimentação e prejudica o desenvolvimento da regulação da fome e da saciedade.

■ Temperos podem ser usados?

A adição de sal e açúcar na dieta deve ser evitada em todas as faixas etárias! O açúcar não deve ser consumido por menores de 2 anos, e o sal, se presente na alimentação, deve estar em quantidades mínimas, sendo consumido após os 12 meses de idade.

Os temperos que podem ser oferecidos e inseridos no preparo da alimentação incluem: alecrim, cúrcuma, canela, cebolinha, cheiro-verde, coentro, cominho, cravo, gengibre, louro, manjericão, orégano, salsa, cebola, alho, limão e azeite.

É importante reforçar que NÃO devem ser usados caldos em cubos, em pó ou líquidos e molhos prontos, pois são alimentos ultraprocessados.

A seguir, há a sugestão de um tempero que pode ser utilizado no preparo dos alimentos.

"Sal do bem"

Em um processador ou liquidificador, misturar:

- 1 colher de manjericão seco
- 1 colher de orégano seco
- 1 colher de tomilho ou salsinha seca
- 1 colher de gergelim torrado
- Meia colher de alecrim seco

Colocar a mistura em um "saleiro" e usar no preparo dos alimentos.

Alimentação complementar

Passo 7: Cozinhar a mesma comida para a criança e a família

A casa é o principal ambiente alimentar da criança, e as práticas alimentares que nela se desenvolvem (o que, como e quando comer) desempenham um papel fundamental na formação dos seus hábitos alimentares e de sua relação com a comida.

Além disso, é importante frisar que a criança aprende pelo exemplo. Por isso, quando ela vê os adultos consumindo alimentos saudáveis e iguais aos dela, também é um estímulo para que ela siga o exemplo.

Passo 8: Zelar para que a hora da alimentação da criança seja um momento de experiências positivas, aprendizado e afeto junto à família

O momento da alimentação da criança não deve ser uma experiência de cobranças e ameaças. Essas atitudes acabam a deixando temerosa de um momento que deveria representar cuidado.

É importante também estabelecer uma rotina, e o horário da refeição deve ser de atenção plena aos alimentos. A família deve, portanto, garantir que o ambiente não tenha distrações (evitar televisão ou outras telas e brinquedos) e se preparar

> **Atenção!**
>
> A alimentação deve ser um momento de experiências positivas, aprendizado e afeto. O ambiente acolhedor e tranquilo, bem como a boa relação entre a criança e as pessoas que cuidam dela, pode influenciar de forma positiva na aceitação dos alimentos. Quando a criança realiza a refeição com a família recebe estímulos para o seu aprendizado. É fundamental que quem alimenta a criança tenha com ela uma relação de afeto e confiança e, claro, paciência. Esse é um processo de aprendizagem que demanda tempo e isso deve ser considerado na organização da rotina da criança e da família.[1]

para esse momento com tranquilidade e paciência.

A seguir, algumas orientações de O Guia Alimentar para Crianças Brasileiras Menores de 2 Anos[1] sobre como tornar esse momento o mais adequado para a criança.

- **Como estimular a criança?**
    - Coloque a para comer junto à família, fazendo um prato somente para ela.
    - Deixe-a livre para segurar os alimentos/utensílios.
    - Varie as formas de apresentação dos alimentos: um prato bonito, colorido, cheiroso e saboroso motiva a criança a comer.
    - Interaja com ela e diga sempre o nome dos alimentos que ela está comendo.

- Dedique tempo e paciência aos momentos de refeição da criança.
- Parabenize e elogie o consumo dos alimentos/refeições.

- **Ao que sempre preciso ficar atento?**
  - Aos sinais de fome e saciedade da criança!
- **Quais atitudes devem ser evitadas?**
  - Forçar a criança a comer.
  - Oferecer atrativos como TV, celular, *tablet*, brinquedos enquanto a criança come, tentando distraí-la para aceitar os alimentos.
  - Utilizar aparelhos eletrônicos enquanto oferece comida à criança.
  - Alimentar a criança enquanto ela anda e brinca pela casa.
  - Esconder alimentos que a criança não gosta em preparações.
- **Que frases evitar dizer?**
  - "Se raspar o prato todo, vai ganhar sobremesa!"
  - "Vou ficar tão triste se você não comer!"
  - "Se você não comer, não vai brincar!"
  - "Por favor, só mais uma colherzinha!"

Passo 9: Prestar atenção aos sinais de fome e saciedade da criança e conversar com ela durante a refeição

Nem sempre é fácil reconhecer quando a criança está com fome ou satisfeita. Por isso, no Quadro 12.8, são listados alguns sinais que podem ser observados, a depender da faixa etária.

Passo 10: Cuidar da higiene em todas as etapas da alimentação da criança e da família

O preparo dos alimentos é uma importante etapa na alimentação da criança e de sua família. É essencial orientar a como realizar a higienização, não só dos alimentos, mas também dos utensílios usados no seu preparo e consumo.

De acordo com o Guia Alimentar para Crianças menores de 2 anos,[1] o cuidado com higiene na cozinha envolve quatro aspectos, apresentados no Quadro 12.9.

Como higienizar frutas e verduras?

A higienização das frutas e verduras consiste em retirar sujeiras e partes estragadas, lavar e eliminar pequenos bichos e germes microscópicos. Para isso, deve-se seguir os passos listados no Quadro 12.10. O preparado de solução clorada para higienização de alimentos é apresentado no Quadro 12.11.

Atenção!

Água limpa e vinagre não são suficientes para eliminar microrganismos, e o detergente não deve ser utilizado para essa finalidade.

Alimentação complementar

QUADRO 12.8
Sinais de fome e saciedade

IDADE	SINAIS DE FOME	SINAIS DE SACIEDADE
Aos 6 meses de idade	- Chora e se inclina para frente quando a colher está próxima - Segura a mão da pessoa que está oferecendo a comida e abre a boca	- Vira a cabeça ou o corpo - Perde interesse na alimentação - Empurra a mão da pessoa que está oferecendo a comida - Fecha a boca - Parece angustiada ou chora
Entre 7 e 8 meses	- Inclina-se para a colher ou o alimento - Pega ou aponta para a comida	- Come mais devagar - Fecha a boca ou empurra o alimento - Fica com a comida parada na boca, sem engolir
Entre 9 e 11 meses	- Aponta ou pega alimentos - Fica empolgada quando vê o alimento	- Come mais devagar - Fecha a boca ou empurra o alimento - Fica com a comida parada na boca, sem engolir
Entre 1 e 2 anos	- Combina palavras e gestos para expressar vontade por alimentos específicos - Leva a pessoa que a cuida ao local onde os alimentos estão e aponta para eles	- Balança a cabeça - Diz que não quer - Sai da mesa - Brinca com o alimento - Joga-o longe

Fonte: Ministério da Saúde.[1]

■ Sempre higienizar os utensílios utilizados pela criança

Não é necessário comprar utensílios específicos para a criança, mas eles devem ser adequados à idade e feitos de material resistente. A colher deve ser de tamanho que caiba na boca da criança, e líquidos devem ser ofertados em copos. Evitar o uso de mamadeiras.

As crianças maiores também podem utilizar garfos com tamanho adequado para a idade. Talheres descartáveis não devem ser usados, pois podem quebrar e machucar o bebê.

Passo 11: Oferecer à criança alimentação adequada e saudável também fora de casa

É importante que a alimentação adequada da criança não esteja restrita ao ambiente da família nuclear. Por isso, nas consultas

QUADRO 12.9
Aspectos da higiene na cozinha

Qualidade da água A água usada para o preparo inicial dos alimentos deve ser filtrada e tratada quando não há tratamento prévio.
Lavagem das mãos e dos antebraços Deve ser feita antes de iniciar o preparo dos alimentos e de oferecer comida à criança.
Limpeza de utensílios e superfícies - Todos os utensílios e superfícies que entrarão em contato com os alimentos devem ser lavados e enxaguados com água limpa. - Buchas e esponjas devem ser mantidas em locais secos e arejados e trocadas 1 vez por semana. - A melhor forma de secar a louça é naturalmente, protegida de insetos e outros animais.
Higienização dos alimentos Ver Quadro 12.10.

QUADRO 12.10
Passos para a higienização de frutas e verduras

- Descarte as folhas e partes estragadas. - Lave todas as frutas, legumes e vegetais folhosos em água corrente tratada, folha por folha, para remover as impurezas da superfície. - Se necessário, use uma escovinha que seja separada somente para isso. - Para frutas, legumes e verduras que serão consumidos crus e com casca, deixe-os em uma bacia cobertos com solução clorada (veja a seguir opções de preparo), entre 10 e 15 minutos. Em seguida, enxágue-os um a um em água corrente própria para consumo. Lembre-se: água limpa e vinagre não são suficientes para eliminar micro-organismos e o detergente não deve ser utilizado para esta finalidade. - Mantenha-os sob refrigeração até o momento de servir.

Fonte: Brasil.[1]

QUADRO 12.11
Preparo de solução clorada para higienização de alimentos

O preparo da solução clorada pode ser feito com água sanitária e hipoclorito de sódio. É importante ficar atento à concentração do produto, pois o preparo será diferente. O único tipo de água sanitária que pode ser usado é o que contém apenas água e hipoclorito de sódio.
Água sanitária com 1,0% de hipoclorito de sódio ou hipoclorito de sódio de 1,0%: 2 colheres de sopa do produto para cada litro de água própria para consumo.
Água sanitária com 2,5% de hipoclorito de sódio ou hipoclorito de sódio de 2,5%: 1 colher de sopa do produto para cada litro de água própria para consumo.

de puericultura, é essencial incentivar a participação da rede de apoio, para que os hábitos alimentares saudáveis façam parte da rotina da criança. O cuidador também deve se informar sobre os alimentos ofertados em creches e outros espaços de cuidado que não sejam o familiar, e procurar conversar sobre a prática de uma alimentação saudável.

Passo 12: Proteger a criança da publicidade de alimentos

Entre todos os passos explorados, este talvez seja o mais difícil. Infelizmente, estamos inseridos em um ambiente onde a exposição massiva à propaganda de alimentos ultraprocessados faz parte de nossa rotina. Essas propagandas aparecem em diversos cenários – comerciais de televisão, programas de rádio, *outdoors*, cartazes em ônibus e elevadores, revistas, jornais, redes sociais, *sites* e jogos eletrônicos – e usam vários artifícios para estimular o consumo desses tipos de alimentos tão prejudiciais à saúde das crianças.

O puericultor tem como função conversar com as famílias e orientá-las a ficarem atentas a esse universo.

Referências

1. Brasil. Ministério da Saúde. Guia alimentar para crianças brasileiras menores de 2 anos. Brasília: MS; 2019.
2. World Health Organization. WHO guideline for complementary feeding of infants and young children 6-23 months of age. Geneva: WHO; 2023.
3. Brasil. Ministério da Saúde. Guia alimentar para a população brasileira. 2. ed. Brasília: MS; 2014.

Leitura recomendada

Sociedade Brasileira de Pediatria. A alimentação complementar e o método BLW (baby-led weaning). São Paulo: SBP; 2017.

13
ACIDENTES NA INFÂNCIA

GABRIELA FONSECA PEZZINI
LUCIA HELENA GUIMARÃES RODRIGUES

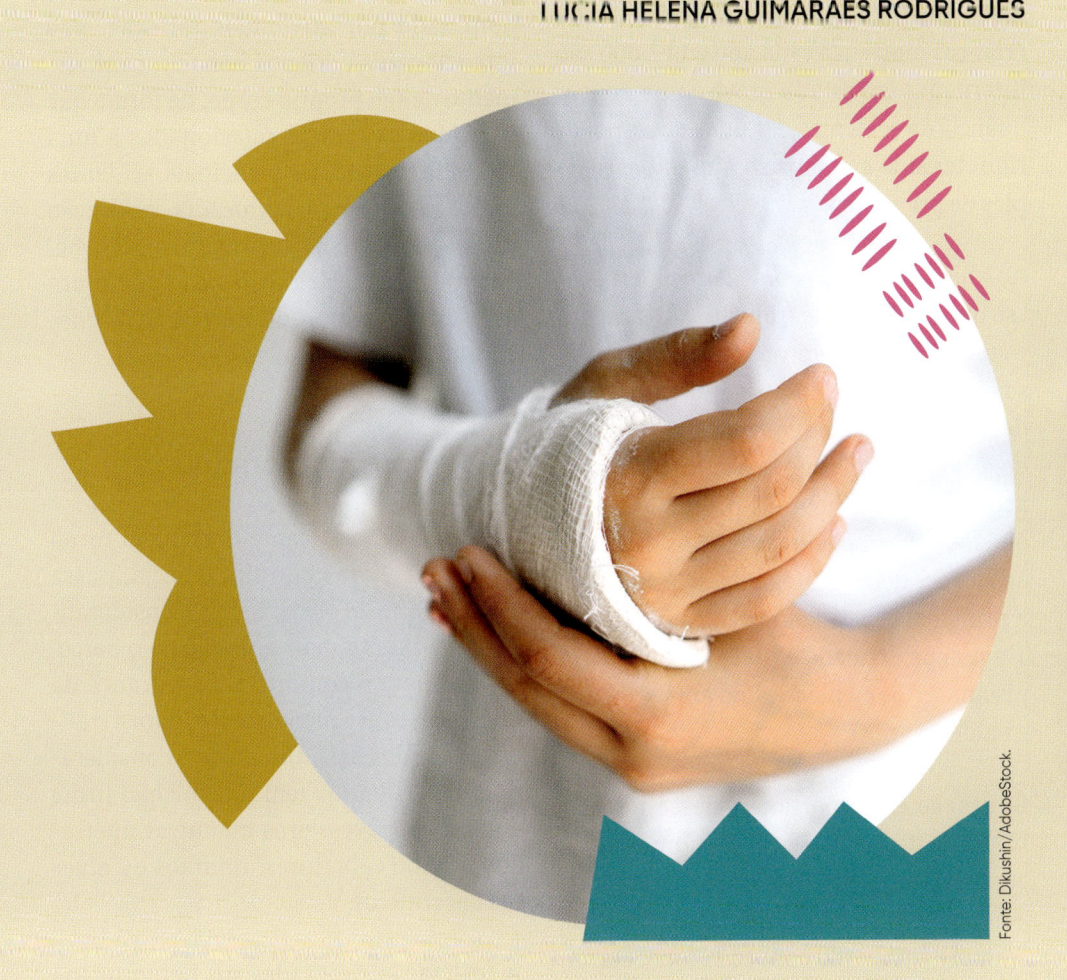

Fonte: Dikushin/AdobeStock.

"Assegurar uma vida saudável e promover o bem-estar para todos, em todas as idades."

3º Objetivo do Desenvolvimento Sustentável

A cada ano, 1 milhão de crianças morrem por causas acidentais no mundo. No Brasil, os acidentes são a principal causa de morte de crianças de 1 a 14 anos de idade. Segundo dados do DataSUS, 3.300 crianças morrem a cada ano e 112.000 são internadas em estado grave como consequência de acidentes, 90% dos quais poderiam ter sido evitados com medidas simples de prevenção.[1,2]

Ao analisar os dados brasileiros, percebe-se que acidentes de trânsito, afogamento e sufocação estão entre as principais causas de mortes. Quando avaliamos os acidentes em lactentes com até 1 ano de idade, é possível inferir que a sufocação pode acontecer por alimentos pequenos, brinquedos e mesmo objetos macios deixados ao alcance deles. O afogamento passa a ser a principal causa de morte de crianças de 1 a 4 anos de idade e pode acontecer em piscinas, rios ou até mesmo em banheiras e baldes.

Em razão da importância desse tema, é fundamental aproveitar o momento da consulta de puericultura para orientar os pais sobre a prevenção dos acidentes mais comuns, de acordo com cada faixa etária. A divisão por faixa etária pode facilitar o entendimento dos cuidadores, já que novas aquisições no desenvolvimento serão relatadas e percebidas durante cada consulta.

Quando sabemos dos riscos aos quais nossas crianças estão expostas, de acordo com cada fase do desenvolvimento, aumentamos a chance de protegê-las.[3,4]

Do nascimento aos 4 meses

Nessa idade, o comportamento motor é dominado por atividades reflexas, não intencionais. A criança não tem conhecimento de seu próprio corpo, de forma que os acidentes estarão relacionados a uma segunda pessoa. Os principais acidentes são queda do berço ou trocador, sufocação por objetos deixados próximos ao bebê, queimaduras relacionadas à temperatura da água do banho, administração de dose errada de medicamentos.[5,6]

■ Na hora de dormir

Nessa idade, o lactente dorme em torno de 12 a 18 horas por dia, ou seja, passa grande parte do dia no berço. Considerando isso, quanto mais apropriado o berço, melhor para o conforto e a segurança da criança e, consequentemente, para a tranquilidade dos pais. Um berço é considerado seguro quando tem um colchão firme e não tem travesseiros ou outros apetrechos, como cobertores, rolinhos ou objetos decorativos.[3,6]

A utilização de grades no berço ou na cama é a forma mais utilizada para proteção contra quedas. Posicionar barreiras na cama, com travesseiros, rolos ou almofadas, não garante a mesma proteção. A distância ideal entre as grades é de 6 a 7 cm, para evitar que a cabeça ou os membros do bebê fiquem presos.

Para prevenir a morte súbita do lactente, também conhecida como morte do berço,

Acidentes na infância

alguns cuidados são recomendados, sobretudo nos primeiros 6 meses de vida:

- Dormir em posição supina ou em decúbito dorsal (**Figura 13.1**).
- Evitar a exposição do bebê ao cigarro durante a gestação e após seu nascimento.
- Manter a cabeça descoberta durante o sono, por meio da adoção de cuidados para um berço seguro (**Figura 13.2**).

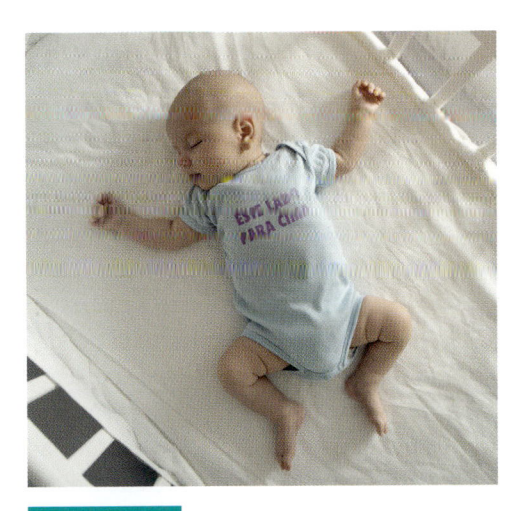

FIGURA 13.1
Bebê dormindo em posição supina, considerada a mais segura.
Fonte: Руслан Галиуллин/AdobeStock.

Berço seguro
Berço com colchão firme, lençol bem ajustado, sem espaços entre o berço e o colchão.

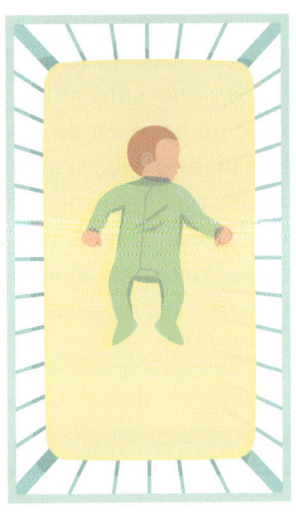

Berço não seguro
Berço inadequado com vários bichos de pelúcia, travesseiros e cordões que podem ser perigosos para o bebê e levar ao sufocamento por asfixia.

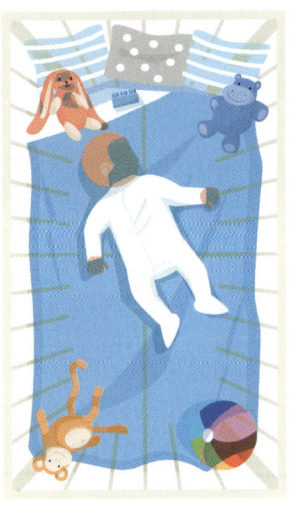

FIGURA 13.2
Comparação entre berço seguro e berço não seguro.
Fonte: Elaborada com imagens de AdobeStock.

Durante a troca de fralda

Nessa fase do desenvolvimento, o bebê começa a rolar em torno do seu próprio eixo, assim aumentando o risco de queda em superfícies sem proteção, inclusive durante a troca de fraldas. Por isso, é importante alertar os cuidadores que não se afastem ou se virem, mesmo que rapidamente, enquanto o bebê estiver no trocador. Recomenda-se que coloquem previamente todos os materiais necessários próximos ao local onde será realizada a troca de fralda.

Na hora do banho

Durante o banho, alguns cuidados precisam ser levados em conta:

- Antes de iniciar o banho do bebê, o cuidador precisa deixar tudo do que vai precisar próximo dele, para evitar se virar ou se afastar do local.
- Não é necessário encher completamente a banheira, apenas o suficiente para cobrir as pernas do bebê (cerca de cinco dedos de água).
- Testar a temperatura do banho, antes de colocar o bebê, com a parte anterior do antebraço, que é mais fina e sensível. Pode-se utilizar um termômetro para verificar se a temperatura está entre 35 e 37 °C.
- Para evitar quedas e escorregões, seja na banheira ou no chuveiro, recomenda-se utilizar tapetes antiderrapantes.
- Nunca deixar o bebê sozinho na banheira, no balde ou no chuveiro, pois apenas 10 segundos são suficientes para que ele fique submerso e ocorra afogamento.
- Após o banho, recomenda-se esvaziar a banheira e guardá-la virada para baixo.

Dos 5 aos 9 meses

Nessa idade, o bebê começa a se interessar pelos objetos e pessoas próximas ao seu campo de visão, além de ter percepção do seu corpo, mãos e pés. É a fase em que o bebê inicia a busca e apreensão de objetos, levando-os à boca. Além disso, a curiosidade pelo mundo ao seu redor o faz querer se locomover. Por isso, é importante não deixar objetos pequenos, cortantes, quentes ou quebráveis ao alcance da criança, assim como torneiras, tomadas, medicamentos e substâncias tóxicas. O cuidado em não deixá-la sozinha em locais altos sem proteção precisa ser reforçado.

Quedas

Atentar para que o berço não seja colocado próximo a janelas sem telas de proteção (**Figura 13.3**) e que tenha altura maior que o tamanho do bebê em pé até as axilas, pois nessa idade o bebê já aprende a sentar e a se levantar com apoio, e isso pode levá-lo a quedas. Se no ambiente onde o bebê estiver existem escadas, o ideal é que o acesso a elas seja bloqueado por grades (**Figuras 13.4** a **13.6**).

> **Diga não ao andador!**

Os andadores infantis aumentam o risco de acidentes e podem prejudicar o desenvolvimento do bebê (**Quadro 13.1**).

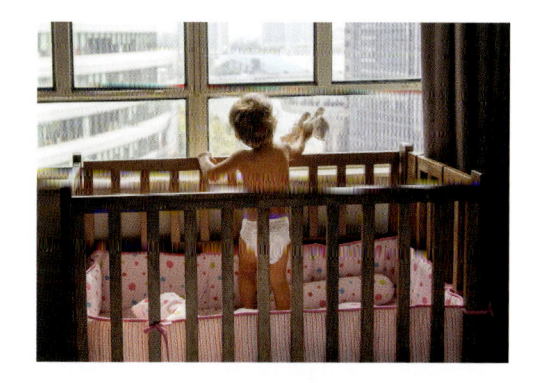

Acidentes na infância

FIGURA 13.3
Risco de queda: nunca posicionar o berço próximo à janela sem telas de proteção.
Fonte: Maria/AdobeStock.

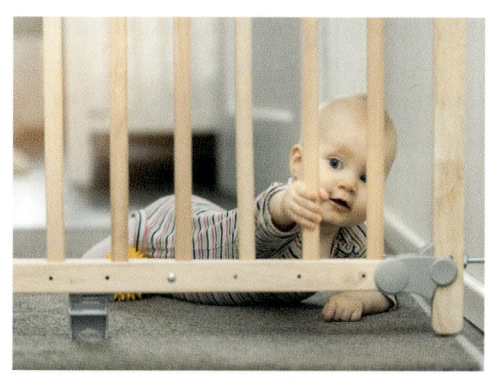

FIGURA 13.4
Risco de queda de escada: se eu engatinho, eu descubro.
Fonte: ronstik/AdobeStock.

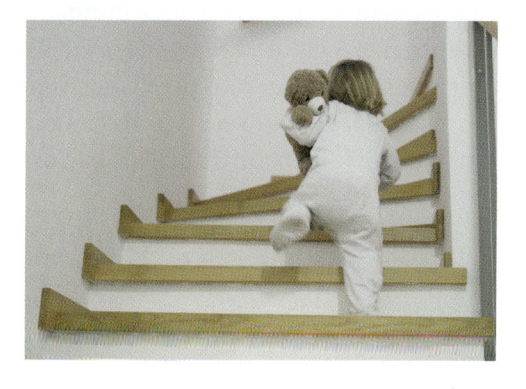

FIGURA 13.5
Risco de queda de escada: se eu engatinho, eu subo.
Fonte: Mediaimag/AdobeStock.

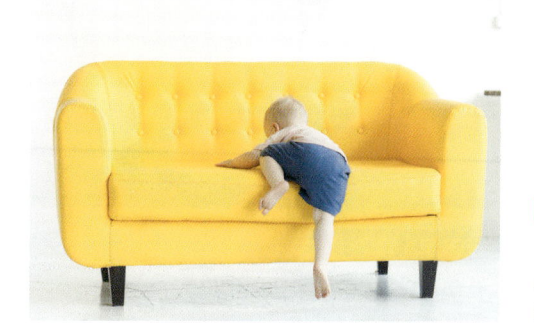

FIGURA 13.6
Risco de queda: se eu engatinho, eu escalo.
Fonte: Rithor/AdobeStock.

Manual de puericultura

QUADRO 13.1

Os 10 perigos do andador

1. Prejudica o desenvolvimento psicomotor
2. Atrapalha o processo natural da marcha
3. Gera mais quedas do que o normal
4. Oferece mais riscos de traumatismos cranianos nos bebês
5. Proporciona independência a uma criança que ainda não tem maturidade para isso
6. Desequilibra, gerando riscos mais graves, como queimaduras e afogamentos, por exemplo
7. Prejudica o exercício físico, pois a criança despende menos energia
8. O bebê aprende a correr de forma errada e fora da hora
9. Não desenvolve sistemas de defesa
10. Ensina o bebê a caminhar na postura errada

Atenção!

Quando o trauma craniano deve preocupar os cuidadores?
Se o bebê ficar sonolento, se apresentar vômitos repetidos, convulsão ou desmaio ou se surgir alguma deformidade no crânio dentro de 6 horas após o trauma, ele deve ser levado imediatamente ao serviço de pronto-atendimento!

Queimaduras

A partir do conhecimento do próprio corpo, a criança começa a se interessar pelos seus movimentos e passa a identificar as mãos como ferramentas para manipular o meio que a circunda. Dessa forma, evite deixar líquidos quentes ao alcance dela, enquanto ela está no colo ou se locomovendo pela casa (Figura 13.7).

Choques elétricos

Tomadas despertam curiosidade nos bebês, levando-os a colocar o dedo ou a inserir objetos nelas. Portanto, elas devem estar protegidas com tampas apropriadas ou com fitas adesivas. Deve-se atentar também para não deixar fios elétricos, carregadores de eletrônicos ou extensões ao alcance da criança (Figuras 13.8 e 13.9).

Afogamentos e acidentes na água

Nessa faixa etária, uma profundidade de apenas 2,5 cm de água pode levar ao afogamento. Portanto, é preciso alertar aos cuidadores sobre o risco de deixar um bebê sozinho perto de baldes, bacias,

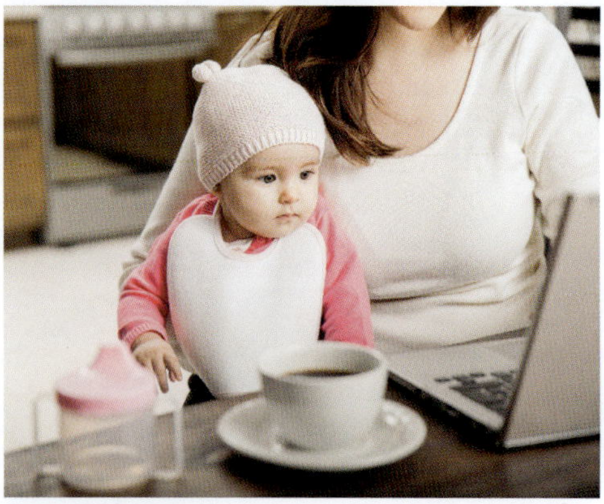

FIGURA 13.7

Se eu me mexo, eu alcanço.
Fonte: AndonioDiaz/AdobeStock.

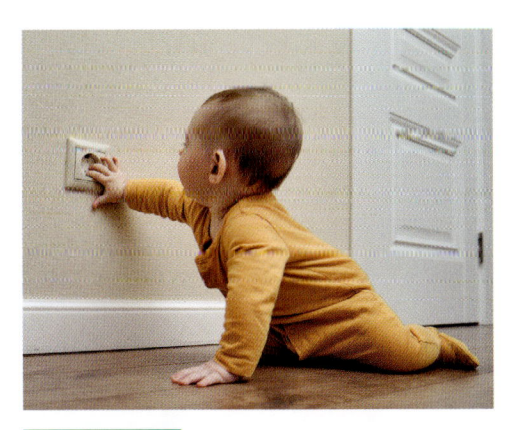

FIGURA 13.8
Se eu tenho curiosidade, eu exploro.
Fonte: Андрей Журавлев/AdobeStock.

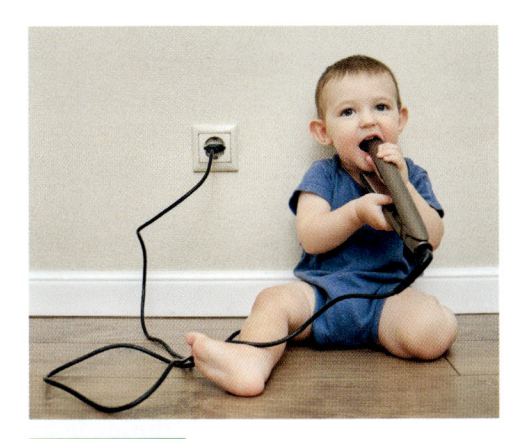

FIGURA 13.9
Se eu investigo, eu trago para a boca.
Fonte: Андрей Журавлев/AdobeStock.

duros e redondos, pelo risco aumentado de engasgos (p. ex., uva, pipocas, cenoura crua, nozes etc.). Lembrá-los, também, de que alguns objetos lúdicos devem ser evitados, pelo risco de asfixia e estrangulamento, como bexigas, balões de aniversário, fios, cordões, tiras e correntes – principalmente as que têm mais de 15 cm de comprimento.

Os brinquedos fazem parte da interação e do desenvolvimento do bebê. Entretanto, é preciso orientar os pais para adquirirem os que tenham o selo do InMetro, que indicam o cumprimento dos requisitos de segurança e restrição de faixa etária.

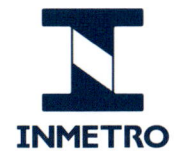

> **Atenção!**
>
> Orientar os cuidadores em relação ao que fazer em caso de engasgo é fundamental, para prevenir a asfixia por corpo estranho ou alimentos (Figura 13.10).

banheiras ou caixas d'água. Lembrar de sempre deixar esses recipientes cobertos.

Asfixia

Entre 4 e 6 meses de idade, inicia-se a introdução alimentar. É oportuno que o puericultor oriente aos cuidadores que eles evitem oferecer ao bebê alimentos

Dos 10 aos 24 meses

Nessa idade, o lactente começa a andar, seus sentidos vão sendo mais explorados, sua independência e autonomia em locomover-se aumentam. Em contrapartida, ainda falta adquirir a maturidade para reconhecer as situações de perigo, e os riscos de acidentes são potencializados.

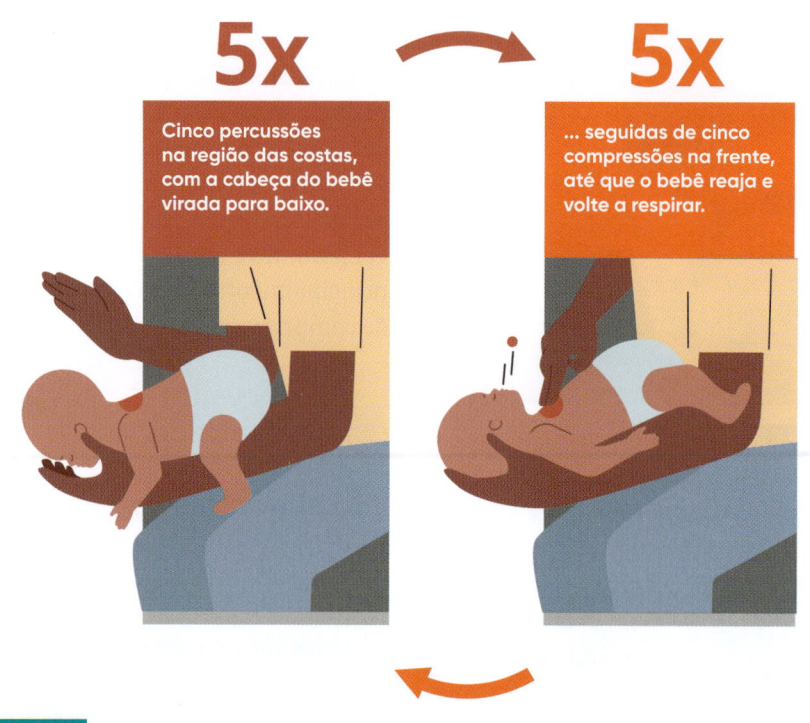

5x Cinco percussões na região das costas, com a cabeça do bebê virada para baixo.

5x ... seguidas de cinco compressões na frente, até que o bebê reaja e volte a respirar.

FIGURA 13.10
Manobra de Heimlich.
Fonte: Elaborada com base em Inspiring.team/Shutterstock.

▪ Quedas

A criança já sabe ficar em pé, com ou sem apoio, e começa a dar os primeiros passos e a escalar estantes, escadas e sofás. A supervisão precisa ser redobrada, e os cuidadores devem posicionar armários, camas e outros móveis bem longe de janelas, porque, assim, podem ser evitadas as escaladas perigosas com quedas para fora da casa ou do apartamento.[6-8]

▪ Queimaduras

Próximo de completar 1 ano de idade, a criança já começa a ficar em pé e pode querer alcançar objetos quentes, em bancadas, fogões ou mesas. A cozinha é uma área de risco! Para evitar queimaduras, os cuidadores podem dar prioridade ao uso das bocas traseiras do fogão, sempre mantendo os cabos das panelas virados para trás.

As queimaduras escaldantes são as mais comuns (Figura 13.11). Podem ocorrer por água quente, vapor quente ou por outros líquidos, como café e chás. Além das queimaduras escaldantes, também ocorrem as térmicas, quando há o contato direto com fogo ou objetos quentes, como panelas, xícaras ou outros recipientes. As queimaduras elétricas podem ocorrer por fios desencapados ou tomadas não protegidas, como mencionado anteriormente.[5]

Atenção!

Estamos em uma época na qual o álcool é muito utilizado para higienização das mãos e dos objetos. Por isso, é importante ter cuidados, pois tal substância, inclusive a em gel, é inflamável. Lembrar de deixá-lo sempre longe de fontes de calor.

FIGURA 13.11
Risco de escaldadura: se eu fico em pé, eu alcanço.
Fonte: Prostock-studio/AdobeStock.

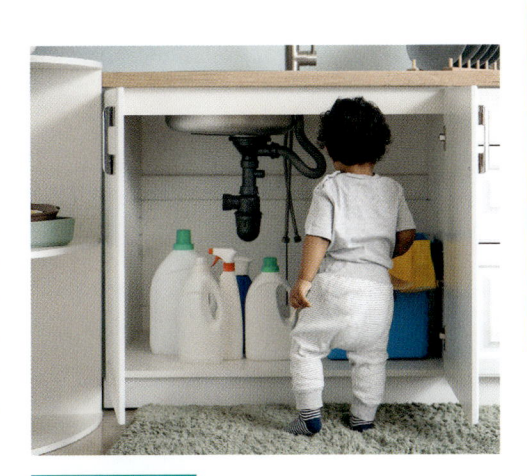

■ Ingestão de substâncias tóxicas

Com o avanço da autonomia, o bebê pode se deslocar para ambientes como cozinha, área de serviço e banheiro, onde frequentemente são armazenados materiais de limpeza, medicamentos ou outras substâncias nocivas (**Figura 13.12**). Esses produtos precisam ser guardados em locais altos ou armários trancados, de modo que a criança não consiga acessá-los (**Figura 13.13**). Em caso de ingestão acidental, os cuidadores devem levar a criança imediatamente a um serviço de emergência para avaliar a indicação de lavagem gástrica ou outras medidas para minimizar o risco de intoxicação grave.[9]

FIGURA 13.12
Se eu abro, eu pego.
Fonte: Pixel-Shot/AdobeStock.

■ Atropelamentos

Recomenda-se que as crianças não tenham acesso à rua com trânsito de veículos desacompanhadas até os 10 anos de idade. Uma boa orientação aos cuidadores é que caminhem sempre com segurança e utilizem as faixas e passarelas de pedestre em locais de travessia. É importante aproveitar a oportunidade para dar exemplo e explicar às crianças sobre os riscos.

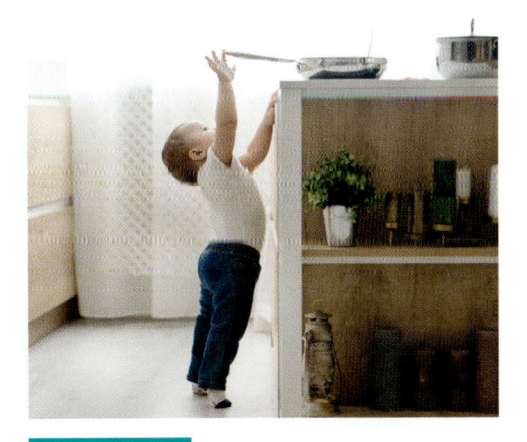

■ Acidentes automobilísticos

Os acidentes de trânsito são a principal causa de morte por acidente de crianças e adolescentes no Brasil, segundo o Ministério da Saúde. Com vistas a garantir mais segurança nos automóveis, o Conselho Nacional de Trânsito recomenda que,

Manual de puericultura

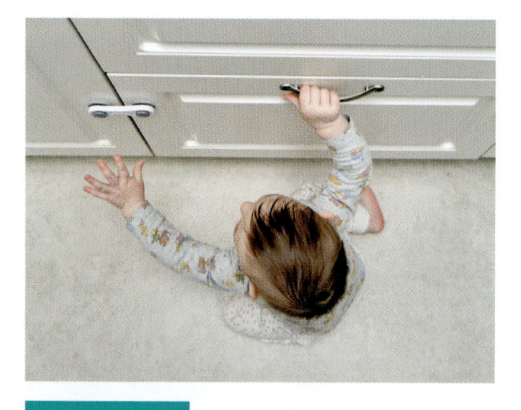

até os 10 anos de idade, as crianças sejam transportadas no banco traseiro do veículo. Até os 7 anos e meio, ou até 1,45 m de altura, elas precisam usar um dispositivo de retenção veicular (bebê conforto, cadeirinha ou assento de elevação) (**Figura 13.14**). Quando usados e instalados corretamente, esses dispositivos reduzem em cerca de 70% a chance de morte, em caso de acidente de trânsito.[9-11]

FIGURA 13.13
Uso de travas para evitar o acesso a armários.
Fonte: Андрей Журавлев/AdobeStock.

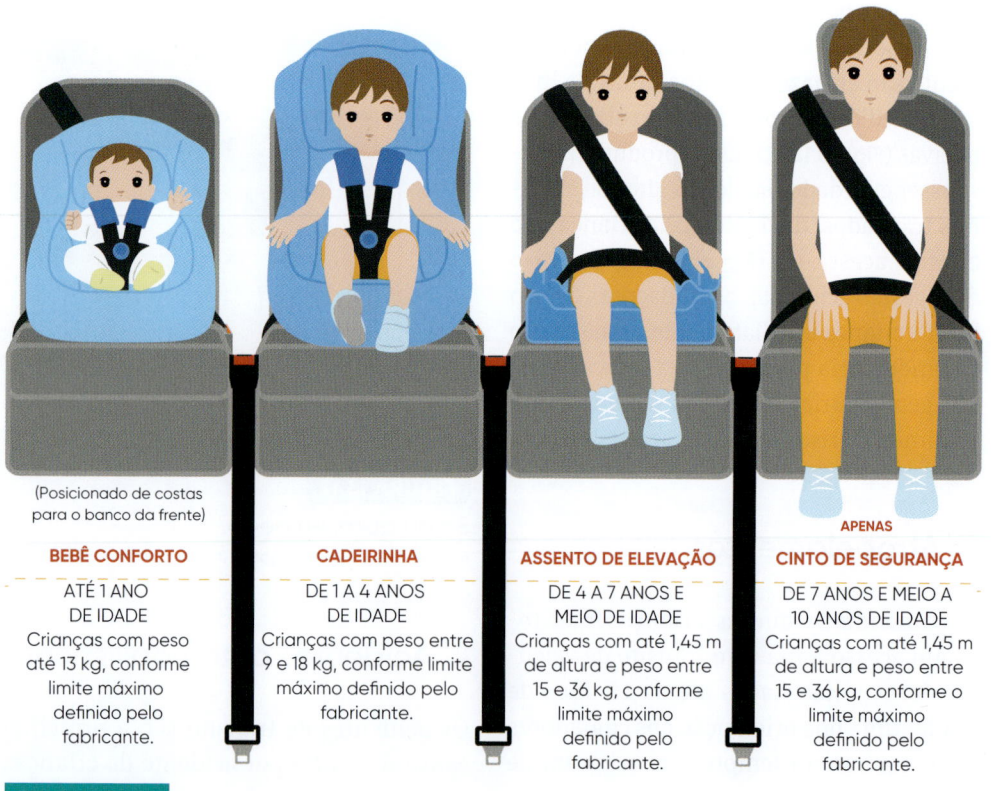

BEBÊ CONFORTO	CADEIRINHA	ASSENTO DE ELEVAÇÃO	APENAS CINTO DE SEGURANÇA
(Posicionado de costas para o banco da frente)			
ATÉ 1 ANO DE IDADE	DE 1 A 4 ANOS DE IDADE	DE 4 A 7 ANOS E MEIO DE IDADE	DE 7 ANOS E MEIO A 10 ANOS DE IDADE
Crianças com peso até 13 kg, conforme limite máximo definido pelo fabricante.	Crianças com peso entre 9 e 18 kg, conforme limite máximo definido pelo fabricante.	Crianças com até 1,45 m de altura e peso entre 15 e 36 kg, conforme limite máximo definido pelo fabricante.	Crianças com até 1,45 m de altura e peso entre 15 e 36 kg, conforme o limite máximo definido pelo fabricante.

FIGURA 13.14
Uso de dispositivo de retenção veicular (bebê conforto, cadeirinha ou assento de elevação).
Fonte: Elaborada com base em alphabetMN/iStockphoto.

Referências

1. Brasil. Ministério da Saúde. Óbitos por ocorrências por grupo CID-10 e faixa etária. Brasília: MS; 2012.
2. Brasil. Ministério da Saúde. Óbitos por causas externas – Brasil. Brasília: MS; 2015.
3. Waksman RD, Blank D. Prevenção de acidentes: um componente essencial da consulta pediátrica. Residência Pediátrica. 2014;4(3 Supl. 1):S36-44.
4. Ablewhite J, Peel I, McDaid L, Hawkins A, Goodenough T, Deave T, et al. Parental perceptions of barriers and facilitators to preventing child unintentional injuries within the home: a qualitative study. BMC Public Health. 2015;15:280.
5. Sociedade Brasileira de Pediatria. Conversando com o pediatra: lista de checagem da casa segura. São Paulo: SBP; 2011.
6. Bomfim KDX, Sampaio MJAQ. Prevenção de acidentes. In: Lima EJF. Pediatria ambulatorial. 2. ed. Rio de Janeiro: MedBook; 2017. p. 142-53.
7. Pastoral da Criança [Internet]. Curitiba: Pastoral da Criança; 2022 [capturado em 23 jun. 2024]. Disponível em: https://www.pastoraldacrianca.org.br/.
8. Organização Pan-Americana da Saúde. Salvar VIDAS: pacote de medidas técnicas para a segurança no trânsito. Brasília: OPAS; 2017.
9. Duchossois GP. Keep your young child safe from falls [Internet]. Philadelphia: Children's Hospital of Philadelfia; 2017 [capturado em 23 jun. 2024]. Disponível em: https://www.chop.edu/news/health-tip/keep-your-young-child-safe-falls.
10. Marsili E, Machado V. Casa segura. São Paulo: Criança Segura; 2020.
11. Brasil. Conselho Nacional de Trânsito. Resolução nº 819, de 17 de março de 2021. Dispõe sobre o transporte de crianças com idade inferior a dez anos que não tenham atingido 1,45 m (um metro e quarenta e cinco centímetros) de altura no dispositivo de retenção adequado. Brasília: CONTRAN; 2021.

14
DISTRAÇÕES: BRINCADEIRAS, LEITURA E TELAS

AMANDA CRESPO FORNE
CAROLINA BORBA

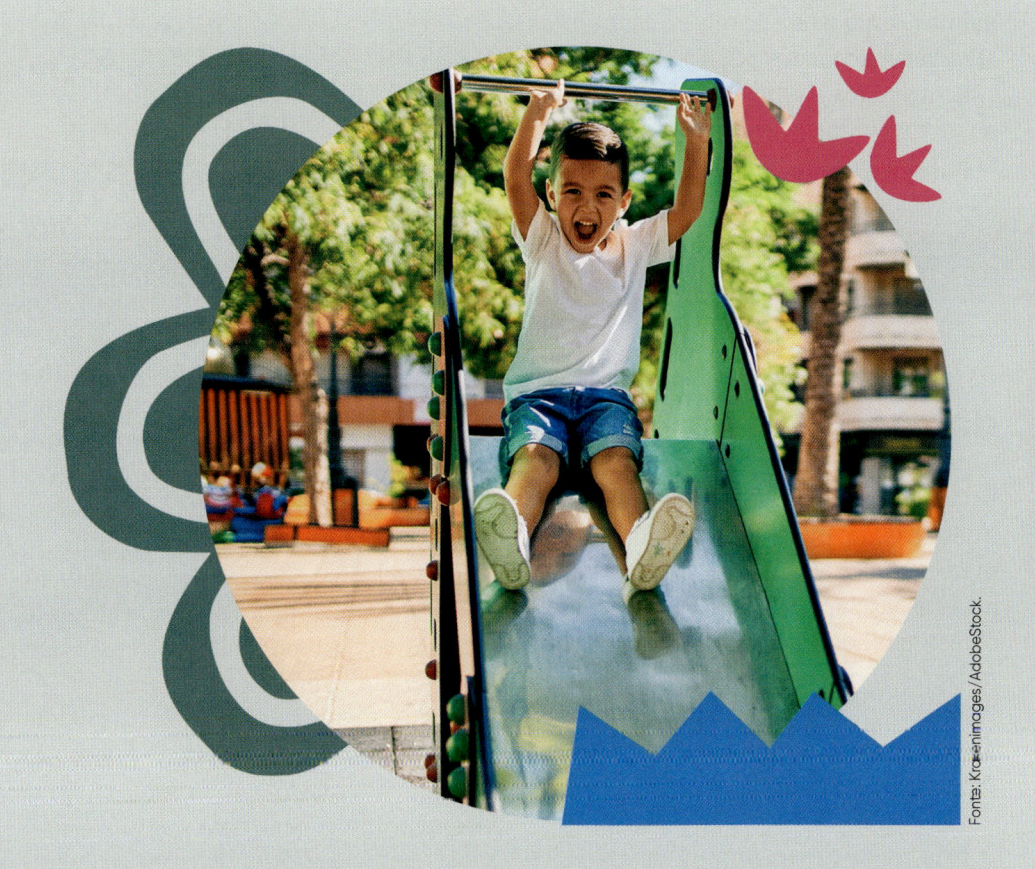

Fonte: Krakenimages/AdobeStock.

"Vamos brincar/Vamos rodar/
Bater as mãos/Vamos pular..."

Vamos brincar, Xuxa

Os bebês, nos primeiros 2 anos de vida, aprendem sobre como o corpo funciona e sobre como se relacionar com o ambiente e com o outro por meio da brincadeira, que deve, preferencialmente, envolver todos os sentidos, a fim de que o mundo seja vivido e explorado em todo o seu potencial. No entanto, estamos vivendo uma revolução científica e tecnológica que tem atingido a primeira infância, uma vez que hábitos como o uso de telas e as infinitas atividades extracurriculares têm limitado essa exploração. Como puericultores, em nossa consulta, devemos defender o direito de brincar, sobretudo em contato com a natureza. Lembre-se de que, para a criança brincar, só precisamos dar-lhe tempo e espaço seguro.[1,2]

Os benefícios do brincar

Brincar é extremamente importante para o desenvolvimento infantil. É a brincadeira que oferece às crianças as ferramentas necessárias para que elas criem e amadureçam habilidades socioemocionais, cognitivas, de linguagem e de autorregulação, essenciais para a construção da aprendizagem e para o surgimento de um cérebro pró-social.

O brincar inicia-se como uma exploração do corpo materno e do próprio corpo e, aos poucos, vai agregando aspectos dos pontos de vista psicomotor, afetivo, cognitivo e social. O cuidador oferecerá suporte e segurança, mas a criança passará por um momento muito particular de exploração do mundo, em que o objetivo não será o resultado final, mas o próprio processo. Não envolve apenas a fantasia, o prazer e o divertimento inerentes a esse tipo de atividade, mas muitas outras competências que serão fundamentais para que esse indivíduo, que está em um exercício de se autoconhecer e de se reconhecer no mundo, se torne um adulto capaz de fazer mudanças (**Figuras 14.1** e **14.2**).[2-5]

> Você já reparou que a criança pequena pensa em voz alta ao brincar? De acordo com Winnicott, isso será importante para que, à medida que for se desenvolvendo, ela passe a pensar com a fala interior, o que auxiliará no desenvolvimento do pensamento lógico do adulto.

Sob o ponto de vista fisiológico, foi demonstrado que o brincar tem efeitos diretos e indiretos na estrutura e no funcionamento do cérebro: leva a mudanças nos níveis molecular (epigenético), celular (conectividade neuronal) e comportamental (habilidades de funcionamento socioemocional e executivo), promovendo o aprendizado e o comportamento adaptativo. Isso possibilita vivências em um mundo complexo e capacita os indivíduos a resolverem problemas. Além disso, estimula a liberação de fatores de crescimento que apoiam a sobrevivência dos neurônios existentes e estimulam o crescimento e a diferenciação de novos neurônios e sinapses. O desenvolvimento do córtex pré-frontal e do funcionamento executivo, ainda, equilibra e modera a impulsividade, a emotividade e a agressividade; assim, em conjunto com os baixos níveis de cortisol produzidos pela brincadeira, modula e amortece as adversidades e reduz o estresse tóxico a níveis

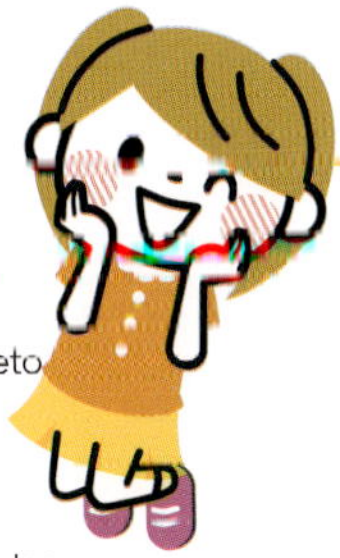

Distrações: brincadeiras, leitura e telas

Desenvolvimento motor/autoconhecimento
- Conhecer o próprio corpo: testar seus limites, suas extensões e suas relações com o espaço físico e com os outros
- Explorar, de maneira sensorial, o mundo concreto
- Desenvolver habilidades de coordenação e equilíbrio
- Expressar-se, incluindo o desenvolvimento da capacidade verbal
- Poder descarregar tensões desencadeadas pelos limites sociais e/ou parentais
- Canalizar energia
- Promover a atividade física

Desenvolvimento social
- Experimentar diferentes papéis sociais de forma não literal
- Negociar "as regras" e aprender a cooperar
- Refletir e transmitir valores culturais

Desenvolvimento cognitivo
- Compreender o mundo real
- Dominar e reviver cenas difíceis, modificando suas vivências e facilitando a integração de novos elementos
- Proteger-se contra o estresse tóxico
- Adaptar-se a situações imprevisíveis
- Adquirir conhecimento (por meio da ludicidade e do "concreto")
- Fortalecer sinapses

Desenvolvimento afetivo
- Estabelecer relacionamentos seguros e estáveis com os cuidadores, habilidades que propiciarão a formação de um adulto mais autoconfiante e competente do ponto de vista adaptativo, físico, cognitivo, social e emocional

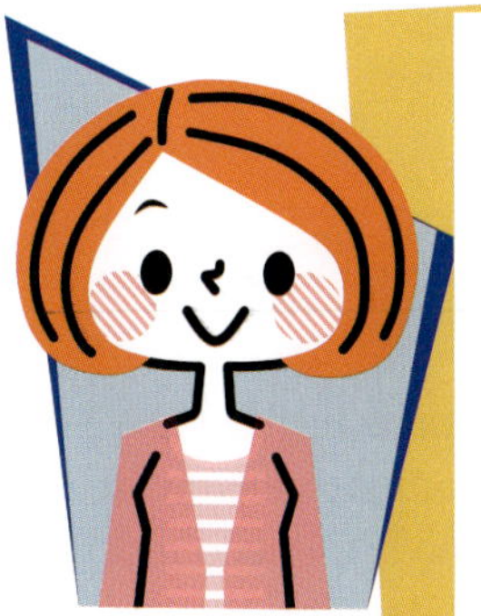

ADULTO

Formação acadêmica
- Formado pela Universidade do Brincar Livre, com pós-graduação em brincadeiras na natureza e especialização em leitura

Competências e habilidades
- Conhecimento do próprio corpo e seus limites
- Entendimento da relação segurança x riscos
- Capacidade de comunicação/oratória
- Saúde física e prevenção de doenças, como obesidade e hipertensão
- Auxílio na determinação da escolha profissional
- Preparo para os diferentes papéis que assumirá durante a vida (pais, filhos, irmãos, líderes...)
- Habilidade para trabalhar em grupo
- Formação cultural
- Desenvolvimento de resiliência
- Capacidade de resolução de problemas
- Desenvolvimento da inteligência
- Fortalecimento das relações pessoais
- Saúde mental

Objetivo profissional
- Difundir a importância do brincar na infância para a formação de qualidades importantes na vida adulta

FIGURA 14.1
Os benefícios do brincar, DESDE A infância ATÉ A vida adulta.

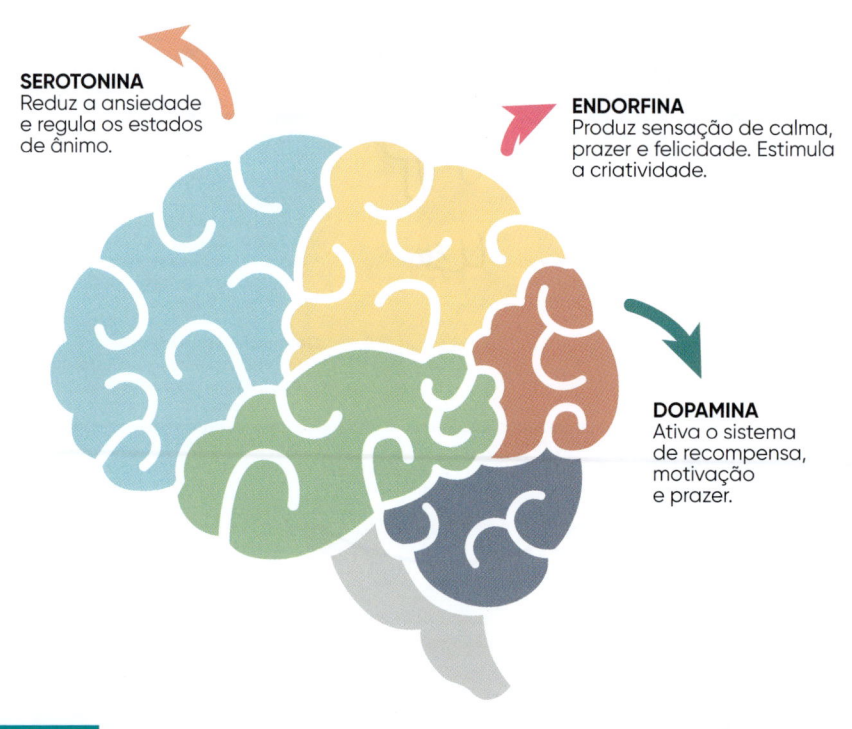

SEROTONINA
Reduz a ansiedade e regula os estados de ânimo.

ENDORFINA
Produz sensação de calma, prazer e felicidade. Estimula a criatividade.

DOPAMINA
Ativa o sistema de recompensa, motivação e prazer.

FIGURA 14.2
O cérebro da criança durante o brincar.

mais compatíveis com o enfrentamento e a resiliência.[2,4]

O brincar em cada idade e a introdução de brinquedos

A criança já tem a capacidade de brincar desde muito cedo, mas, inicialmente, é uma atividade muito mais exploratória do que aquela que tradicionalmente conhecemos como brincadeira. O interesse e a relação com os brinquedos vão mudando de acordo com a fase do desenvolvimento, por isso é importante entender os tipos de brincadeiras para eleger os mais adequados para cada faixa etária (**Quadro 14.1**).[6]

Quanto mais complexa a brincadeira, mais complexo é o pensamento envolvido. Ao brincar com o mesmo brinquedo repetidamente, a criança vai descobrindo cada vez mais propriedades: o afasta e o aproxima de seu rosto, olha por cima, por baixo, vai entendendo que se trata da mesma coisa, mas é observada por ângulos diferentes. Quando são reunidos mais objetos durante a brincadeira, um novo mundo se apresenta: qual é capaz de rolar? Qual cai mais rápido? Qual cabe dentro da caixa? Qual amassa?

À medida que vai crescendo e avançando no processo de desenvolvimento, a criança pode demonstrar menos interesse em brinquedos com os quais costumava brincar, indicando o momento da introdução de novos. Mas devemos prestar atenção: com muitos

Distrações: brincadeiras, leitura e telas

QUADRO 14.1

O brincar em cada idade e a introdução de brinquedos

FASE	ASPECTOS DO DESENVOLVIMENTO	BRINQUEDOS/ESTIMULAÇÃO
0-3 meses	Há um interesse visual pelos objetos, ainda com pouca capacidade de manipulação. O rosto humano, inclusive, chama muita atenção.	Diferenciam mais facilmente grandes objetos a pequenas distâncias e quando eles oferecem contrastes (p. ex., preto x branco).
4-6 meses	Já existe a capacidade de realizar busca ativa, manipular e pegar brinquedos de acordo com a vontade, inclusive levá-los à boca e trocá-los de mão. É um momento ótimo para expor a criança a objetos de materiais diferentes, para múltiplas experiências sensoriais.	Oferecer brinquedos macios, coloridos, leves e que tenham um tamanho que permita a pega com uma das mãos. Um ótimo exemplo é o pano colorido e macio. Nessa idade, o ideal é que a criança possua um total de 3 a 4 brinquedos.
6-10 meses	O entendimento é mais amplo. O bebê se agradará, por exemplo, de jogar o brinquedo e saber que é capacitado a engatinhar e ir atrás dele. Quando aprende a fazer o movimento da pinça, compreende que pode pegar objetos menores, enfiar os dedos por ranhuras, buracos e espaços pequenos.	Explora objetos com diferentes nuances, cores, texturas e temperaturas variadas. Nessa idade, o ideal é que a criança possua um total de 6 a 8 brinquedos. Gosta de bater os objetos no chão, colocá-los dentro de caixas ou de outros recipientes de boca larga. É um momento ótimo para introduzir a bola.
> 1 ano	Capacidade de manipular vários objetos ao mesmo tempo. Empilha coisas, organiza em grupos, em filas, coleciona objetos.	As possibilidades são infinitas. São incluídos objetos do dia a dia: garrafas para empilhar, cestos, baldes, cones, cubos, caixas e muitos outros.

brinquedos sempre à disposição, o brincar pode se tornar superficial. Ao adicionar novos objetos, é hora de passar adiante aqueles que foram "deixados de lado".[6]

■ O livre brincar

O livre brincar diz respeito a um tipo de brincadeira não estruturada, ou seja, que não dispõe de regras previamente estabelecidas, não tem necessariamente um objetivo a ser alcançado ou a conquista intencional de uma aptidão. Quanto mais livre e exploratório e menos impositivo o brincar, mais serão estimulados o desenvolvimento e a autonomia. Instruções explícitas e atividades dotadas de direcionamento, por outro lado, podem limitar a criatividade da criança e gerar dificul-

Manual de puericultura

> **Evite acidentes!**
>
> Brinquedos com peças pequenas podem causar eventos indesejáveis, como a ingestão delas pela criança, por exemplo. Verifique sempre a faixa etária indicada para cada brinquedo. Em resumo, ofereça condições de exploração, mas sem excluir o fator segurança.[3]

dades na aquisição de habilidades, como colaboração, resolução de problemas e resiliência, além de motivar dúvidas em relação às preferências e aos interesses pessoais. Em outras palavras, ao interferirmos o mínimo possível e permitirmos que a criança guie a brincadeira, estimulamos a independência e a descoberta de que o mundo tem um sentido e de que ela é capaz de entendê-lo. O aprendizado, então, acaba sendo muito mais consistente do que se ela fosse ensinada.

O papel dos adultos é o de oferecer as ferramentas para que a brincadeira aconteça: um ambiente seguro e um tempo satisfatório. Este último é cada vez mais escasso diante de uma realidade de aulas de inglês, balé, futebol, artes, música e outras atividades "extracurriculares". A falta de tempo livre faz a criança perder seus mecanismos internos de proteção contra os efeitos da pressão e do estresse, o que pode gerar adoecimento. O ócio, no extremo oposto, estimula a criatividade e a imaginação, ensina a lidar com a frustração e permite ao cérebro recarregar as energias. O ambiente seguro não é aquele que priva a criança de explorar, mas o que permite que ela teste seus limites, aprenda

a pensar em soluções e se enxergue como um ser livre para tomar decisões cabíveis naquele contexto. A supervisão, sempre respeitando as etapas do desenvolvimento e limitações físicas da criança, é o caminho mais assertivo.

Ao contrário do que o termo "livre" pode nos induzir a pensar, brinquedos podem, sim, fazer parte da atividade e são ferramentas que acabam muitas vezes funcionando como facilitadores. Mas deve-se ter em mente que qualquer objeto utilizado durante a brincadeira pode ser um brinquedo. Caixas vazias (**Figura 14.3**), folhas, gravetos e muitos outros vão exigir imaginação e pensamento abstrato por parte da criança e vão estimular, por conseguinte, os jogos não estruturados: uma caixa pode virar uma espaçonave, um baú, uma casa; uma folha, um lápis de escrever; e gravetos, varinhas de condão. O ambiente, o próprio corpo e a criatividade da criança serão os únicos elementos necessários para que tudo aconteça.[2,4,5,7,8]

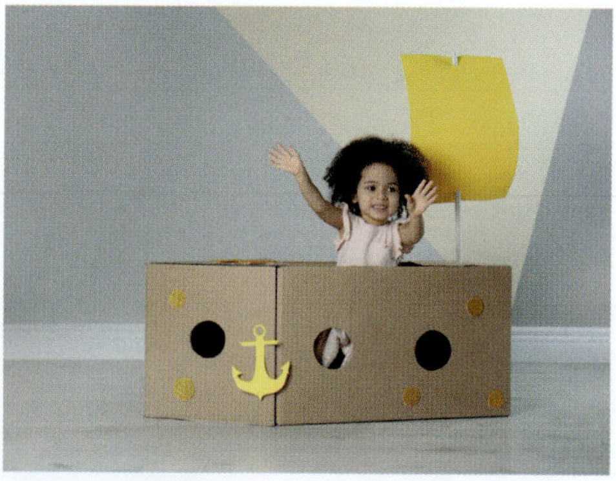

FIGURA 14.3
Caixas vazias podem se transformar no que a criança imaginar.
Fonte: New Africa/AdobeStock.

Distrações: brincadeiras, leitura e telas

O brincar e a natureza

A maioria das nossas crianças está envolvida em atividades que refletem o estilo de vida que vigora na sociedade atual: predominantemente urbano, com uma tendência cada vez maior ao confinamento, ao excesso de exposição a telas e à redução do lazer de qualidade, da atividade física e do contato com a natureza. Diversos fatores são responsáveis por esse panorama, que incluem o avançar da mídia e de tecnologias, as diferentes dinâmicas familiares, a desigualdade social, a falta de planejamento e mobilidade urbana, a baixa preservação ambiental e muitos outros. Esse cenário hiperestimulante e, por vezes, pouco acolhedor pode ocasionar situações de estresse ao exigir uma maturidade neuronal que a criança ainda não tem. O papel dos profissionais que lidam com a primeira infância, então, é o de reconhecer, estimular e facilitar uma mudança de paradigma, considerando as particularidades de cada família. No que concerne à natureza, mais especificamente, é importante conhecer os benefícios da exposição das crianças a ela, tornando-a um conceito prático e menos abstrato.[9,10]

O livre brincar toma outras proporções quando os ambientes naturais são colocados em perspectiva (Figura 14.4). Por ser dotado de muitas possibilidades, esse ambiente rico vai continuamente oferecer estímulos positivos e muitas escolhas alternativas, que exigem um envolvimento criativo da criança na resolução dos problemas e a ajudam a fomentar habilidades como iniciativa, autoconfiança e desenvolvimento da linguagem. Além disso, quando estamos ao ar livre, nos tornamos fisicamente mais ativos, melhoramos nosso desempenho em atividades de coordenação motora, agilidade e equilíbrio e prevenimos o sedentarismo e doenças como obesidade, asma, diabetes e até miopia. Diversos estudos já provaram que crianças que moram em locais próximos à natureza, pelo aumento do bem-estar físico e mental, apresentaram menores índices de transtornos de comportamento e ansiedade. A natureza reforça os recursos de atenção da criança, os quais permitem que ela pense em soluções e lide melhor com

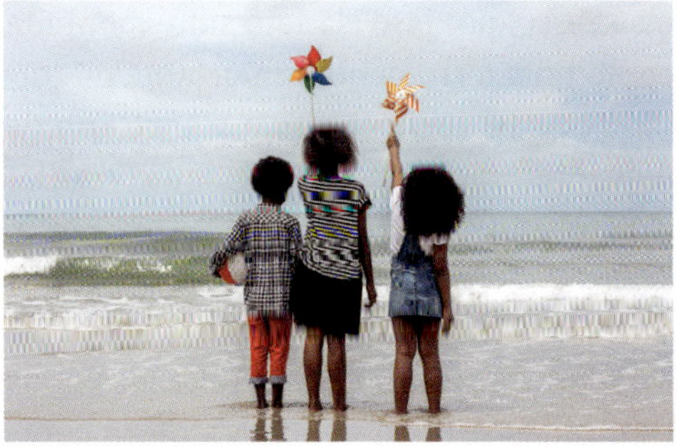

FIGURA 14.4

As brincadeiras ao ar livre devem ser estimuladas.
Fonte: New Africa/AdobeStock

Saiba mais

Você já ouviu falar no "transtorno do déficit de natureza"? Richard Louv defende a importância do contato direto com a natureza para o desenvolvimento das crianças (Figura 14.5). Assista a um vídeo sugerido pela Sociedade Brasileira de Pediatria sobre o assunto por meio do QR code ao lado.

Manual de puericultura

o estresse, por isso ela tem sido apontada como uma ferramenta importante no tratamento de doenças como transtorno de déficit de atenção/hiperatividade (TDAH) e depressão.[9-12]

As relações sociais também tendem a se fortalecer nesse contexto. Amizades mais profundas surgem de experiências compartilhadas, sobretudo se todos os sentidos forem gradativamente ativados e estabelecerem, assim, conexões positivas com o mundo e com o outro. Há ambiente melhor para estimular todos os nossos sentidos do que a natureza?

Tal vivência também ajudará as crianças a assimilarem os ciclos naturais da vida por meio da observação. As memórias de brincadeiras da infância e de lazer na natureza inspiram sentimentos de admiração espiritual, encantamento, empatia,

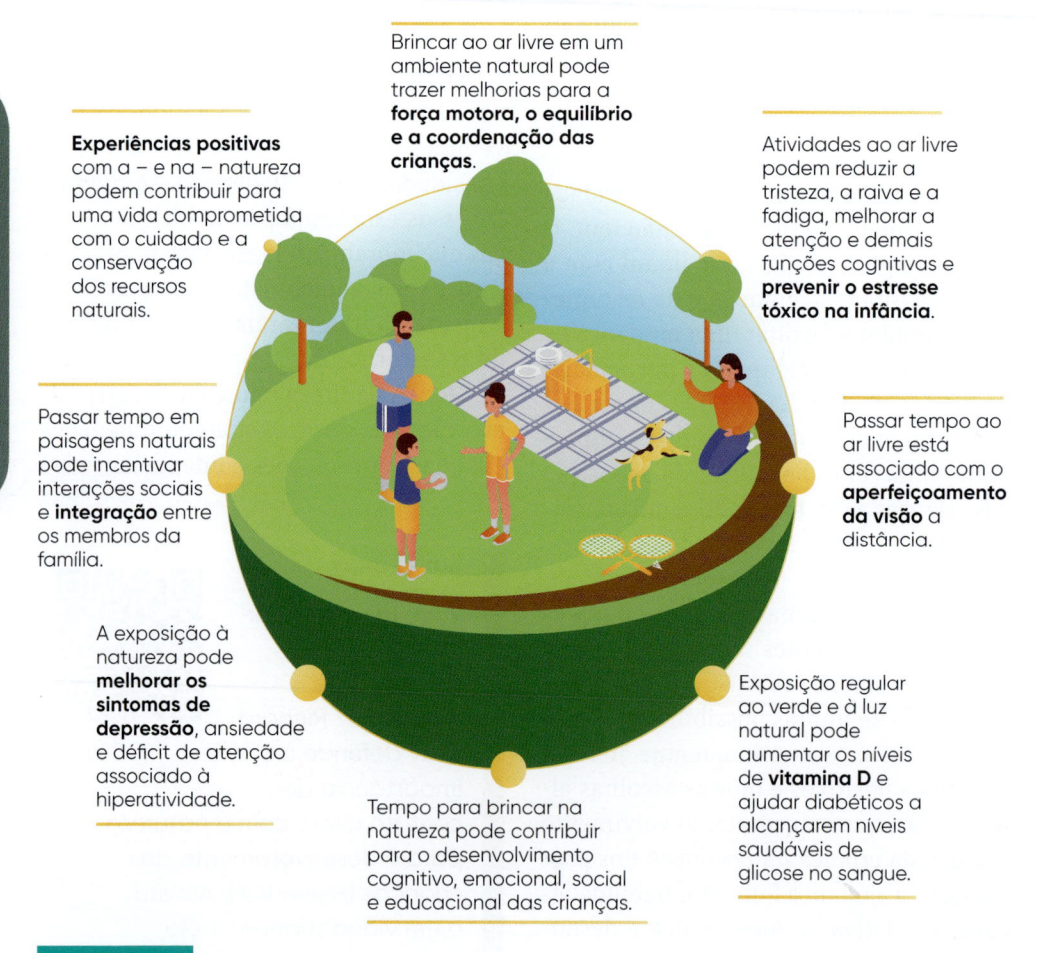

Experiências positivas com a – e na – natureza podem contribuir para uma vida comprometida com o cuidado e a conservação dos recursos naturais.

Brincar ao ar livre em um ambiente natural pode trazer melhorias para a **força motora, o equilíbrio e a coordenação das crianças**.

Atividades ao ar livre podem reduzir a tristeza, a raiva e a fadiga, melhorar a atenção e demais funções cognitivas e **prevenir o estresse tóxico na infância**.

Passar tempo em paisagens naturais pode incentivar interações sociais e **integração** entre os membros da família.

Passar tempo ao ar livre está associado com o **aperfeiçoamento da visão** a distância.

A exposição à natureza pode **melhorar os sintomas de depressão**, ansiedade e déficit de atenção associado à hiperatividade.

Tempo para brincar na natureza pode contribuir para o desenvolvimento cognitivo, emocional, social e educacional das crianças.

Exposição regular ao verde e à luz natural pode aumentar os níveis de **vitamina D** e ajudar diabéticos a alcançarem níveis saudáveis de glicose no sangue.

FIGURA 14.5
Os benefícios da natureza para a saúde.
Fonte: Elaborada com base em Sociedade Brasileira de Pediatria.[14]

Distrações: brincadeiras, leitura e telas

humildade e senso de pertencimento. Essas sensações estimulam a formação de uma consciência ambiental, pois não há como defender, apreciar e preservar aquilo que não conhecemos.[9-11]

Que possamos aqui entender natureza como um conceito amplo, que envolve uma diversidade de ambientes, incluídos aqueles a céu aberto, e a "natureza próxima", presente em casas, escolas e jardins. Já que, atualmente, as crianças muitas vezes passam boa parte do seu tempo em instituições educacionais ou em suas casas, é preciso estimular a presença da natureza nesses espaços (Figura 14.6).[10]

Por fim, vale lembrar de alguns cuidados essenciais que precisaremos adotar com a exposição aos ambientes naturais, como o uso de protetores solares e repelentes e o respeito aos avisos de perigo, precauções necessárias para possibilitar experiências seguras.

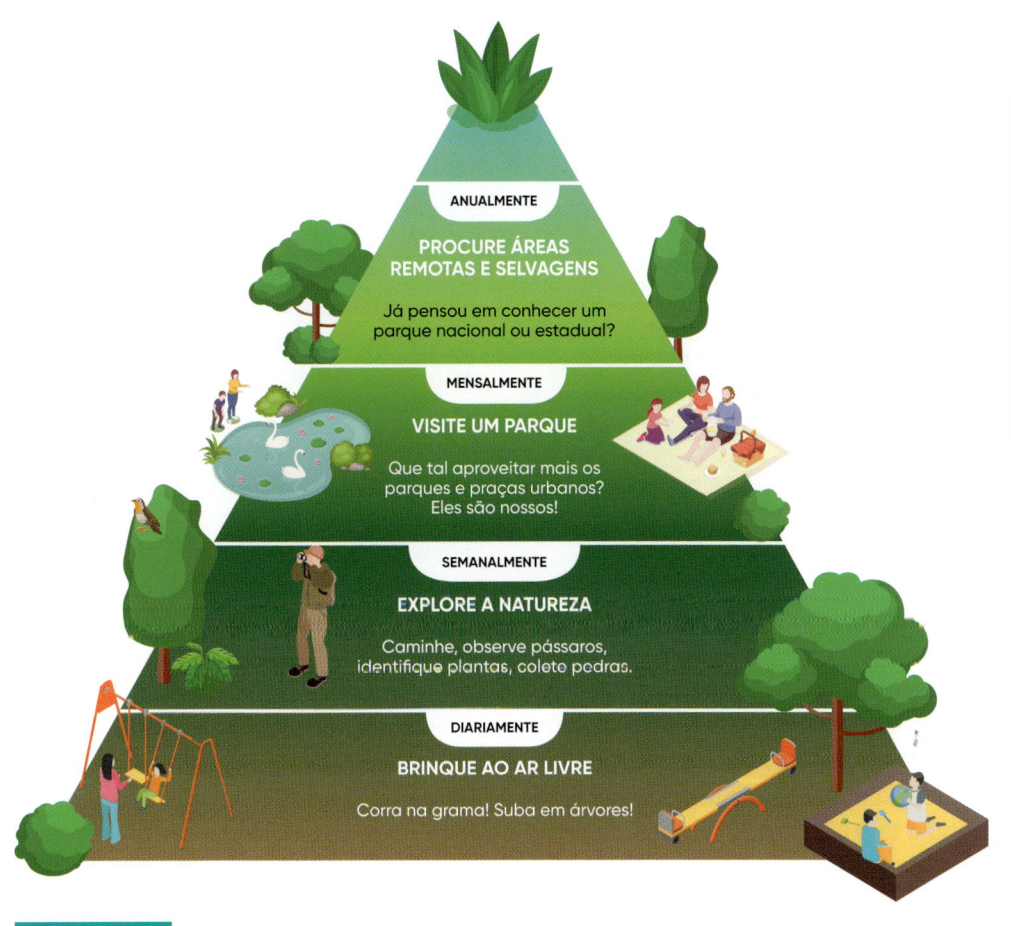

FIGURA 14.6
A natureza na rotina da família.
Fonte: Elaborada com base em Sociedade Brasileira de Pediatria.[14]

> **Saiba mais**
>
> Vamos prescrever natureza para as nossas crianças?
>
> O Instituto Alana, organização criada pela sociedade civil, sem fins lucrativos, que objetiva promover o direito e o desenvolvimento integral da criança, criou, por meio do programa "criança e natureza", um roteiro[13] prático de como abordar na consulta médica a questão "exposição à natureza". Vale a pena para você, profissional de saúde, conhecer o *Kit* médico para receitar natureza e outros materiais produzidos pelo Instituto.

> "... Pela tela, pela janela, eu vejo tudo enquadrado..."
> **Esquadros, Adriana Calcanhoto**

A criança menor de 2 anos e as telas

Vivemos a chamada "era digital", na qual, desde muito cedo, as crianças estão tendo acesso a *smartphones*, *notebooks*, televisão e derivados. Diante dessa realidade, cumprir a recomendação atual da SBP e da Organização Mundial de Saúde (OMS) de limitar a zero o tempo de tela para menores de 2 anos de idade torna-se um desafio. Mas por que a tela é tão prejudicial?

Os primeiros anos de vida da criança, particularmente os 2 primeiros, são fundamentais para o amadurecimento cerebral. É o período de maior plasticidade neuronal, ou seja, o cérebro humano experimenta maior capacidade de se adaptar e de moldar seus circuitos de acordo com as demandas externa e interna/orgânica. Diversos fatores influenciam o cumprimento desse processo de maneira harmônica, os quais acabam sofrendo interferência negativa quando a exposição a telas é iniciada precocemente e/ou é prolongada.[4,14]

As relações que a criança estabelece com o mundo à sua volta são muito importantes para estimular o seu desenvolvimento. Para que isso ocorra de maneira satisfatória, essas relações precisam caminhar lado a lado com as interações humanas, as quais não são possíveis se a criança estiver "interagindo" com a tela. Ela precisa olhar, pegar, imitar para aprender, ser respondida e ter suas emoções analisadas e compreendidas. A troca e a compreensão reduzem as chances de distúrbios do comportamento e estimulam as habilidades cognitivas e sociais. Nenhum desenho animado, atividade ou jogo eletrônico, por mais educativo que seja, vai oferecer a troca necessária.[3,4]

O desenvolvimento global, com destaque para o motor, requer a vivência concreta da criança: andar, manipular, buscar, bater, comparar etc. Seus sistemas sensoriais precisam estar em consonância para gerar as chamadas percepções multissensoriais. A tela (**Figura 14.7**), ao não oferecer tridimensionalidade e, portanto, não permitir a interação, além de hiperestimular a visão e a audição, não requer engajamento integral do corpo no processo. Não há o estímulo, por exemplo, ao tato, ao olfato e às demais sensações. Isso pode afetar a percepção de tempo e espaço, a constru-

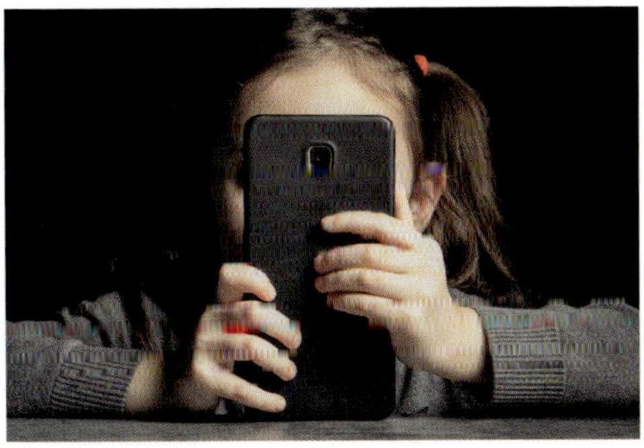

FIGURA 14.7
Nenhum desenho animado, atividade ou jogo eletrônico, por mais educativo que seja, proporcionará a compreensão e a aprendizagem advindas das trocas que a criança faz enquanto experimenta o mundo real.
Fonte: Roman/AdobeStock.

ção de imagem corporal e o aprendizado escolar no futuro. Além disso, pode dificultar a aquisição da linguagem: estudos apontam que, mesmo que a criança esteja somente ouvindo o barulho da televisão, sem assisti-la diretamente, ela já pode apresentar atrasos no desenvolvimento da linguagem.[1,4,14,15]

A exposição prolongada a telas também pode alterar o equilíbrio e a forma como a criança lida com as sensações de espera, demanda, tédio e frustração. Não ocorrem as pausas necessárias entre demanda, busca e obtenção de resultado/prazer/satisfação que gerem um comportamento menos tolerante.[4,15]

Disponibilizar a tela em situações-chave da rotina traz muitos efeitos nocivos, como em horários próximos ao do momento de dormir. A maioria dos aparelhos eletrônicos emite brilho excessivo, o que causa o bloqueio da melatonina (hormô-

Distrações: brincadeiras, leitura e telas

nio do sono), resultando em dificuldade para dormir e de manter um sono de qualidade (principalmente na fase do sono profundo), além de aumentar a ocorrência de pesadelos e terrores noturnos. Noites mal dormidas impactam no crescimento (o hormônio do crescimento tem seu pico de produção durante a noite) e na própria rotina do dia, assim como interferem na atenção e memória.[8,14]

A exposição às telas durante as refeições, prática extremamente comum, distrai tanto a criança que ela perde a capacidade de ler seus sinais internos de fome/saciedade e acaba ingerindo porções maiores e alimentos de pior qualidade. Esse é o efeito denominado "comer inconsciente", que, somado ao "imobilismo" associado ao uso excessivo de telas, pode aumentar os riscos de obesidade e doenças cardiovasculares futuras.[4,8,14,15]

Recomendações da OMS quanto ao tempo de comportamento sedentário

Bebês menores de 2 anos não devem ser contidos por mais de 1 hora por vez (p. ex., em carrinhos de bebês, cadeiras ou amarrados nas costas de um cuidador). O tempo de tela NÃO é recomendado. Quando quietos, o engajamento em leituras e na narração de histórias com um cuidador é encorajado.[9,15]

Diante das diversas realidades familiares (fragilidades na rede de apoio, *home office* etc.), às vezes não é possível zerar o tempo de tela da criança, e devemos ser realistas nas nossas sugestões durante a consulta. Orienta-se os cuidadores a permitirem as telas por um mínimo período (tentando conciliar com momentos em que eles estão em atividades que diminuem sua disponibilidade e requerem cooperação da criança – reunião de trabalho, banho etc.) e a adotarem algumas medidas para reduzir os danos durante seu uso. Uma das preocupações deve ser quanto ao tipo de conteúdo que está sendo acessado: violência (muitas vezes abordada como algo natural e como solução para os conflitos), erotismo, estímulo ao consumo e muitos outros podem chegar à atenção da criança, caso não haja supervisão. Adaptar os programas para a idade correta é fundamental.[15]

Estabelecer uma rotina também é primordial, e é importante que os pais/cuidadores sejam referência. Permitir a utilização de telas em momentos como os das refeições e naqueles próximos ao horário de dormir deve ser desaconselhado. Indica-se não ter aparelhos no quarto das crianças e fazer as refeições à mesa, junto da família. Se possível, o adulto deve evitar o uso de telas no tempo que for dedicado aos pequenos (**Figura 14.8**).[15]

Você já ouviu falar do termo *phubbing*? É a expressão criada pela junção das palavras *phone* (telefone) e *snubbing* (esnobar) e diz respeito ao ato de um indivíduo ignorar, não prestar a devida atenção ou, ainda, não interagir, por estar usando o celular. Ao trazer para a realidade infantil, quando os pais ou cuidadores praticam o *phubbing*, a criança estará sofrendo um prejuízo indireto do uso de tela. A interação social se perde, e todos os malefícios inerentes à sua falta estarão passíveis de acontecer.[17]

Por fim, é importante criar e vivenciar momentos livres de dispositivos eletrônicos, nos quais a criança seja estimulada a brincar, especialmente ao ar livre.

Atenção!

É muito comum, durante o atendimento à criança, o profissional fazer uso de telas para acessar informações, tirar dúvidas, como ferramenta para avaliação (p. ex., mostrar figuras e letras) ou para distrair a criança durante o exame físico. Considerando que evitar telas faz parte das recomendações, inclusive pelos pais durante a interação com a criança, que tal começarmos dando o exemplo? Evite o uso durante a consulta.

> "Um livro é um brinquedo feito de letras. Ler é brincar."
>
> **Rubem Alves**

Importância da leitura para o desenvolvimento infantil

A leitura é um meio de acesso direto a conteúdos formais. Sua prática no contexto da

Distrações: brincadeiras, leitura e telas

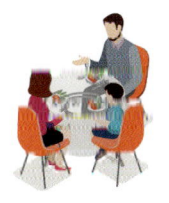

Evite o uso nos horários das refeições.
- Que tal comerem todos juntos à mesa?

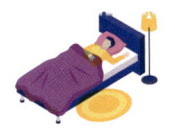

Evite o uso próximo ao horário de dormir.
- Vamos introduzir a leitura de um livro na rotina da criança?

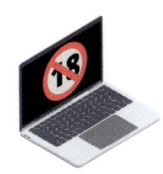

Tempo não é tudo!
- Preste atenção no conteúdo ao qual a criança tem acesso.
- Ele deve ser adequado para a idade dela!

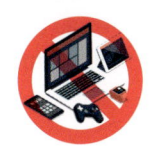

Não facilite!
- Evite colocar aparelhos de televisão, celular ou *tablet* no quarto das crianças.

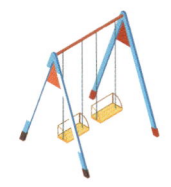

Limite a zero, sempre que possível, o tempo de exposição.
- Não esqueça de oferecer tempo para brincadeiras.
- Tudo ficará ainda melhor se elas forem ao ar livre.

FIGURA 14.8
Uso criterioso das telas.

infância, independentemente de a criança já ter capacidade de fazê-la sozinha ou não, tem um impacto extremamente positivo sobre o neurodesenvolvimento. A primeira infância, inclusive, é um período crítico para aquisição de habilidades linguísticas, tanto em termos de ampliação de vocabulário quanto de amadurecimento de uma consciência fonológica: padrões sonoros, pronúncia correta e otimização do discurso oratório, além da representação gráfica dos sons por meio de letras ou símbolos.[2-4]

Ler para/com a criança auxilia na construção do indivíduo em toda sua complexidade, ao permitir a evolução do autoconhecimento e ao fornecer ferramentas

Manual de puericultura

variadas para que ela consiga se expressar quando nomeia seus sentimentos e emoções. Por consequência, esse processo ajuda a lidar com transtornos comportamentais, como agressividade, déficit de concentração e outros. Desenvolve, ainda, a atenção, a memória e o raciocínio, bem como melhora a qualidade do sono. Ler também fortalece o vínculo com o cuidador e estimula de maneira saudável a curiosidade e a criatividade.[4]

As sinapses relacionadas com as áreas da linguagem expressiva e receptiva, de escrita e de comunicação serão mais fortes e duradouras de acordo com os estímulos recebidos por meio da leitura. Essa prática facilitará o posterior processo de alfabetização. A história não prescinde de complexidade. Um livro com ilustrações, por exemplo, já fornece uma gama de possibilidades, além de estimular ainda mais a imaginação da criança.[3,4]

> Durante a gestação, principalmente no último trimestre, o bebê já é capaz de identificar/reconhecer a voz dos pais. A leitura pode, portanto, ser estimulada antes mesmo do nascimento da criança.[3]

A fim de que se torne um hábito, a leitura é uma atividade que deve ser repetida de maneira regular. Uma boa dica é estabelecer como meta inicial ao menos 10 minutos de leitura por dia com a criança, com possibilidade de prolongar a duração à medida que for virando rotina. Parece pouco, mas os benefícios são inúmeros (**Quadro 14.2**).[3,4]

QUADRO 14.2
Dicas de como conduzir a leitura junto à criança pequena

IMAGEM	FAIXA ETÁRIA	DICAS PARA CONDUZIR A LEITURA
	Bebês de 0 a 5 meses: começam a prestar atenção em gestos e imitar sons	- Apontar as figuras e nomeá-las em voz alta - Virar as páginas de acordo com o interesse do bebê - Representar com gestos ou com a voz a figura mostrada - Imitar os sons que o bebê faz
	Bebês de 6 meses a 1 ano: sentam-se, seguram os livros e os colocam na boca	- Nomear as figuras apontadas ou nas quais ele demonstrar interesse - Ajudá-lo a virar as páginas - Usar diferentes entonações, vozes, gestos e expressões faciais - Conversar e fazer perguntas sobre as coisas que ele está vendo, ouvindo ou fazendo - Respeitar as vontades do bebê para continuar, parar ou ler mais

Distrações: brincadeiras, leitura e telas

QUADRO 14.2

Dicas de como conduzir a leitura junto à criança pequena

IMAGEM	FAIXA ETARIA	DICAS PARA CONDUZIR A LEITURA
	Bebês de 1 a 2 anos	<ul><li>Reproduzir diferentes vozes para diferentes personagens</li><li>Fazer perguntas para a criança apontar</li><li>Incentivar que a criança emita sons</li><li>Sorrir e responder quando a criança falar ou apontar</li><li>Deixar a criança virar as páginas</li><li>Acrescentar mais palavras ou características quando a criança falar ou apontar para alguma coisa</li><li>Nomear e demonstrar na prática as ações que estão sendo executadas</li><li>Ler regularmente, inclusive como forma de acalmar ou distrair</li></ul>

Fonte: Elaborado com base em Grisi e colaboradores[4] com fotos de BaLL LunLa, Goodluz e Kleber Cordeiro (Shutterstock).

Saiba mais

O *site* da Política Nacional de Alfabetização (PNA), instituída pelo Decreto nº 9.765, de 11 de abril de 2019,[16] que objetiva elevar a qualidade da alfabetização e combater o analfabetismo em todo o território brasileiro, lançou o programa "Conta pra mim", que, por meio de vídeos e textos, traz explicações e dicas práticas para os pais e cuidadores sobre qual a importância e como introduzir e criar o hábito da leitura no dia a dia da criança.

Referências

1. Fonseca CRB, Fernandes TF. Puericultura: passo a passo. Rio de Janeiro: Atheneu; 2018.
2. Yogman M, Garner A, Hutchinson J, Hirsh-Pasek K, Golinkoff RM, Baum R, et al. The power of play: a pediatric role in enhancing development in young children. Pediatrics. 2018;142(3):e20182058.
3. Brasil. Ministério da Saúde. Caderneta da criança: menina: passaporte da cidadania. 9. ed. Brasília: MS; 2014.
4. Grisi SJFE, Escobar AMU, Gomes FMS, editores. Desenvolvimento da criança. Rio de Janeiro: Atheneu; 2018.
5. Fahel FVB, Pinto PPS. O brincar espontâneo e o desenvolvimento da criança: uma revisão sistemática da literatura. Seminário Estudantil de Produção Acadêmica. 2017;16:1-20.
6. Brandão T. O brincar, a vida dos bebês: um diálogo sobre como brincam os bebês. Camaragibe: Ateliê Tetê Brandão; 2020.

7. Ferreira OS. Conversando com o pediatra. São Paulo: Escrituras Médicas; 2013.
8. Camargo EM, Rodriguez Añez CR. Diretrizes sobre atividade física, comportamento sedentário e sono para crianças menores de 5 anos. Genebra: OMS; 2020.
9. Louv R. A última criança na natureza: resgatando nossas crianças do transtorno do déficit de natureza. São Paulo: Aquariana; 2026.
10. Sociedade Brasileira de Pediatria. Benefícios da natureza no desenvolvimento de crianças e adolescentes. São Paulo: SBP; 2019.
11. Inspirações: natureza é saúde na infância: entrevista C&N [Internet]. Instituto Alana; 2018 [capturado em 24 jun. 2024]. Vídeo: 3 min 35 seg. Disponível em: https://www.youtube.com/watch?v=_gOsklIjJMM.
12. Inspirações: transtorno do déficit de natureza: o que é isso? Criança e natureza [Internet]. Instituto Alana; 2017 [capturado em 24 jun. 2024]. Vídeo: 4 min 6 seg. Disponível em: https://www.youtube.com/watch?v=UBa06WUZ7a4.
13. Instituto Alana. Roteiro de anamnese com pacientes [Internet]. São Paulo: Instituto Alana; 2020 [capturado em 24 jun. 2024]. Disponível em: https://criancaenatureza.org.br/wp-content/uploads/2020/11/kit_verde_saude-1.pdf.
14. Sociedade Brasileira de Pediatria. Menos telas, mais saúde. São Paulo: SBP; 2019.
15. Carvalho R, Ferec R. Tela com cautela: um guia prático para criar filhos na era digital (sem perder a sanidade). 2. ed. Curitiba: Matrescência; 2020.
16. Brasil. Decreto nº 9.765, de 11 de abril de 2019 [Internet]. Institui a Política Nacional de Alfabetização. Brasília: Presidência da República; 2019 [capturado em 24 jun. 2024] Disponível em: https://www.planalto.gov.br/ccivil_03/_ato2019-2022/2019/decreto/d9765.htm.

Leituras recomendadas

Brasil. Ministério da Educação. Conta pra mim [Internet]. Brasília: MEC; 2024 [capturado em 24 jun. 2024]. Disponível em: https://alfabetizacao.mec.gov.br/contapramim.

Garrido EC, Issa T, Gutiérrez Esteban P, Delgado SC. A descriptive literature review of phubbing behaviors. Heliyon. 2021;7(5):e07037.

Sociedade Brasileira de Pediatria. Uso saudável de telas, tecnologias e mídias nas creches, berçários e escolas. São Paulo: SBP; 2019.

15
ODONTOPREVENÇÃO

GABRIELA FONSECA PEZZINI
LUCIA HELENA GUIMARÃES RODRIGUES

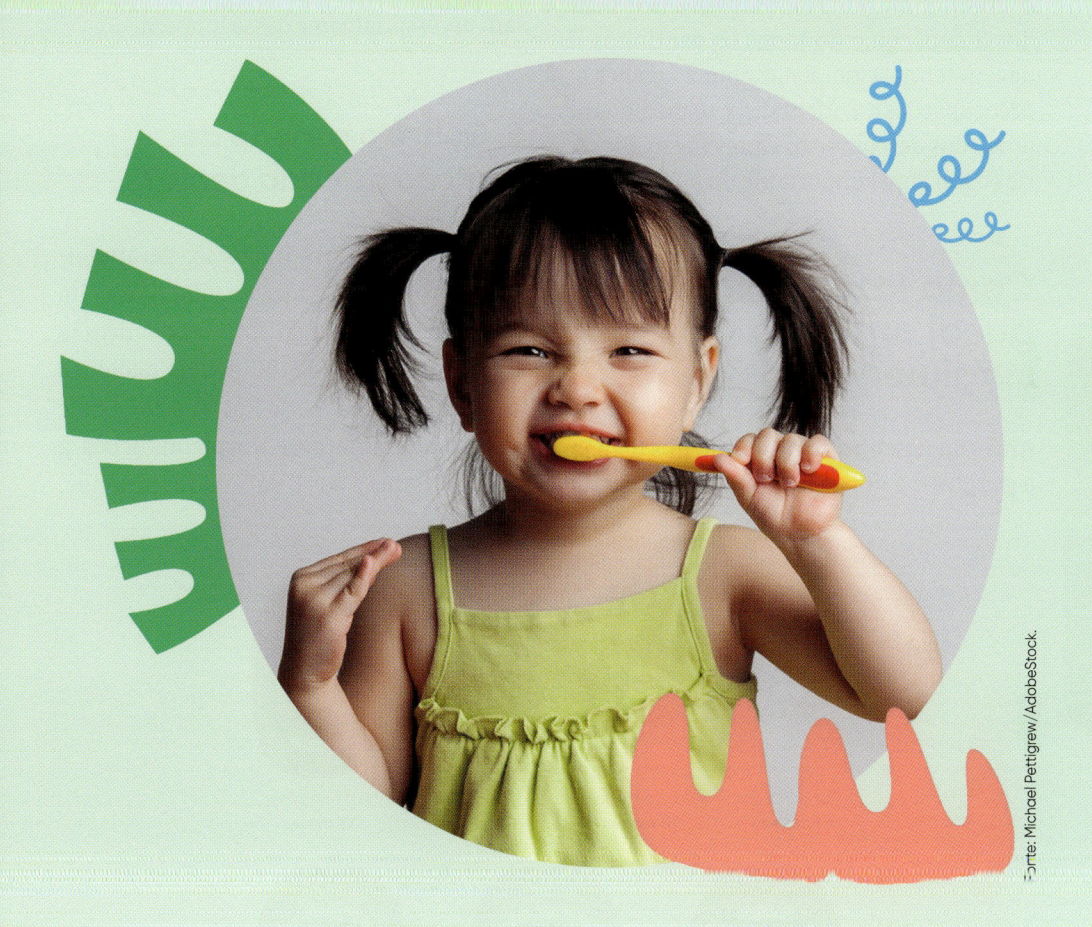

Fonte: Michael Pettigrew/AdobeStock.

"Vai ficar branquinho como eu quis, um sorriso limpo e feliz."

Escovo os dentes – Canção de Jacarelvis

Manual de puericultura

Assunto recorrente nas consultas de puericultura, o nascimento dos dentes é motivo de celebração e, muitas vezes, de queixa, por parte dos pais. A erupção dentária é um processo longo que começa por volta dos 3 meses de idade, com salivação excessiva e "coceira" na gengiva, e termina por volta dos 2 anos, quando todos os dentinhos já devem ter nascido. Estar apto a acolher as preocupações e a orientar sobre medidas de alívio dos desconfortos e prevenção das cáries é um papel importante do puericultor.

Como fazer a higiene bucal antes do surgimento dos dentes?

Antes do nascimento dos primeiros dentes, a gengiva e a língua do bebê podem ser higienizadas com uma gaze ou a ponta de uma fralda limpa, umedecida com água potável, 1 vez ao dia, para retirar resíduos alimentares e criar uma rotina de higiene bucal no momento do banho. Os bebês que estão em aleitamento materno exclusivo não precisam necessariamente dessa limpeza.

■ Qual é o período de erupção de cada dente?

A erupção dentária inicia-se, geralmente, entre o 6º e o 8º mês de vida. Por volta dos 30 meses, cerca de 70% das crianças já apresentam todos os 20 dentes decíduos (de leite) (**Figura 15.1**). Entretanto, existe uma grande variação, e, em alguns bebês, a erupção começa aos 3 ou 4 meses de idade,

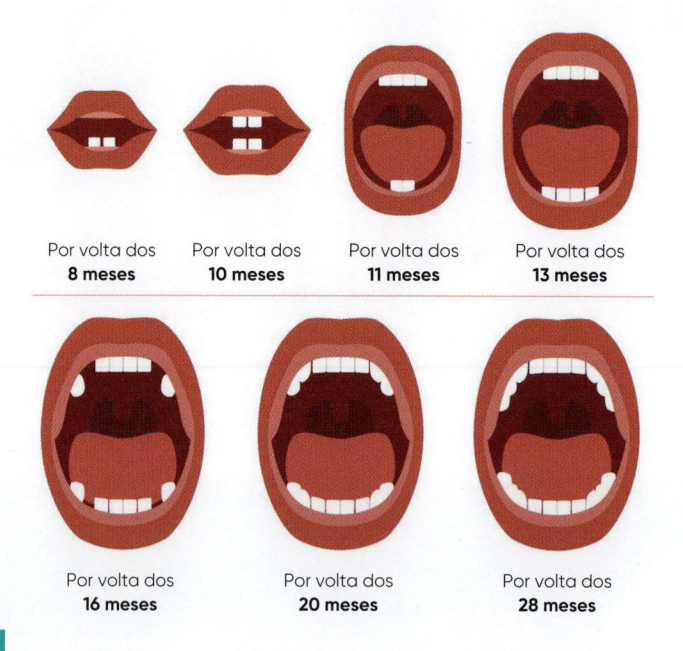

Por volta dos 8 meses
Por volta dos 10 meses
Por volta dos 11 meses
Por volta dos 13 meses
Por volta dos 16 meses
Por volta dos 20 meses
Por volta dos 28 meses

FIGURA 15.1
Erupção dentária nos primeiros meses de vida.
Fonte: Freire-Maia e Ferreira.[2]

Odontoprevenção

enquanto em outros bebês o primeiro dente só surge por volta de 1 ano.[1,2]

A partir do momento do surgimento dos primeiros dentes, podem acontecer manifestações locais ou sistêmicas, como aumento da salivação, irritação, prurido, edema e eritema local. Nesse período, pode-se oferecer ao bebê mordedores de borracha e pedaços de frutas ou legumes colocados no congelador, para ajudar na analgesia e no alívio dos sintomas. Não é indicado o uso de pomadas ou outras substâncias tópicas.

Não existe associação comprovada entre a erupção dentária e a manifestação de diarreia ou febre. Na ocorrência desses sinais, deve-se sempre buscar outras causas.

Quando começar a escovação e qual quantidade de creme dental utilizar?

Após o aparecimento do primeiro dente, já está indicado o início da escovação com creme dental fluoretado de concentração convencional entre 1.000 e 1.500 ppm de flúor (Figura 15.2). A quantidade usada deve ser pequena: cerca de um grão de arroz cru para crianças com menos de 3 anos (Figura 15.3). O flúor ajuda na prevenção da cárie dental e age na desorganização constante de biofilmes dentais (placa bacteriana), não havendo evidências que suportem o uso de creme sem flúor para bebês. É importante alertar aos pais que a ingestão de quantidade excessiva de creme dental com flúor leva ao risco de fluorose, e não se deve permitir que a criança coma o creme ou lamba o tubo. Aconse-

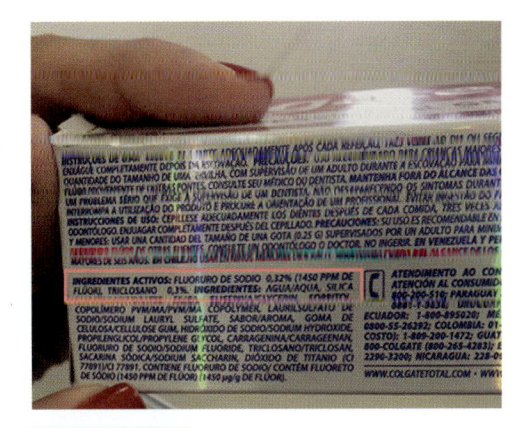

FIGURA 15.2
Rótulo de creme dental com a concentração de flúor recomendada.

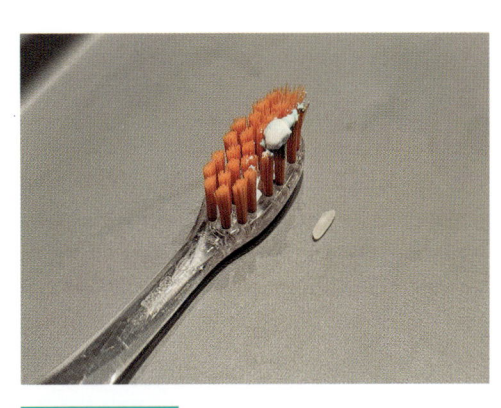

FIGURA 15.3
Quantidade de creme dental para crianças com menos de 3 anos de idade.

lhe-se que a escovação aconteça sempre sob a supervisão de adultos.[2,3]

A escovação deve ser feita de 2 a 3 vezes ao dia, sendo a do período noturno a mais importante. As escovas devem ter cabos longos para boa empunhadura, cerdas macias com extremidades arredondadas e tamanho compatível com a cavidade bucal da criança.[1,4,5]

Manual de puericultura

É comum que o lactente chore ou não colabore durante a escovação, entretanto é fundamental que os pais não desistam e tentem fazer da limpeza dos dentes um momento divertido, por meio de brincadeiras ou contação de histórias.

▪ Quando começar a utilizar o fio dental?

O uso do fio dental já é indicado tão logo um dente encoste no outro. Esse processo de higienização deve ser realizado pelos pais ou cuidadores no momento da escovação dos dentes da criança (**Figura 15.4**).[4,6]

Referências

1. Guideline on perinatal and infant. oral health care. Pediatr Dent. 2016;38(6):150-4.
2. Freire-Maia FB, Ferreira FM, organizadores. Guia de orientações odontológicas para bebês. Belo Horizonte: UFMG; 2017.
3. Associação Brasileira de Odontopediatria. Flúor: a partir de qual idade utilizar. São Paulo: ABO; 2020.
4. Colares V, Siqueira N, Soares S, Katz C, Kelly C, Fontes L, et al. Odontopediatria: orientações básicas. Recife: UFPE; 2021.
5. Sociedade Paranaense de Pediatria. Guia de orientação para saúde bucal nos primeiros anos de vida. 2. ed. Curitiba: SPP; 2018.
6. Sociedade Brasileira de Pediatria. Guia de saúde oral materno-infantil. São Paulo: SBP; 2018.

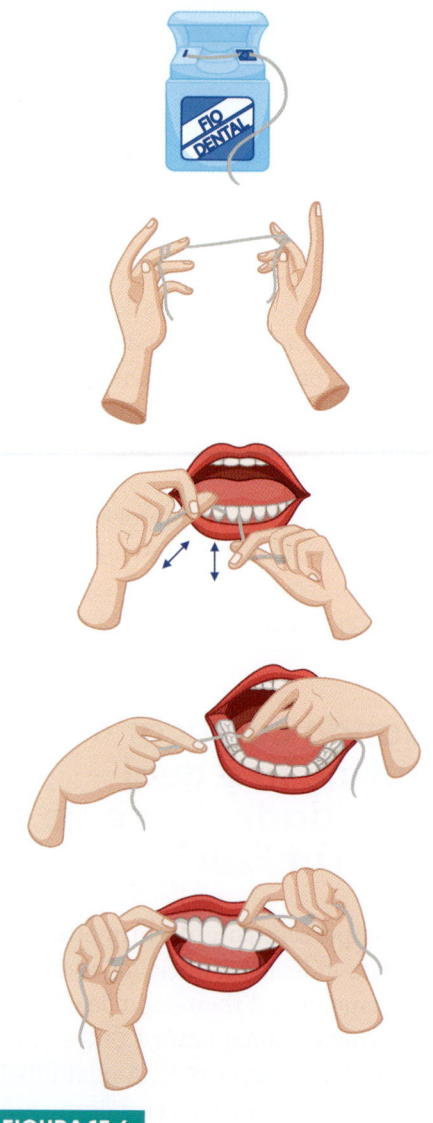

FIGURA 15.4
Esquema de utilização do fio dental.
Fonte: brgfx/Freepik.com.

16
SONO

AMANDA CRESPO FORNE

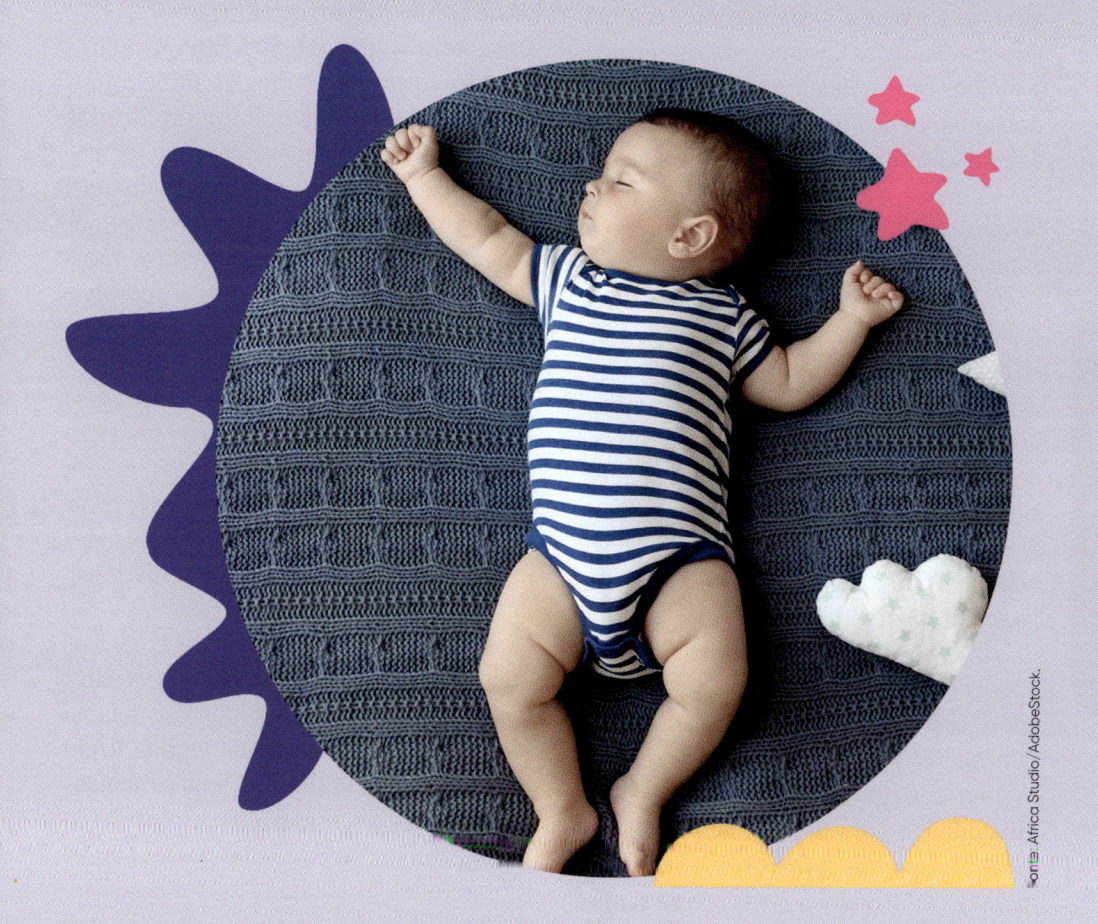

"Lembra que o sono é sagrado
E alimenta de horizontes o tempo acordado de viver."

Amor de índio, Beto Guedes e Djavan

Ao contrário do que parece, dormir não é um período de "desligamento" do cérebro. O sono é uma função biológica ativa que desempenha um papel importante no amadurecimento cerebral dos bebês e atua na neuroplasticidade e na consolidação dos aprendizados adquiridos durante a vigília. Desse modo, a regularidade e a qualidade adequadas do sono estão associadas à melhor capacidade de atenção, ao comportamento, ao funcionamento cognitivo, à regulação emocional e à saúde física.

Na puericultura, as queixas em relação ao sono são muito comuns e podem impactar não só o bebê, mas a família como um todo. A privação crônica de sono dos cuidadores os deixa mais irritados e desatentos, o que causa diminuição da qualidade do tempo juntos e aumenta o risco de doenças como hipertensão arterial, diabetes melito e obesidade e de ocorrência de acidentes. Além disso, a privação de sono após a chegada do bebê está entre as causas de divórcios, impactando na dinâmica familiar.

Nesse contexto, é importante compreender que o sono do bebê não é igual ao do adulto. Conhecer os padrões da infância e sua evolução nos permite diferenciar o que é uma dificuldade e o que é parte do processo de amadurecimento, a fim de orientar as famílias a como lidarem com cada situação.

Alinhando expectativas: o que esperar do sono do bebê?

Na Figura 16.1 é apresentado um esquema resumindo a arquitetura do sono de acordo com a faixa etária.

Arquitetura do sono: dois diferentes estágios de sono podem ser identificados no bebê. O sono com movimento rápido dos olhos (REM, do inglês *rapid eye moviment*) é caracterizado por um sono profundo em que ocorre processamento e armazenamento das atividades ocorridas durante o dia (restauração cerebral). Observam-se movimentos tanto oculares quanto corporais, como as mioclonias. Já o sono sem movimento rápido dos olhos (NREM, do inglês *non-rapid eye moviment*), identificado por um período mais leve e outro profundo, caracteriza-se por olhos fechados e sem movimentos rápidos, ausência de movimentos corporais e respiração regular, e, durante esse período, acontece a restauração dos demais órgãos. Um ciclo de sono é composto por uma fase de sono REM seguida por uma de sono não REM. Na transição entre os ciclos, ocorre superficialização do sono, e isto pode levar o lactente a fazer alguns movimentos, gemidos, choro fraco e até breves despertares.

O sono de um recém-nascido com frequência se inicia na fase REM, diferentemente do sono do adulto, que se inicia na fase NREM. A transição da vigília direto para o sono REM diminui nos primeiros 3 meses de vida, mas é apenas a partir do 6º mês que o sono do bebê passa a apresentar todos os estágios do sono adulto. Os ciclos de sono são curtos em neonatos e lactentes, durando 30 a 70 minutos, e, progressivamente, adquirem o tempo do ciclo de sono do adulto, 90 a 120 minutos. Por isso, enquanto dorme, o lactente se movimenta mais e tem mais despertares breves (transição entre ciclos).[1-4]

Tempo de sono e distribuição ao longo do dia: no 1º mês de vida, não há

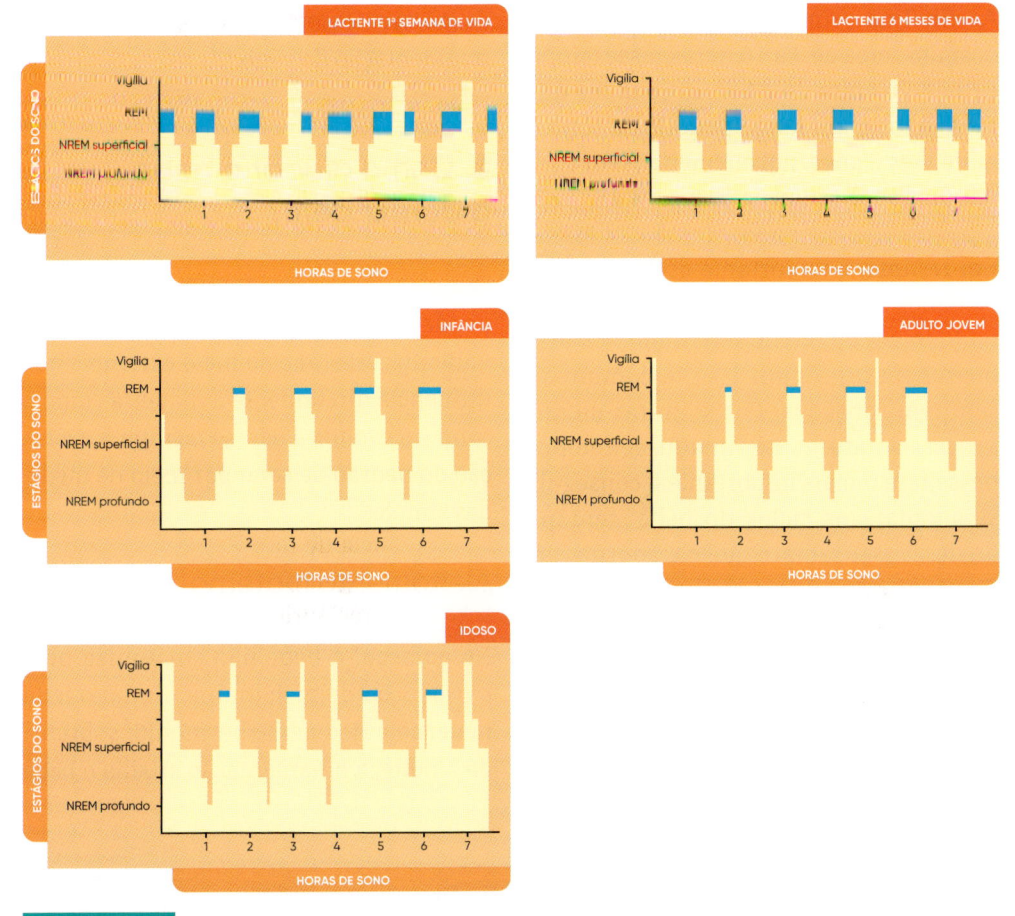

Sono

FIGURA 16.1
Arquitetura do sono conforme a faixa etária.
Fonte: Elaborada com base em Kandel e colaboradores.[5]

uma organização cíclica dia/noite, mas períodos de aproximadamente 3 horas de sono e 1 hora de vigília, e cada período dura uma média de 4 horas, diferente do ciclo do adulto, que dura 24 horas. Os bebês realmente não sabem quando é dia e quando é noite. Entre o 1º e o 3º mês de vida, o relógio biológico – regulado pela luz/escuridão – vai amadurecendo e o sono vai se concentrando mais no período noturno. Mas as sonecas ainda são muito necessárias, e os despertares noturnos, frequentes.

Aproximadamente no 6º mês de vida, o bebê chega a dormir até 6 horas seguidas à noite, com dois períodos de sono intercalados por um breve despertar para alimentação. O período de vigília progressivamente se consolida e se torna mais longo e com predomínio durante o dia, mas a criança ainda tem ao menos dois cochilos.

Ao final do primeiro ano, o bebê ainda dormirá cerca de 9 a 16 horas. Esse tempo é dividido entre dois breves cochilos durante o dia e um longo período de sono à noite. Aos 2 anos, normalmente, tem apenas uma soneca diurna (**Figura 16.2**).[1-4]

Em resumo, é importante esclarecer aos cuidadores que o sono dos bebês é muito diferente do nosso, sobretudo nos primeiros meses, e, por isso, é comum se sentirem cansados. Por se tratar de um processo natural de amadurecimento, nessa fase o mais importante é conseguir se adaptar aos ciclos do bebê, tentando descansar sempre que ele adormecer. Também é imprescindível saber que ele vai se movimentar mais durante o sono em razão do maior tempo de sono REM e superficializar mais vezes o sono, podendo choramingar, se mexer e até despertar brevemente, mas é fundamental não os despertar nesses momentos, para evitar fragmentação do sono.[1-4]

■ Como ajudar o bebê a dormir bem?

O amadurecimento do sono do bebê depende de fatores genéticos, do desenvolvimento cerebral e do meio externo – que influencia diretamente a maneira como o sono vai evoluir. Pode-se facilitar a evolução do padrão de sono por meio de medidas simples.

Aleitamento materno

No começo, o bebê não sincroniza bem a produção de melatonina. Como o leite materno é rico nesse hormônio, sobretudo à noite, a amamentação auxilia o bebê

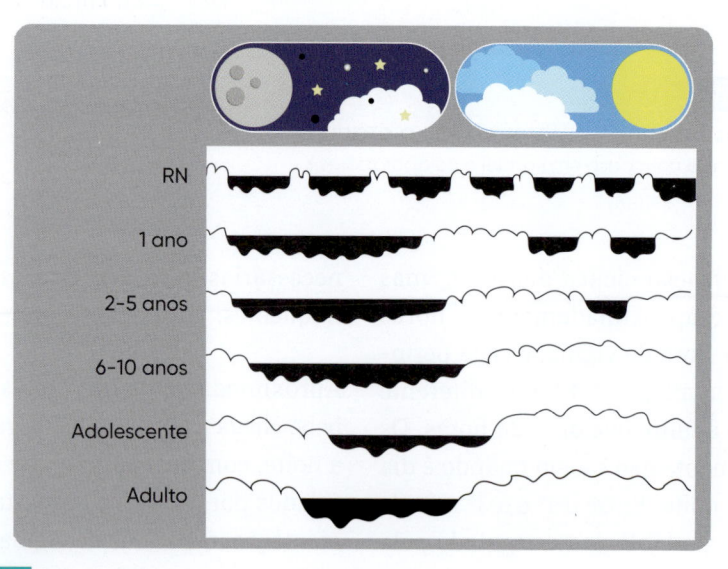

FIGURA 16.2
Distribuição do sono ao longo do dia de acordo com a faixa etária.
Fonte: Elaborada com base em McGill University.[8]

a entrar progressivamente no ritmo circadiano.[6,7]

Luminosidade

A melatonina é o hormônio responsável pela regulação do sono, e sua secreção é modulada pela luminosidade: é inibida quando há luz e estimulada quando está escuro. Antigamente, nosso organismo funcionava de acordo com a luz solar, mas, com a energia elétrica, nosso cérebro pode ficar confuso. Por isso, é importante que tentemos reproduzir a luminosidade do céu dentro de casa para otimizar a secreção de melatonina. Pela manhã, deixar a luz solar entrar; ao entardecer, ligar luzes indiretas de um cômodo vizinho ou de um abajur; na hora de dormir, escuridão total. Limitar o uso de telas próximo à hora de dormir também é importante pelo mesmo motivo.[6,7] **É importante ressaltar que bebês não têm medo do escuro! Eles ainda não misturam fantasia e realidade.**

Horário

Quando o bebê começa a apresentar um sono mais consistente durante a noite (por volta do 6º mês), é importante perceber padrões nos horários de sono para tentar reproduzi-los, criando uma rotina. Por exemplo: em quais momentos o bebê costuma dar sinais de sono (esfregar os olhos, fica choroso)? Que horas costuma acordar? Dessa forma, é possível estabelecer uma rotina de horários que deve ser mantida, inclusive nos finais de semana. A hora de iniciar o sono não deve ter uma variação maior que 30 minutos entre os dias. Mesmo numa noite em que o sono não foi bom, manter o horário do despertar evita que o horário dos cochilos seja atrasado e se torne uma "bola de neve". Da mesma forma, as refeições também devem ser feitas em horários semelhantes.[6,7]

Cochilos

Os bebês não toleram ficar períodos tão longos acordados, por isso precisam dos cochilos. A duração deles varia muito entre as crianças, umas precisam de 30 minutos, outras, de mais de 2 horas. O importante é que o bebê acorde disposto. A menos que os cochilos estejam atrapalhando o sono noturno ou sejam muito irregulares, não precisamos intervir neles.[6,7]

Atividades

Durante o dia, devem ser feitas atividades estimulantes. À noite, é importante ir diminuindo a intensidade dos estímulos a fim de sinalizar para o corpo que a hora de dormir se aproxima. Por isso, mesmo que a criança esteja agitada, não devemos entrar no ritmo dela, mas, sim, ajudá-la a se tranquilizar aos poucos, a colocando para jantar, para tomar banho, massageá-la, contar a ela uma história ou deixá-la ouvir música. De preferência, criar um ritual, de modo que ela vá associando essas atividades à hora de dormir.[6,7]

Como avaliar o sono do bebê?

A principal característica do sono do bebê é a variabilidade (Figura 16.3). Quanto mais novo ele for, mais variável pode ser o tempo de sono considerado normal. Por isso, mais importante do que contar as ho-

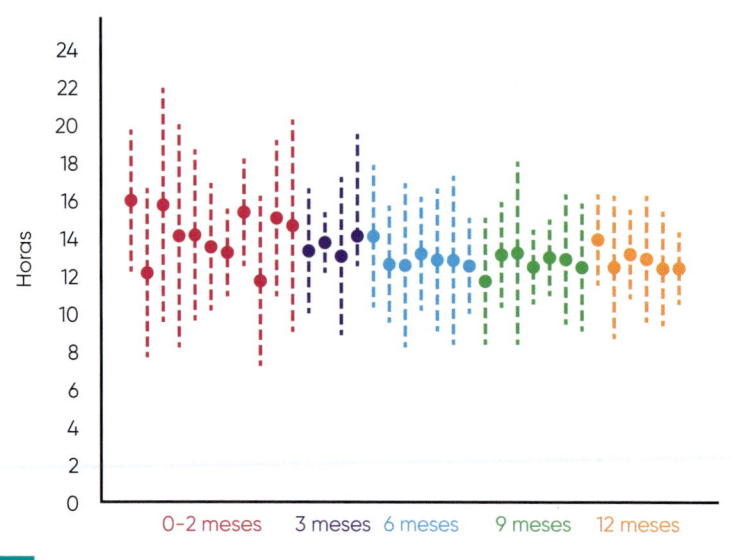

FIGURA 16.3

Tempo total de sono de acordo com a idade.
Fonte: Elaborada com base em Galland e colaboradores.[2]

ras de sono dele é se perguntar se o bebê acorda sorrindo, se o seu desenvolvimento está adequado e se ele fica tranquilo durante o dia. Se as três respostas forem positivas, o sono está sendo suficiente.

No entanto, muitas vezes, apesar de o sono estar sendo suficiente para o bebê, os cuidadores trazem queixas em relação à rotina de sono. Como já explicado, o ciclo de sono do bebê é muito diferente daquele do adulto, que pode ficar exausto pela privação de sono, a qual interfere na capacidade de raciocínio, humor e, consequentemente, nos cuidados com o bebê. Por isso, nesses casos, devemos avaliar os detalhes a fim de identificar comportamentos que podem dificultar o adormecer ou a manutenção do sono e orientar melhorias para ajudar a conciliar melhor o descanso do bebê com o dos cuidadores. No **Quadro 16.1**, há uma sugestão de roteiro de anamnese do sono.

Como promover um sono seguro?

A síndrome da morte súbita do lactente (SMSL) é caracterizada pela morte súbita e inesperada que ocorre durante o sono em bebês menores de 1 ano e que permanece sem explicação após ampla investigação. Apesar de ser um evento raro (0,03% dos nascimentos) e um assunto difícil de ser abordado nas consultas, é importante fazê-lo, pois medidas simples podem diminuir muito esse risco.

■ *Back to sleep*

Colocar o bebê para dormir de barriga para cima, isoladamente, levou a uma redução drástica nos índices da SMSL. Essa posição permite que as vias aéreas fiquem livres e o bebê respire com mais facili-

Sono

QUADRO 16.1

Roteiro de anamnese do sono (ACORDAR)

A	ADORMECER	▪ Como ele adormece (no colo, mamando, ninando, na cama)? ▪ Onde dorme (no próprio quarto, no quarto dos pais, no berço, na cama dos pais)? ▪ Muda de leito na madrugada?
C	COCHILOS	▪ Quais são o horário e a duração dos cochilos?
O	OLHAR DO CUIDADOR	▪ O que acham do sono do bebê? ▪ Como está a dinâmica da família? ▪ Alguém do núcleo familiar tem psicopatologias?
R	ROTINA	▪ Como é a rotina antes de dormir? ▪ O horário das refeições é regular? ▪ Faz uso de telas? ▪ Há diferença no horário de dormir e acordar nos fins de semana e feriados?
D	DURAÇÃO	▪ Que horas ele é colocado para dormir? ▪ Que horas ele desperta?
A	ACORDARES	▪ Desperta à noite? ▪ Quantas vezes? ▪ O que vocês costumam fazer quando isso acontece? ▪ Pela manhã, desperta naturalmente ou é necessário despertá-lo?
R	REAÇÃO	▪ Como ele reage ao acordar? Alegre? Irritado?

dade. Durante as consultas, é comum os familiares comentarem que ficam receosos com a possibilidade de engasgo, mas devemos tranquilizá-los que a posição da via aérea em relação ao esôfago diminui o risco de broncoaspiração. Outra queixa comum é que, em decúbito dorsal, os bebês "se assustam muito", mas, na verdade, o que é relatado como susto costuma ser o reflexo de Moro, que é normal nos primeiros 4 a 6 meses de vida. Devemos, ainda, evitar o decúbito lateral, por ser uma posição instável que pode mudar para decúbito ventral durante o sono. Esse cuidado deve ser mantido até que o bebê atinja o marco de rolar (**Figura 16.4**).[7]

■ Berço seguro

O berço deve ter um colchão bem firme, lençol de elástico bem ajustado e nada mais. O uso de rolinhos, travesseiros, protetores de berço ou qualquer outro objeto que fique no berço aumenta o risco de SMSL e sufocamento.

Se estiver frio, preferir sempre usar roupas quentinhas em vez de lençóis, mas, se for usá-los, cobrir o bebê somente até a cintura. Recomenda-se, ainda, que os bebês durmam no mesmo quarto que os pais, no mínimo até os 6 meses.[7]

Manual de puericultura

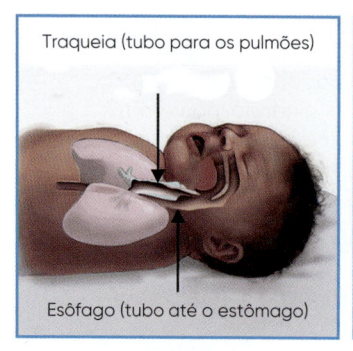

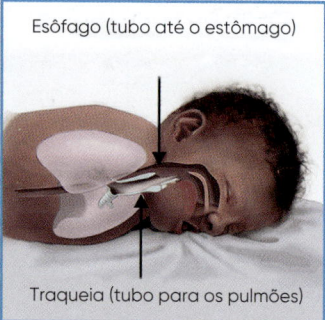

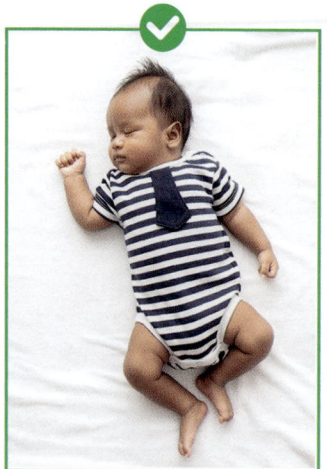

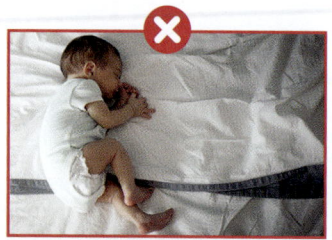

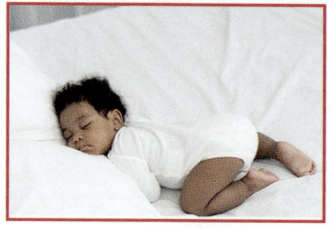

FIGURA 16.4
Posições para o sono do bebê.
Fonte: Elaborada com base em National Institutes of Health[9] com imagens de AdobeStock.

Cama compartilhada

Consiste no compartilhamento do leito entre mãe e filho. A cama compartilhada aumenta a chance de SMSL quando associada a fatores de risco (prematuridade, baixo peso ao nascer, uso de drogas pelos pais, fumo passivo). Entretanto, sabe-se que esse hábito favorece o aleitamento, que é fator protetor para SMSL. Além disso, com medidas simples, podemos reduzir as mortes em quase 90%. Então, a decisão pelo coleito deve ser acolhida, os riscos devem ser esclarecidos e as estratégias para aumentar a segurança, compartilhadas (**Figura 16.5**).[10]

> **Saiba mais**
>
> Sobre compartilhamento da cama e SMSL.

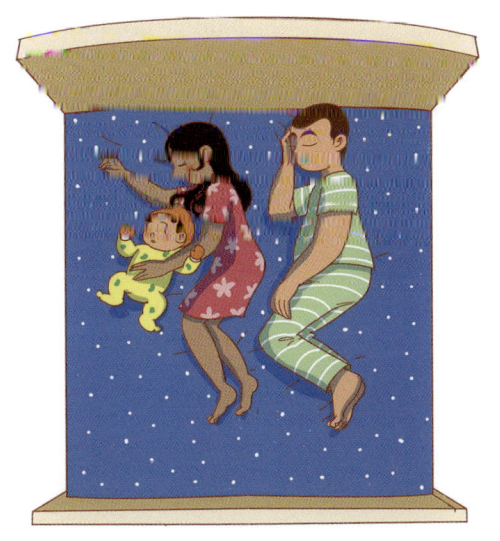

Não se deve compartilhar o leito:
- Se um ou ambos os pais usarem álcool, drogas ou medicações sedativas.
- Se um ou ambos os pais forem fumantes.
- Se o bebê nasceu prematuro e/ou com baixo peso.
- Em poltronas ou sofás.

Ao compartilhar o leito:
- Não usar travesseiros, cobertas ou outros objetos que possam provocar sufocamento.
- Manter longe de paredes e móveis que possam aprisionar o bebê.
- O bebê deve estar sempre acompanhado por um adulto.
- Ter um colchão bem firme e não deformável, com lençóis bem presos.
- Não compartilhar a cama com animais de estimação ou outras crianças.

FIGURA 16.5
Cama compartilhada segura.
Fonte: Ilustração de Igor Lelte/Mirai Design e Comunicação.

Aleitamento

O aleitamento atua como fator protetor da SMSL, pois os bebês amamentados no seio tendem a ter maior número de despertares noturnos e seu sono é mais superficial. Para amamentar durante a madrugada, o local mais seguro é a cama da mãe, pois é comum que ela adormeça enquanto amamenta, e, se estiver em uma poltrona, o risco de o bebê cair do colo ou sufocar é maior.[7]

Quais são os principais desafios e que estratégias podemos propor?

■ Passo 1: Investigar sinais de alarme

Diante de uma queixa relacionada ao sono, devemos sempre avaliar se não há sinais de alarme que possam indicar uma causa orgânica. São eles:

- Baixo ganho de peso.
- Roncos noturnos e respiração bucal.
- Irritabilidade diurna.
- Sintomas gastrintestinais (cólicas intensas, diarreia, vômitos frequentes, constipação).
- Atraso no desenvolvimento.

Na presença de pelo menos um sinal de alarme, precisamos investigar e tratar a causa.[7,10,11]

■ Passo 2: Avaliar a dinâmica familiar

No processo de sono e vigília, a capacidade de redução da resposta ao ambiente facilita o sono suficiente e de boa qualidade. Ambientes familiares percebidos pelo bebê como seguros, conectados e acolhedores facilitam o sono reparador, enquanto aqueles caracterizados por instabilidade e estresse podem sugerir sensação de perigo e falta de proteção, que podem dificultá-lo. Por isso, na presença de uma queixa de sono, é importante avaliar como está a **dinâmica familiar** e a saúde mental dos cuidadores, visto que situações como conflito entre os pais, inconsistência nas práticas parentais, agressividade, ausência de rede de apoio e psicopatologia podem interferir diretamente no sono. Nesses casos, terapia familiar ou individual, tratamento específico de psicopatologia e orientações sobre parentalidade positiva podem constituir o caminho mais efetivo.[7,10,11]

■ Passo 3: Anamnese do sono

Avaliar todos os processos envolvidos no adormecer por meio da anamnese do sono (**ACORDAR** – ver Quadro 16.1) e orientar os pais quanto às atitudes que podem ajudar o bebê a dormir melhor.

■ Passo 4: Mudanças comportamentais

Às vezes, mesmo que a higiene do sono seja adequada, o bebê tem um hábito de sono incompatível com o bem-estar dos pais, privando-os do sono, o que pode interferir na dinâmica familiar e, consequentemente, criar um ciclo: privação de sono dos pais – conflitos familiares – piora do sono do bebê. Por isso, algumas mudanças comportamentais podem ser sugeridas para tentar quebrar esse ciclo e reduzir as tensões, de acordo com o problema de sono trazido pelos cuidadores.

Despertares noturnos

Sabe-se que durante a madrugada passamos por vários ciclos de sono e que, entre cles, há um breve despertar. Isso ocorre tanto com os adultos quanto com os bebês, mas, nestes, os ciclos são mais curtos e duram em média 50 minutos. Por isso, quando uma mãe diz que o bebê acorda de hora em hora, pode acreditar! Então, partimos do princípio de que ninguém dorme a noite inteira, mas nem sempre esses despertares são percebidos. Com frequência, quando vamos induzir o sono, temos uma posição, um movimento que facilita esse processo e que reproduzimos a cada vez que um despertar se prolonga um pouco mais (p. ex., balançar as pernas). Isso acontece ao longo da noite, mas nem percebemos. Isso também acontece com o bebê, porém normalmente o seu ritual envolve a presença do cuidador. A grande diferença entre os bebês que "dormem a noite inteira" e os que não dormem é que os primeiros voltam a dormir sozinhos após despertares noturnos, e os outros requerem o cuidador para voltar a dormir.

Não há definição de quantos despertares por madrugada seriam considerados como normais por faixa etária, mas foi observado que eles tendem a diminuir com o tempo. A definição de insônia do lactente não leva em consideração o número de despertares, mas sua duração e o impacto que causam. Por isso, mesmo sabendo que os despertares diminuirão com o tempo, podemos lançar mão de medidas comportamentais, a fim de minorar o estresse parental.

Existem várias propostas de abordagem comportamental, mas optamos por partilhar a "extinção gradual com a presença dos pais", pois esta é considerada menos agressiva e é mais bem aceita, mas ela não deve ser feita antes dos 6 meses de idade do bebê.

As crianças que conseguem adormecer sozinhas no início da noite tendem a voltar a dormir sozinhas na madrugada. Além disso, é no começo da noite que a criança está sentindo mais sono e, portanto, é mais fácil que ela adormeça de um jeito diferente do qual se habituou. Portanto, devemos começar as mudanças comportamentais nesse período da noite.

Durante a anamnese do sono, é importante destrinchar como e onde esse bebê adormece, para que, entendendo as associações que ele faz para induzir o sono, possamos traçar junto com a família estratégias para, aos poucos, retirar os estímulos externos requeridos para adormecer até que ele consiga fazê-lo sozinho. O processo não é fácil e exige que os pais estejam motivados e sejam persistentes.

Vamos explicar com um exemplo: um bebê que adormece mamando enquanto está com a mãe na cadeira de balanço. Então, ele tem um conjunto de associações: mamar, colo e balanço. Se, de repente, o colocarmos no berço, sem nenhum desses elementos, o processo será bem mais difícil. Então, começamos trocando a cadeira de balanço por uma poltrona, para que ele comece a adormecer sem o balanço. Depois de alguns dias, quando ele se adaptar, o retiramos do peito da mãe durante o sono superficial, mas ainda adormecido no colo. Depois, o colocamos no berço, dando umas batidinhas no bumbum de forma que sinta que o cuidador está por perto, mas ele já consegue adormecer no colchão. Depois, mantemos somente a mão apoiada nele, até que, no final, não se faça mais nada.

Normalmente, o bebê não aceita com facilidade a transição para o berço. Ele vai se adaptando aos poucos. Quando ele chorar, pode-se tentar acalentá-lo no próprio berço ou pegá-lo no colo novamente e recomeçar o processo, até que ele adormeça ou o cuidador esteja muito cansado para continuar tentando. Na próxima noite, tentar novamente. A tendência é que o processo fique mais fácil.

A princípio, não há necessidade de mudar o comportamento nos despertares da madrugada. Quando o bebê conseguir adormecer no berço, a tendência é que seja reduzida a associação para conseguir dormir e os despertares diminuam progressivamente.

Quando a queixa não é a quantidade, mas a duração dos despertares da madrugada, é importante revisar a anamnese do sono, identificar o que pode ser melhorado na rotina e sempre verificar as associações que a criança possa estar fazendo e como os pais reagem a elas. Reforçar que, durante o despertar, é preciso manter as luzes apagadas ou penumbra, o tom de voz baixo e calmo e não brincar com a criança para não empolgá-la.[7]

Bebê madrugador

Os bebês normalmente dormem cedo e acordam cedo. Nos casos de bebês que acordam muito cedo, o que normalmente diverge da rotina familiar, o ideal é que os cuidadores se organizem para acompanhar o ritmo do bebê, mas existem estratégias que podemos utilizar para ganhar um tempo a mais de sono pela manhã. Já que a luminosidade passa a mensagem para o cérebro de que está na hora de acordar, pode-se deixar o quarto bem escuro para que, no começo da manhã, a luz não se propague, e esse efeito pode ser conseguido por meio do uso de cortinas blecaute e fita isolante nas frestas, por exemplo.[7]

Alimentação noturna

Após os 6 meses, com raras exceções, os bebês que ainda se alimentam durante a madrugada o fazem por hábito e não por necessidade, pois já são capazes de tolerar o período de jejum noturno. Isso não quer dizer que seja obrigatório suspender a alimentação noturna aos 6 meses, mas que a sua ausência não trará repercussões para a saúde do lactente. Quando os despertares para alimentação são frequentes e impactam na rotina da família, podemos ajudar a mudar esse hábito.

Se o bebê for amamentado, o processo consistirá em desfazer a associação de adormecer no seio, como descrito na seção "Despertares noturnos". Se ele for alimentado pela mamadeira, como há sempre o fluxo de leite (ao contrário do seio, no qual o bebê faz sucção não nutritiva), o corpo se acostuma e ele acorda com fome na madrugada – fome aprendida. Nessa situação, é possível ir diminuindo aos poucos o volume das mamadeiras ou diluindo cada vez mais o leite, para que a criança "desaprenda" a sentir fome na madrugada.[7]

Não dorme no berço

Quando a família opta inicialmente pela cama compartilhada e decide, então, optar pelo berço, como ajudar o bebê a fazer essa transição? Primeiramente, mude de leito compartilhado para quarto compartilhado, para que seja gradual. Os cuidadores podem ninar o bebê no berço, fazer um carinho e, aos poucos, diminuir cada vez mais esses estímulos. É importante que a criança inicie o sono no local onde ela irá passar a noite. Se o bebê adormece na cama dos pais e é levado para o berço em sono profundo, quando ele despertar na madrugada vai querer repetir o processo que fez para adormecer. Espera-se que o bebê chore no início; nesses casos, deve-se orientar que os pais o acolham e continuem o processo noite a noite.[7]

Despertar confusional

A criança se senta na cama, chora e se agita. A principal diferença do despertar confusional para um despertar de fato é que a criança rejeita os pais e fica mais agitada quando eles tentam acalmá-la. É comum entre os 2 e 5 anos de idade, mas pode ocorrer em bebês. Devemos desencorajar os cuidadores a interferirem – a menos que a criança se coloque em risco –, lembrá-los de que a criança não está sofrendo e tranquilizá-los, pois os episódios tendem a ir diminuindo de frequência, com o avançar da idade. Nos casos muito frequentes, pode ser útil o despertar programado, que consiste em observar em que horário costumam acontecer os episódios e despertar brevemente a criança 30 minutos antes.[7]

O bebê que dorme muito tarde

Da mesma forma que alguns bebês acordam muito cedo e outros, mais tarde, alguns adormecem cedo e outros, bem mais tarde. No entanto, precisamos ter cuidado com os extremos. No geral, recomenda-se que o bebê durma no máximo às 21 ou às 22 horas, para garantir que as funções do sono serão exercidas. Quando isso acontece, devemos revisar toda a anamnese do sono e a rotina da família para tentar organizar os fatores externos. Assim como todas as medidas comportamentais propostas até agora, para fazer o bebê dormir mais cedo, também temos que fazer mudanças gradualmente. Ninguém consegue dormir sem sono. Portanto, em vez de tentar fazê-lo dormir mais cedo, é mais efetivo adiantar gradativamente o horário do despertar para que ele comece a sentir sono mais cedo à noite. Além disso, podemos acordá-lo do cochilo vespertino no máximo às 16 horas, a fim de não interferir no sono noturno.[7]

Referências

1. Fernandes RMF. O sono normal. Medicina. 2006;39(2):157-68.
2. Galland BC, Taylor BJ, Elder DE, Herbison P. Normal sleep patterns in infants and children: a systematic review of observational studies. Sleep Med Rev. 2012;16(3):213-22.
3. Zadoná B. O sono em lactentes até os 6 meses de vida: a influência de fatores intra e extrauterinos [dissertação]. Porto Alegre: Universidade Federal do Rio Grande do Sul; 2018.
4. Marusha M. Como ensinar seu filho a dormir bem. São Paulo: Editora dos Editores, 2022.
5. Kandel ER, Schwartz JH, Jessell TM, Siegelbaum SA, Hudspeth AJ. Principles of neural science. 5. ed. New York: McGraw-Hill; 2012.
6. Sociedade Brasileira de Pediatria. Higiene do sono. São Paulo: SBP; 2017.
7. Baratelli L. Sono infantil sem neura. Niterói: Edição da Autora; 2021.
8. McGill University. The different types of sleep [Internet]. Quebec: McGill University; 2010. Disponível em: https://thebrain.mcgill.ca/

flash/a/a_11/a_11_p/a_11_p_cyc/a_11_p_cyc.html.
9. National Institutes of Health. Safe sleep for your baby: reduce the risk of sudden infant death syndrome (SIDS) and other sleep-related infant deaths. Bethesda: NIH; 2023.
10. United Kingdom Committee for UNICEF. Co-sleeping and sids: a guide for health professionals [Internet]. London: UNICEF; 2019 [capturado em 9 jun. 2024]. Disponível em: https://www.unicef.org.uk/babyfriendly/baby-friendly-resources/sleep-and-night-time-resources/co-sleeping--and-sids/.
11. Tapia I, Wise MS. Assessment of sleep disorders in children [Internet]. Waltham: UpToDate; 2024 [capturado em 9 jun. 2024]. Disponível em: https://www.uptodate.com/contents/assessment-of-sleep-disorders-in-children.

17
PUERICULTURA DO PREMATURO

PAULA FERDINANDA C. DE MACCENA DINIZ MAIA

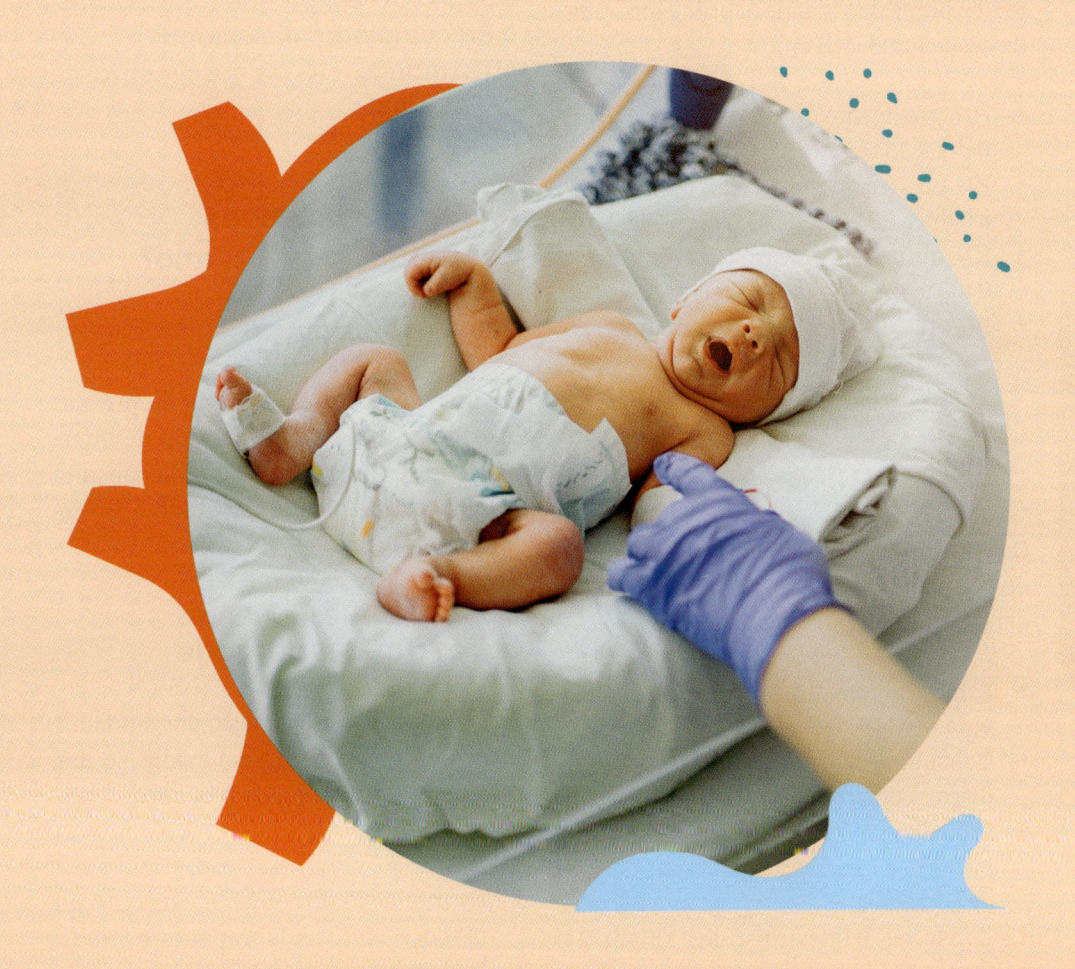

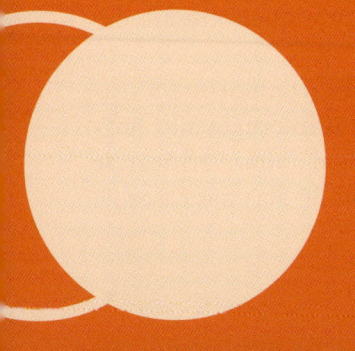

Às vezes o amor nasce antes do tempo.
Autor desconhecido

O que é o nascimento prematuro?

O nascimento prematuro ocorre quando o parto acontece antes das 37 semanas de gestação. O recém-nascido pré-termo (RNPT) deve ser classificado, nas primeiras 12 horas de vida, de acordo com a idade gestacional (IG) em:[1,2]

- RN pré-termo tardio: 34 semanas e 0 dia a 36 semanas e 6 dias.
- RN pré-termo moderado: 32 semanas e 0 dia a 33 semanas e 6 dias.
- RN muito prematuro: 28 semanas e 0 dia a 32 semanas e 6 dias.
- RN pré-termo extremo: < 28 semanas.

Qual é a periodicidade das consultas?

O agendamento da consulta ambulatorial dos prematuros deve ser realizado considerando a seguinte periodicidade:[1,3]

- Primeira consulta: de 7 a 10 dias de vida.
- Consultas mensais: até 6 meses de idade corrigida.
- Consultas bimestrais ou trimestrais: a partir dos 6 meses até 12 meses de idade corrigida.
- Consultas trimestrais: dos 13 aos 24 meses de idade corrigida.

O aumento da frequência de consultas está indicado em situações específicas, como baixo ganho ponderal, história de reinternação, diagnóstico de displasia pulmonar e atraso no desenvolvimento observado na consulta anterior.[1,3]

Cálculo da idade corrigida

Idade corrigida = Idade cronológica – tempo que faltou para o RN completar 40 semanas

Cálculo do tempo que faltou para o RN completar 40 semanas = 40 semanas – IG do nascimento em semanas

Como conduzir as consultas do pré-termo?

Primeira consulta

Resumo completo da história do pré-natal, do parto, de todo o período de internação hospitalar e realização da consulta de puericultura usual, incluindo o exame físico completo.[1,4]

Consultas subsequentes até os 6 meses de idade

Prosseguir com a realização dos cuidados usuais da puericultura e a avaliação das intercorrências e revisar os pontos listados a seguir.[1,3,5]

- Estimulação do tônus: a estimulação precoce com fisioterapeuta é muito importante nesse período para evitar problemas futuros, sobretudo nos pacientes prematuros que sofreram danos cerebrais.
- Triagem auditiva: conferir se foi realizada durante o internamento hospitalar ou antes da alta. Verificar se foi repetida após 30 dias nos casos de

falha no teste. Os RNPTs, com ou sem falha nos testes, deverão ter o desenvolvimento auditivo e o da linguagem acompanhados até os 3 anos de idade.
- Desenvolvimento da linguagem: os bebês apresentam maior probabilidade do atraso no desenvolvimento da fala, que repercute na capacidade de elaborar frases durante o período dos 2 aos 3 anos de idade.
- Nutrição: monitorar o aporte hídrico, calórico e proteico administrado, o adaptando às necessidades nutricionais da criança.
- Oftalmologia: checar as marcações para avaliação oftalmológica, de acordo com o risco de o prematuro desenvolver a retinopatia da prematuridade.

Atenção!

- Verificar os resultados dos testes de triagem neonatal: teste do olhinho, teste da orelhinha, teste do pezinho e teste do coraçãozinho. Geralmente, tais testes foram realizados durante o período de internação hospitalar.
- Checar o cartão de vacinação e verificar se as vacinas estão atualizadas.

Consultas dos 6 meses aos 12 meses

Além de prosseguir com as avaliações comuns da puericultura, deve-se:[1,5]

- Aplicar a escala de Denver II para avaliação do desenvolvimento.
- Detectar risco de atraso no desenvolvimento por meio da aplicação da escala de Bayley, que também pode ser utilizada a cada 6 meses ou 12 meses rotineiramente.
- Realizar avaliação audiológica entre 7 e 12 meses.
- Aos 12 meses, solicitar hemograma, dosagem de ferro sérico, ferritina, saturação de transferrina e capacidade de fixação de ferro. De acordo com a Organização Mundial de Saúde (OMS), o valor de hemoglobina menor do que 11g/dL é indicador de anemia entre as idades de 6 meses e 6 anos.

Consulta dos 18 meses

- Avaliar o desenvolvimento, inclusive os da linguagem e auditivo.[1,5]

Consulta dos 2 anos

- Medir a circunferência abdominal e a pressão arterial para avaliação preditiva do risco de desenvolvimento da síndrome metabólica na vida adulta.[1,5]
- Repetir os exames realizados aos 12 meses e acrescentar aqueles de dosagem de colesterol total e frações (LDL e HDL), triglicerídeos e glicemia de jejum.[1]

Acompanhamento do crescimento e desenvolvimento do pré-termo

A principal causa de morte no Brasil, durante o primeiro ano de vida da criança, é a prematuridade. O nascimento prematuro é o principal fator de risco para morbidade, não apenas durante o período neonatal, mas também na vida adulta. RNPT tem maior chance de desenvolver hipertensão, diabetes, dislipidemia e obesidade, além de alterações cognitivas e comportamentais, tornando-se um desafio importante para a saúde pública.[1,2,5]

No início da vida, os prematuros, especialmente os pequenos para a idade gestacional (PIGs) e aqueles com menos de 32 semanas, apresentam vários problemas de adaptação. Devido à sua menor capacidade de se alimentar, a nutrição é prejudicada, fator que acarreta falha no crescimento durante as primeiras semanas de vida. Dessa forma, avaliar o crescimento do prematuro ou do PIG é fundamental para assegurar um crescimento adequado, identificar o prognóstico e realizar intervenções que garantam melhor qualidade de vida.[1,2,5]

■ Como avaliar o crescimento?

O crescimento é um importante indicador de saúde para os prematuros. As medidas antropométricas mais utilizadas, principalmente pela facilidade de obtenção e por não serem invasivas, são peso (P), comprimento (C) e perímetro cefálico (PC).[1,5,6]

Para a avaliação do crescimento do lactente prematuro, a Sociedade Brasileira de Pediatria (SBP) recomenda as curvas de crescimento neonatal Intergrowth (**Figuras 17.1** a **17.4**). Essas curvas apresentam a melhor metodologia antropométrica e são capazes de se adaptar perfeitamente às curvas da OMS. As medidas das curvas Intergrowth correspondem ao período de 27 semanas a 64 semanas pós-concepcionais (que corresponde ao 6º mês de idade corrigida). Posteriormente, o acompanhamento deve ser transferido para as curvas da OMS/Ministério da Saúde.[6] A fim de interpretar os traçados gráficos das curvas de crescimento neonatal Intergrowth e conduzir as alterações, consultar o **Quadro 17.1**.

A partir de 2022, a Caderneta da Criança do Ministério da Saúde também apresenta o gráfico *Intergrowth* para a avaliação do crescimento do prematuro até 64 semanas e orienta o cálculo da IG corrigida para acompanhar crianças prematuras por meio dos gráficos da OMS, caso o gráfico Intergrowth não seja utilizado.[7,8]

■ Por que é importante acompanhar o desenvolvimento do pré-termo?

A avaliação do desenvolvimento do prematuro deve ser realizada em todas as consultas pediátricas e abranger a avaliação dos marcos do desenvolvimento, a valorização da opinião dos pais/cuidadores e o exame neurológico.[1,3,5]

Os prematuros, sobretudo os de muito baixo peso, estão mais suscetíveis a atraso do neurodesenvolvimento, devido às condições de risco decorrentes da imaturidade fisiológica e de agravos presentes durante o período neonatal.[1,3,5]

O período mais importante de acompanhamento e detecção de atraso é o primeiro ano de vida do bebê. Durante esse

Puericultura do prematuro

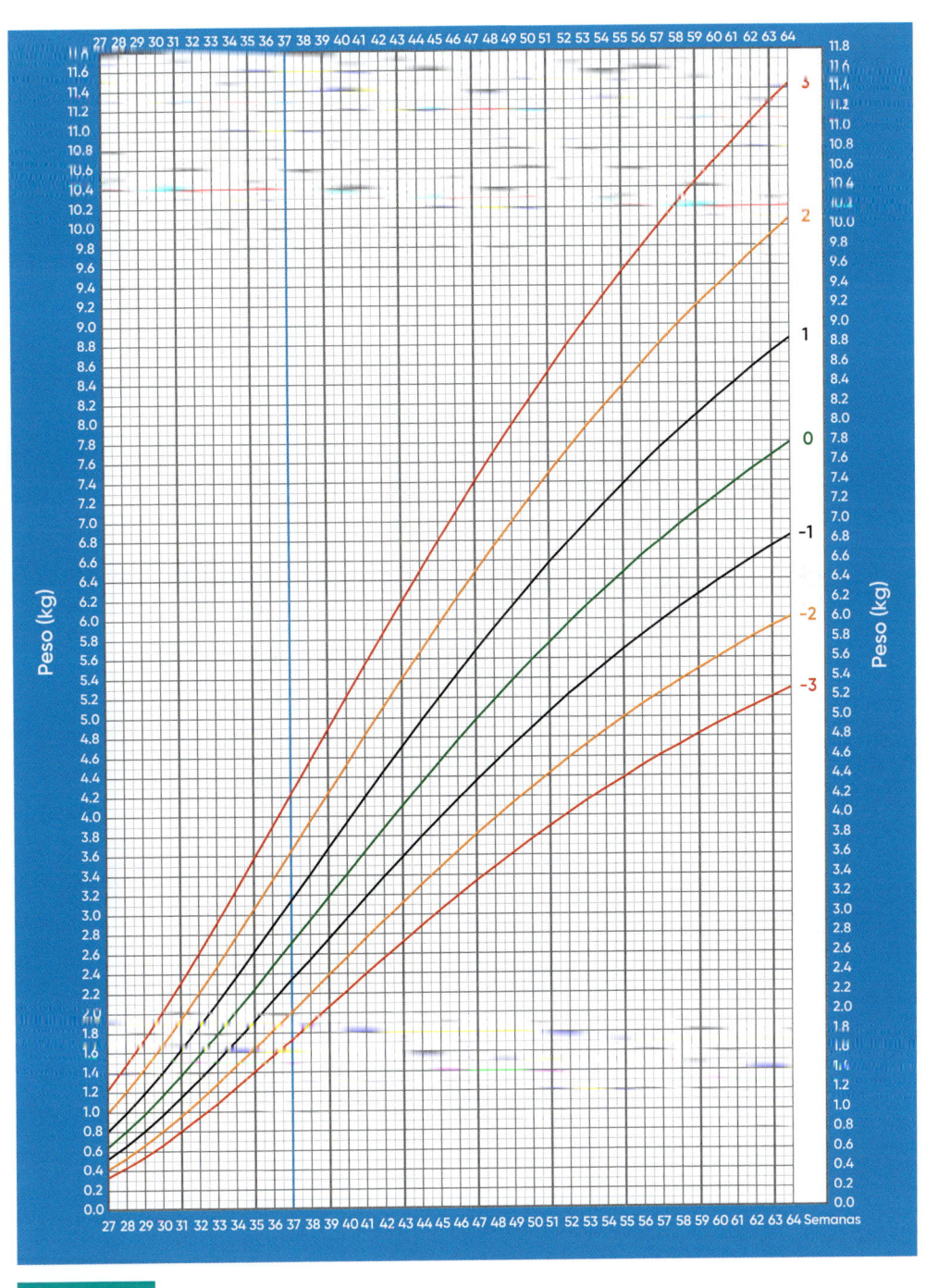

FIGURA 17.1
Curvas internacionais de crescimento (peso) para crianças nascidas pré-termo (meninos).
Fonte: Sociedade de Pediatria do Rio Grande do Sul.[9]

Manual de puericultura

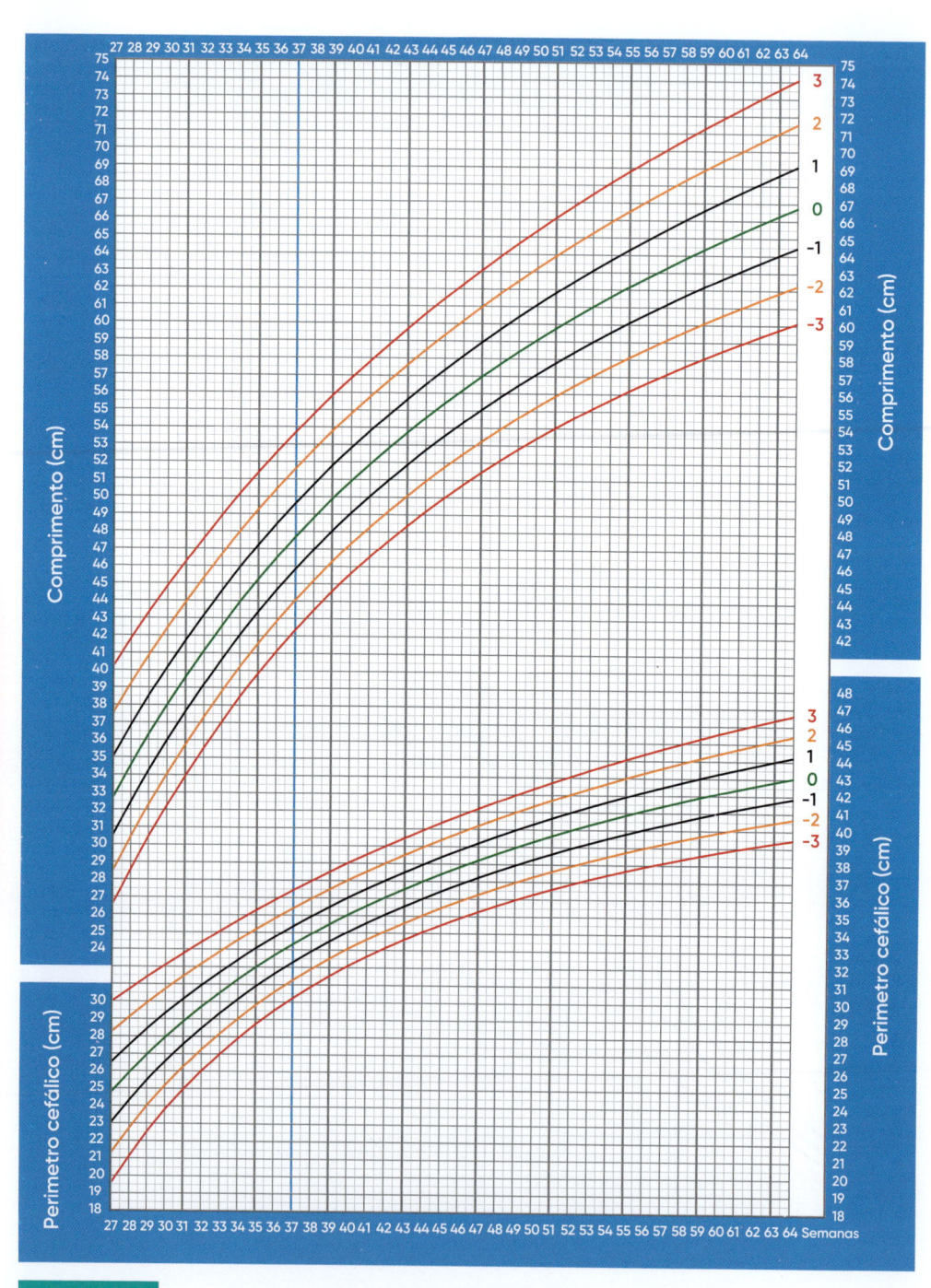

FIGURA 17.2

Curvas internacionais de crescimento (comprimento e perímetro cefálico) para crianças nascidas pré-termo (meninos).
Fonte: Sociedade de Pediatria do Rio Grande do Sul.[9]

Puericultura do prematuro

FIGURA 17.3
Curvas internacionais de crescimento (peso) para crianças nascidas pré-termo (meninas).
Fonte: Sociedade de Pediatria do Rio Grande do Sul.[9]

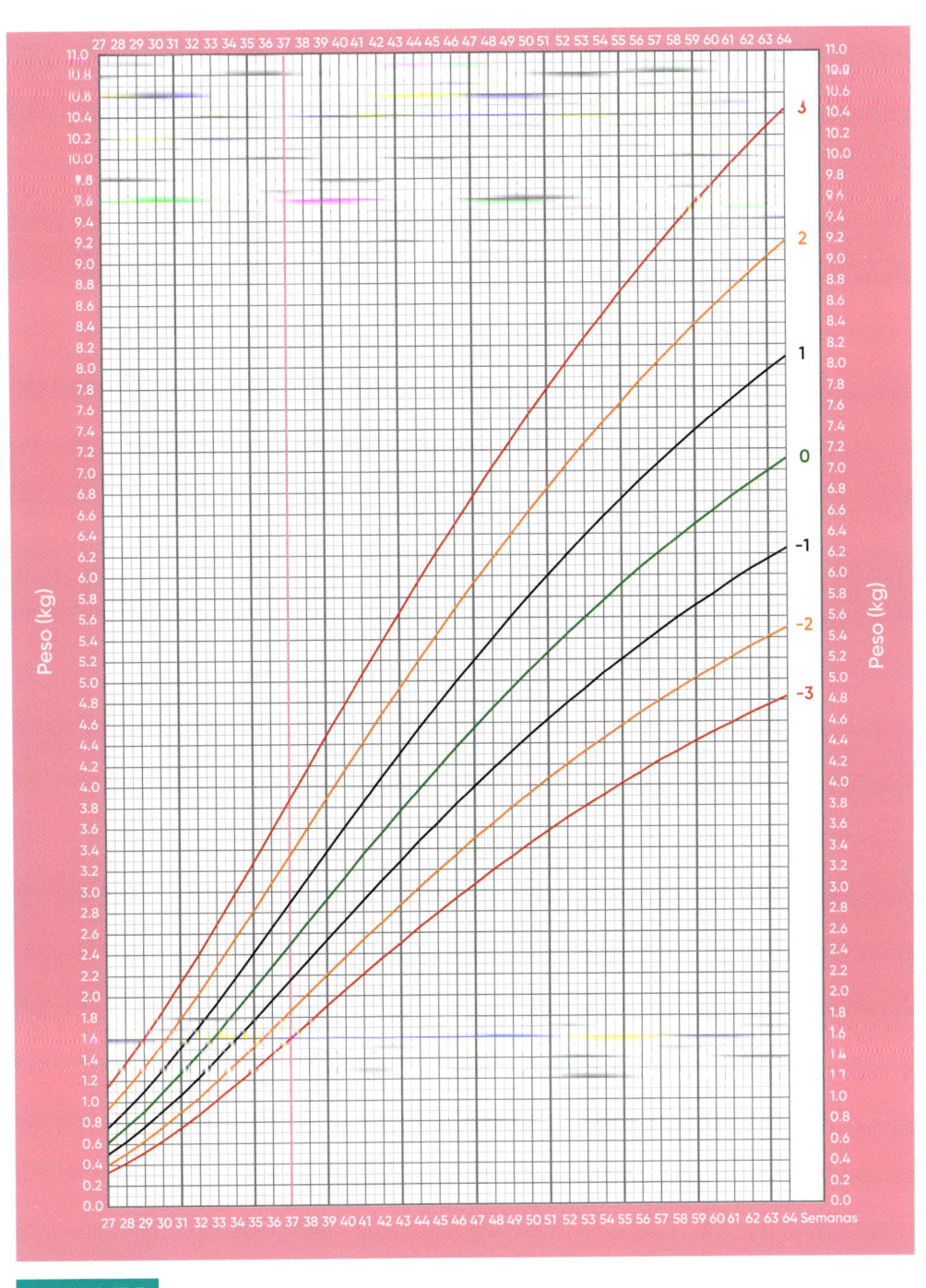

Manual de puericultura

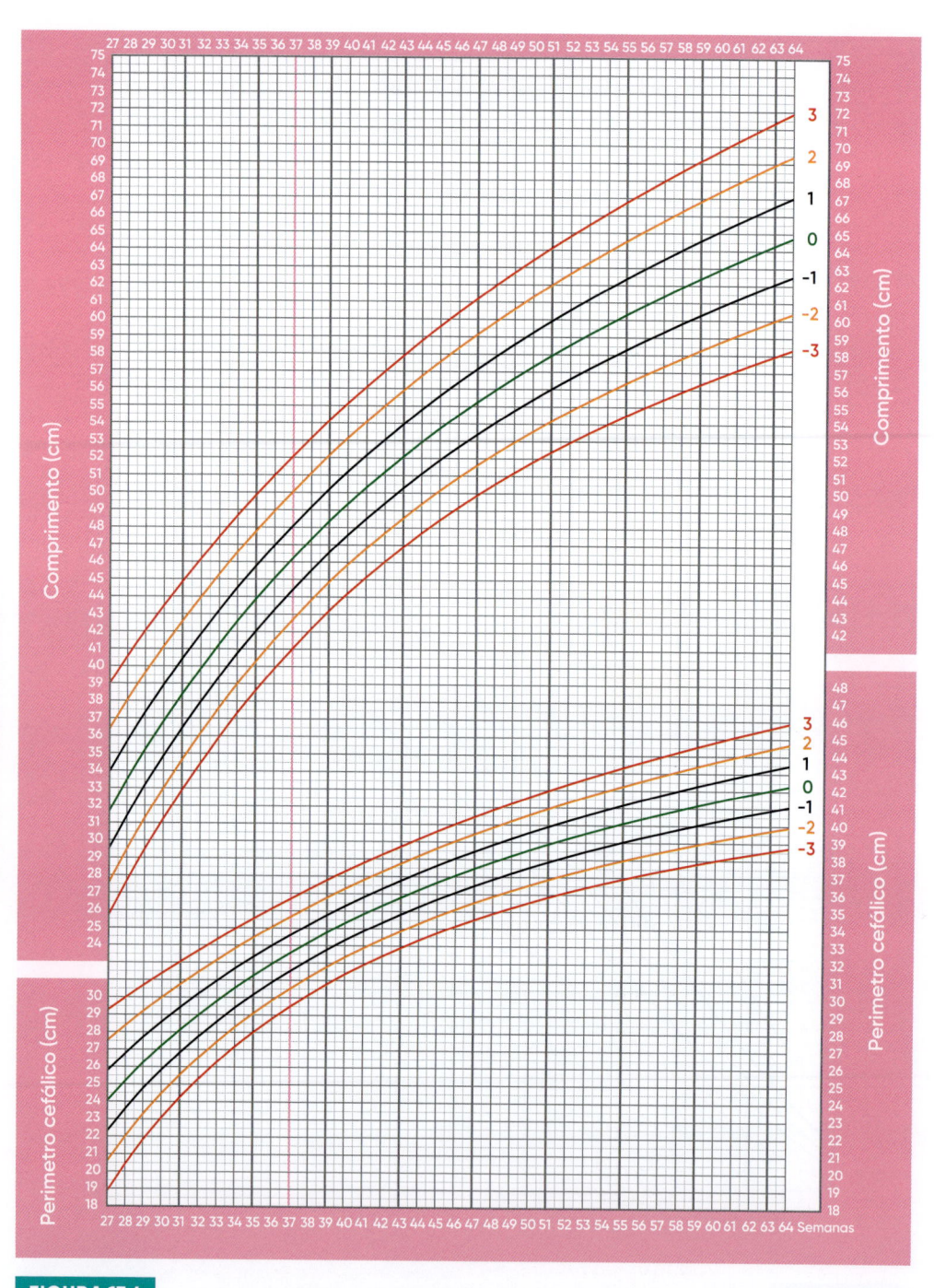

FIGURA 17.4

Curvas internacionais de crescimento (comprimento e perímetro cefálico) para crianças nascidas pré-termo (meninas).
Fonte: Sociedade de Pediatria do Rio Grande do Sul.[9]

Puericultura do prematuro

QUADRO 17.1
Interpretação dos traçados gráficos e condutas

ESCORE	TRAÇADO	INTERPRETAÇÃO DO CRESCIMENTO	CONDUTA
≥ -2 e $\leq +2$	Paralelo às curvas	Adequado para idade	Acompanhar e reforçar cuidados
Independente do escore	Desvio da curva para cima ou para baixo (mudança rápida) ou curva horizontal	Alerta para alteração do crescimento	Investigar
< -2 e $> +2$	Independente do traçado	Risco para idade	Investigar
Independente do escore	Desvios importantes que cruzem uma linha ou traçados horizontais ou verticais que ultrapassem o intervalo da classificação adequada	Risco para idade	Investigar

período, ocorrem grandes mudanças que envolvem todos os sistemas do corpo, assim como a aquisição de habilidades motoras, de linguagem, cognitivas e sociais. Detectar precocemente os distúrbios e os atrasos contribui para a identificação das crianças que necessitarão de intervenção precoce.[1,3,5]

Durante o período neonatal, lesões ao sistema nervoso central (SNC), como a hipóxia, podem ocorrer com maior frequência nos prematuros, em razão de um cérebro mais imaturo. No entanto, existe grande plasticidade cerebral que, quando adequadamente estimulada, torna possível a substituição da função das áreas acometidas pelas áreas não lesadas.[1,3,5]

No **Quadro 17.2**, são apresentadas as situações que indicam pior prognóstico para o desenvolvimento do pré-termo. No **Quadro 17.3**, são listados os principais proble-

QUADRO 17.2
Situações que indicam pior prognóstico para o desenvolvimento do pré-termo

- Peso < 750 g e IG < 25 semanas
- Hemorragia peri–intraventricular grau III/IV
- Leucomalácia persistente
- Dilatação ventricular persistente
- Comorbidades neonatais, como displasia pulmonar, convulsão, infecção do SNC
- Desnutrição grave

Fonte: Ministério da Saúde.[4]

QUADRO 17.3

Principais problemas no desenvolvimento dos RNPTs de muito baixo peso

ATÉ 2 ANOS DE IDADE				
Distonias motoras	Deficiências sensoriais	Atraso na linguagem	Paralisia cerebral	Dificuldades alimentares

Fonte: Ministério da Saúde.[1]

mas no desenvolvimento do prematuro de muito baixo peso.[1,5]

Na avaliação do desenvolvimento do pré-termo, é importante considerar fatores ambientais como condições socioeconômicas e uso de drogas pelos pais/responsáveis, que também são fatores de pior prognóstico para o desenvolvimento da criança.[1,5]

▮ Quais são os instrumentos utilizados para a avaliação do desenvolvimento do prematuro?

Os principais testes de triagem para a avaliação do desenvolvimento devem ser utilizados se considerarmos a IG corrigida do prematuro, já que foram desenvolvidos para crianças termos.[1,5]

O mais utilizado na rotina das consultas ambulatoriais é a escala de Denver II, que avalia quatro áreas do desenvolvimento: motora, da linguagem, adaptativa e social. É um teste prático que, em relação aos outros testes, tem aplicação menos demorada. Entretanto, quando um marco do desenvolvimento não for atingido, este precisa ser qualificado (explicar o que a criança consegue realizar a respeito do marco, ainda que não o atinja completamente), e ele não diagnostica anormalidades por ser um teste de triagem. Pode ser utilizado até os 6 anos de idade da criança e por qualquer profissional de saúde.[5]

Para avaliação mais detalhada e precisa, é indicada a utilização do teste de Bayley, método mais utilizado para diagnóstico do desenvolvimento até os 3 anos de idade. O teste é complementar ao de Denver II e, além de avaliar o desenvolvimento psicomotor, avalia também o desenvolvimento mental, que inclui o desempenho cognitivo. Deve ser utilizado apenas por profissionais capacitados.[5]

▮ Como avaliar o desenvolvimento do prematuro na prática?

Nas consultas de rotina da puericultura, utilizam-se os marcos do desenvolvimento disponibilizados pelo Ministério da Saúde, na Caderneta da Criança. Para as crianças prematuras, é necessário calcular a idade corrigida.[7,8]

As instruções para avaliação, classificação e condutas em relação ao desenvolvimento são semelhantes entre os termos e pré-termos e estão disponíveis na Caderneta da Criança do Ministério da Saúde de 2022.[7,8]

Referências

1. Brasil. Ministério da Saúde. Atenção à saúde do recém-nascido: guia para os profissionais de saúde. Brasília: MS; 2011.
2. Santos IL, Partelli ANM. Cartilha de cuidados com o recém-nascido prematuro: desmistificando o cuidado no domicílio. São Mateus: UFES; 2021.
3. Nieto GCS, Rugolo LM, S adeck L, Silveira RC, Garbers R. Nascer prematuro: manual de orientação aos pais, familiares e cuidadores de prematuros na alta hospitalar. Rio de Janeiro: Elsevier; 2016.
4. Brasil. Ministério da Saúde. Atenção à saúde do recém-nascido: guia para os profissionais de saúde. 2. ed. Brasília: MS; 2014.
5. Silveira RC. Seguimento ambulatorial do prematuro de risco. São Paulo: SBP; 2012.
6. Sociedade Brasileira de Pediatria. Monitoramento do crescimento de RN pré-termos. São Paulo: SBP; 2017.
7. Brasil. Ministério da Saúde. Caderneta da criança: menina. 5. ed. Brasília: MS; 2022.
8. Brasil. Ministério da Saúde. Caderneta da criança: menino. 5. ed. Brasília: MS; 2022.
9. Sociedade de Pediatria do Rio Grande do Sul. Novas curvas de crescimento para RNs prematuros. Porto Alegre: SPRS; 2015.

ÍNDICE

As letras *f, q*, indicam, respectivamente, figuras e quadros

A

Abscesso mamário, 171
Acidentes na infância, 201-210
    nascimento aos 4 meses, 202-204
        durante a troca de fralda, 204
        na hora de dormir, 202-203
        na hora do banho, 204
    5 aos 9 meses, 204-207, 208f
        afogamentos e acidentes na água, 206-207
        asfixia, 207, 208f
        choques elétricos, 206, 207f
        quedas, 204-206, 208
        queimaduras, 206, 208-209
    10 aos 24 meses, 207-210
        acidentes automobilísticos, 209-210
        atropelamentos, 209
        ingestão de substâncias tóxicas, 209, 210f
        quedas, 204-206, 208
        queimaduras, 206, 208-209
Afogamentos e acidentes na água, 206-207
Aleitamento, 241
Aleitamento materno, 70, 236
Alimentação complementar, 179-199
    açúcar, 192
    alimentação adequada e saudável fora de casa, 197-199
    alimentos *in natura* ou minimamente processados, 181-185
        criança prematura, 181, 184
        leite de vaca, 181, 184, 185
    amamentação até 2 anos ou mais, 180-181
    bebidas, 185-186
        água, 185, 186f
        sucos, 185
    comida amassada, 187-192
        consistência dos alimentos, 188-190, 191f
        métodos de oferta, 190-192
        montagem do prato, 187, 188f
        quantidade, 187-188, 189q
    comida para a criança e a família, 195
    higiene, 196-197, 198q
    hora da alimentação, 195-196
    publicidade de alimentos, 199
    sinais de fome e saciedade, 196, 197q
    ultraprocessados, 192-194
Alimentação noturna, 244
Amamentação, 151-177
    avaliação do binômio mãe-bebê, 154, 155f
    desmame, 171-173
    dificuldades, 154-162
        baby blues, 154
        depressão pós-parto, 155-156
        dor e fissura, 156-157
        pouco leite, 160-162
            dificuldades na apojadura, 161
            diminuição na produção do leite, 161
            estímulo à lactação, 161-162
    importância, 153-154, 155f
        ecológica, 154
        financeira, 154
        saúde da criança, 153
        saúde da mulher, 154
        social, 154
        vínculo afetivo, 154
    impossibilidade de, 173-177
        alternativas, 174-177
        condições maternas, 174
        contraindicações permanentes, 173

Índice

contraindicações temporárias, 173-174
ordenha, 162-171
    abscesso mamário, 171
    armazenamento, 165
    bloqueio dos ductos lactíferos, 168-170
    infecção por *Candida*, 168
    ingurgitamento mamário, 167-168
    mamilos planos e invertidos, 166-167
    mastite, 169-171
    oferta ao bebê, 165, 166f
    preparo do frasco, 162, 163f
    preparo e organização do ambiente, 162-163
    processo de, 163f
    retirada manual do leite, 164
transformação ao longo da história, 152-153
translactação, 162f
Analgésicos, 54-56
Anamnese, 123, 242
    do sono, 242
Antiparasitários, 58-59
Antitérmicos, 54-56
Arquitetura do sono, 234
Asfixia, 207, 208f
Atropelamentos, 209

B

Baby blues, 154
Back to sleep, 238-239, 240f
Banho, 9-11
    de sol, 10-11
Benefícios, 3f
Berço seguro, 239-240
Bicos, uso de, 11, 36-44
    alternativas, 41-42
        ao uso da chupeta, 42, 43q
        ao uso da mamadeira, 41-42
        recomendações para a oferta de leite, 42
    chupeta *versus* dedo, 40
    desenvolvimento orofacial do bebê que mama, 36-38
    motivos para o desestímulo, 38-40
        aumento do risco de desmame precoce, 39
        aumento do risco de otite média aguda, 39
        dificuldade de regular a saciedade, 40, 41q
        insegurança imunológica, química e física, 40
        menor desempenho cognitivo, 40
        prejuízo no desenvolvimento do sistema estomatognático, 38
        vícios orais na vida adulta, 40
    redução de danos, 42, 44
    reflexão sobre o uso, 36-37q
    retirada das chupetas, 44
Binômio mãe-bebê e a amamentação, 154, 155f
Brinquedos *ver* Distrações
Buzzy, 70

C

Calendários vacinais, 71, 73f, 75-76q
Cama compartilhada, 240-241
Canal de crescimento, 25
Candida, infecção por, 168
Choques elétricos, 206, 207f
Chupetas *ver* Bicos, uso de
Ciclo de vida familiar, 144-146
Cobertura vacinal, 68-69
Cochilos, 237
Cólica do lactente, medidas farmacológicas, 55-57
    Lactobacillus reuteri, 57
    simeticona, 57
Comprimento, 21, 30-31
Consulta de puericultura, 5-12, 15-18, 122-134
    avaliação do desenvolvimento, 121-133
        anamnese, 123
        escala M-CHAT-R e triagem para TEA, 132-133
        exame físico, 124, 125q
        marcos, 124, 126-131q, 132f, 133f
    do lactente, 15-18
        mandala dos cuidados, 15-18
    pré-natal, 5-12
        motivos para a realização, 6
            para a família, 6
            para o puericultor, 6
        modo, 7
        momento, 6-7
        passo a passo, 7-12
            amamentação, 8-9
            cuidados com o recém-nascido, 9-12
            família, 7-8
            parto, 8
            pós-parto, 8
            pré-natal, 8
            triagem neonatal e vacinas, 11
Coto umbilical, 10
Creme de barreira, 61
Crescimento, 19-33
    conduta nos desvios de crescimento, 25-32
        comprimento, 30-31
        perímetro cefálico, 31-32
        peso, 25-29, 26q

importância da pesagem e da medição, 20
interpretação das curvas nos gráficos, 23-25
    canal de crescimento, 25, 26f
    ponto na curva, 23, 24-25q
    inclinação na curva, 23, 25, 26q
modo de aferição das medidas, 20-22
    comprimento, 21
    perímetro cefálico, 21-22
    peso, 20
plotagem das medidas nos gráficos, 22-23
Crioterapia, 70

D

Deficiência da biotinidase, triagem, 92-94, 95f
    interpretação dos resultados, 94, 95f
    manifestações clínicas, 93
    modo de triagem, 93-94
    tratamento, 94
Deglutição, 39
Depressão pós-parto, 155-156
Desenvolvimento, 36-38, 109-138
    avaliação na consulta de puericultura, 121-133
        anamnese, 123
        escala M-CHAT-R e triagem para TEA, 132-133
        exame físico, 124, 125q
        marcos, 124, 126-131q, 132f, 133f
    do cérebro, 110-111
    do sistema estomatognático, prejuízo causado por bicos, 38
        anatômico, 39
        funcional, 39
            fala e linguagem, 39
            mastigação e deglutição, 39
            respiração, 39
            sucção, 39
    em cada área, 112
    estimulação, 134-139
        da fala, 139
        da linha média, 134, 136f
        de habilidades cognitivas e sociais, 139-140
        do andar, 138-139
        do controle cervical, 136, 137f
        do rolar, 137, 138f
        do sentar, 137
    marcos, 112-120
        2 meses aos 2 anos, 113-120
        recém-nascido, 112-113
    objetos para avaliação do, 121-122
    orofacial do bebê que mama, 36-38

Desmame, 171-173
Despertar(es), 242-245
    confusional, 245
    noturnos, 242-244
Desvios do crescimento, 25-32
    comprimento, 30-31
    perímetro cefálico, 31-32
    peso, 25-29
Dinâmica familiar, 141-149, 242
    avaliação, modo, 142-147, 242
        ciclo de vida familiar, 144-146
        e sono, 242
        estressores familiares, 144
        estrutura familiar, 142-144
    dinâmica disfuncional, conduta, 147-148
    ferramentas para avaliação, 146-147, 148f
    importância da compreensão da, 142
    parentalidade positiva, 149
    paternidade ativa, 148-149
Distrações, 213-227
    brincar, 214-222
        e a natureza, 219-222
        em cada idade e a introdução de brinquedos, 216-217
        livre, 217
    telas, a criança menor de 2 anos, 222-224, 225f
    leitura para o desenvolvimento infantil, 224-227
Doença falciforme e hemoglobinopatias, triagem, 89-91, 92f
    interpretação dos resultados, 90-91, 92f
    manifestações clínicas, 90
    resultado alterado, conduta, 91
Dor e fissura na amamentação, 156-158

E

Escala M-CHAT-R, 132-133
    e triagem para TEA, 132-133
Estimulação do desenvolvimento, 134-140
    da fala, 139
    da linha média, 134, 136f
    de habilidades cognitivas e sociais, 139-140
    do andar, 138-139
    do controle cervical, 136, 137f
    do rolar, 137, 138f
    do sentar, 137
Estressores familiares, 144
Estrutura familiar, 142-144
Exame físico, 124, 125q

Índice

F

Fala, 39
Fenilcetonúria, triagem, 86-87, 88f
    interpretação dos resultados, 87, 88f
    manifestações clínicas, 86-87
    principais formas, 87
    tratamento, 87
Ferro, 51-53
Fibrose cística, triagem, 91
    interpretação dos resultados, 92, 93f
    manifestações clínicas, 91
    modo de triagem, 91
    tratamento, 92
Fraldas, troca de, 9-10

G

Ganho de peso insuficiente, 25-27
Gráficos, 23-26

H

Hidratante corporal, 59-61
Hiperplasia adrenal congênita, triagem, 94-97
    interpretação dos resultados, 95-96
    manifestações clínicas, 94, 96q
    modo de triagem, 94
    tratamento, 97
Hipotireoidismo congênito, 87-89, 90
    interpretação dos resultados, 89, 90f
    manifestações clínicas, 88, 89q
    modo de triagem, 88
    tratamento, 89, 90q

I

Imunização, 67-81
    alívio da dor e da ansiedade, 69-71
        intervenções farmacológicas, 69
        intervenções não farmacológicas, 70-71
            aleitamento materno, 70
            brinquedos e intervenções, 70-71
            Buzzy, 70
            crioterapia, 70
            musicoterapia, 70
    calendários vacinais, 71-72, 73f, 75-76q
    cobertura vacinal, desafio, 68-69
    contraindicações, 71, 72q
    dúvidas dos pais e profissionais, 74-81
        alergia à proteína do ovo, 78-79, 80q
        efeitos adversos pós-vacinais, 74, 79-80q
        encaminhamento ao CRIE, 80-81, 81q
        evolução da lesão da BCG, 74-77
        vômitos após a vacina oral, 78
Infecção por *Candida*, 168
Ingestão de substâncias tóxicas, 209, 210f
Ingurgitamento mamário, 167-168
Intervenções segundo os domínios do desenvolvimento infantil, 4q

L

Lactente, consulta de puericultura, 15-18
Lactobacillus reuteri, 57
Lambedor, 58
Lavagem nasal, 10, 59, 60q
Leitura *ver* Distrações
Linguagem, 39
Luminosidade, 237

M

Magreza, 25-27
Mamadeira *ver* Bicos, uso de
Marcos do desenvolvimento, 112-120, 124, 126-131q, 132f, 133f
    2 meses aos 2 anos, 113-120
    interpretação e classificação, 124, 126-131q, 132f, 133f
    recém-nascido, 112-113
Mastigação, 39
Mastite, 169-171
Medicamentos e outras substâncias, uso de, 54-65
    analgésicos e antitérmicos, 54-56
    antiparasitários, 58-59
    cólica do lactente, 55-57
        Lactobacillus reuteri, 57
        simeticona, 57
    cuidados com a pele, 59-65
        creme de barreira, 61
        hidratante corporal, 59-61
        protetor solar, 62-65
        repelentes, 61-62, 63q
    lavagem nasal, 59, 60q
    uso de mel e lambedor, 58
Mel, uso de, 58
Mielinização, 110
Musicoterapia, 70

Índice

N

Neuroplasticidade, 110-111
NutriSUS, 54q

O

Obesidade, 27-29
Odontoprevenção, 229-232
    higiene antes do surgimento dos dentes, 230-231
    início da escovação e quantidade de creme dental, 231-232
Oferta de leite, 42
Ordenha do leite materno, 162-171
    abscesso mamário, 171
    armazenamento, 165
    bloqueio dos ductos lactíferos, 168-169
    infecção por *Candida*, 168
    ingurgitamento mamário, 167-168
    mamilos planos e invertidos, 166-167
    mastite, 169-171
    oferta ao bebê, 165, 166f
    preparo do frasco, 162, 163f
    preparo e organização do ambiente, 162-163
    retirada manual do leite, 164
Olhinho, teste do, 98-101
Orelhinha, teste da, 12, 101-102, 103f
Otite média aguda, 39-40
Ovo, alergia à proteína do, 78-79, 80q

P

Parentalidade positiva, 149
Paternidade ativa, 148-149
Pele, cuidados com a, 59-65
    creme de barreira, 61
    hidratante corporal, 59-61
    protetor solar, 62-65
    repelentes, 61-62, 63q
Perímetro cefálico, 21-22, 31-32
Peso, 20, 25-29
    baixo, 25-27
Polivitamínico, 53-54, 55f
Pré-natal, consulta, 5-12
Prematuridade e puericultura, 181, 184, 247-256
    acompanhamento, 249-257
        avaliação do crescimento, 250, 251-254f, 255q
        avaliação do desenvolvimento na prática, 256
        importância do, 250, 255-256
    instrumentos utilizados, 256
    periodicidade das consultas, 248-249
    condução das consultas, 248-249
Programa Nacional de Triagem Neonatal (PNTN), 84
Protetor solar, 62-65
Puericultura, 5-18
    consulta do lactente, 15-18
    consulta pré-natal, 5-12

Q

Quedas, 204-206, 208
Queimaduras, 206, 208-209

R

Recém-nascido, 112-113
Repelentes, 61-62, 63q
Respiração, 39

S

Simeticona, 57
Síndrome da morte súbita do lactente (SMSL), 41q
Sobrepeso, 27-29
Sono do bebê, 11, 233-245
    aleitamento, 241
    aleitamento materno, 236
    arquitetura do sono, 234
    atividades, 237
    avaliação, 237-238, 239q
    back to sleep, 238-239, 240f
    berço seguro, 239-240
    cama compartilhada, 240-241
    cochilos, 237
    horário, 237
    luminosidade, 237
    principais desafios, 242-245
        anamnese do sono, 242
        avaliação da dinâmica familiar, 242
        investigação dos sinais de alarme, 242
        mudanças comportamentais, 242-245
            alimentação noturna, 244
            bebê madrugador, 244
            bebê que dorme muito tarde, 245
            despertar confusional, 245
            despertares noturnos, 242-244
            sono fora do berço, 244
    tempo de sono e distribuição, 234-236
Sucção, 39
Suplementos, uso de, 48-54

Índice

ferro, 51-53
polivitamínico, 53-54, 55f
vitamina A, 48-49
vitamina B12, 49
vitamina C, 49-50
vitamina D, 50-51

T

Telas *ver* Distrações
Teste da linguinha, 102-106
    conduta, 105
    interpretação dos resultados, 105, 106f
    modo de triagem, 102-105
"Teste da orelhinha", 12, 101-102, 103f
    interpretação dos resultados, 102, 103f
    modo da triagem, 102
    momento do teste, 101
"Teste do coraçãozinho", 12, 97-98, 100f
    cardiopatias dependentes de canal, 98
    funcionamento da circulação fetal, 97
    interpretação dos resultados, 98, 100f
    modo de triagem, 98
    momento da triagem, 98
"Teste do olhinho", 12, 98-101
    doenças rastreadas, 98
    interpretação dos resultados, 99-101
    modo de triagem, 99, 100f
    momento do teste, 99
"Teste do pezinho", 12, 84-86
    coleta, 86
    doenças triadas, 84-85
    período da realização, 85-86
Teste do reflexo vermelho ("teste do olhinho"), 12, 100f
Triagem neonatal, 12, 83-106
    auditiva ("teste da orelhinha"), 12, 101-102, 103f
    biológica ("teste do pezinho"), 12, 84-86
    cardiológica ("teste do coraçãozinho"), 12, 97-98, 100f
    deficiência de biotinidase, 92-94, 95f
    doença falciforme e hemoglobinopatias, 89-91, 92f
    fenilcetonúria, 86-87, 88f
    fibrose cística, 91-92
    hiperplasia adrenal congênita, 94-97
    hipotireoidismo congênito, 87-89, 90
    Programa Nacional de Triagem Neonatal (PNTN), 84
    teste da linguinha, 102-106
    visual ("teste do olhinho"), 98-101
Triagem para TEA, 132-133
Troca de fraldas, 9-10

U

Ultraprocessados, 192-194
Uso, 11, 48-65
    de bicos, 11, 36-44
    medicamentos e outras substâncias, 54-65
    suplementos, 48-54

V

Vacinas *ver* Imunização
Vícios orais na vida adulta, 40
Vida familiar, 144-146
Vínculo afetivo e amamentação, 154
Vitaminas, 48-54, 55f
    A, 48-49
    B12, 49
    C, 49-50
    D, 50-51
    ferro, 51-53
    polivitamínico, 53-54, 55f
Vômitos após a vacina oral, 78